IFSI 2022

Concours Formation continue et Passerelle AS-AP

50 % COURS • 50 % ENTRAÎNEMENT

F. De Donno
C. Pelletier
C. Rousseau
C. Vassas

DUNOD

Mise en page : Belle Page

Photo de couverture : © Borjaika, Shutterstock

11, rue Paul Bert 92240 Malakoff
www.dunod.com

ISBN : 978-2-10-082921-7

Table des matières

DE CANDIDAT À INFIRMIER

Partie 1

1 Le concours

1 Quels sont les candidats concernés ?

Un arrêté du ministère des Solidarités et de la Santé, paru le 13 décembre 2018, modifie les modalités d'accès aux Instituts de Formation en Soins Infirmiers (IFSI) pour les bacheliers et pour les candidats relevant de la formation continue. Les premiers s'inscrivent via le dispositif d'admission dans l'enseignement supérieur Parcoursup alors que les seconds déposent un dossier d'inscription auprès des centres de formation de leur choix.

Le nombre d'étudiants à admettre en 1re année d'études au sein des IFSI issus de la formation professionnelle continue, est fixé 33 % du nombre total de places ouvertes. Il s'agit d'aides-soignants, d'auxiliaires de puériculture ou d'autres professionnels tous secteurs confondus, engagés dans une démarche d'évolution professionnelle au sens de l'article L. 6311-1 du Code du travail. Ils doivent justifier d'au moins trois années équivalent temps plein d'expérience professionnelle avec cotisation à un régime de protection sociale, à la date d'inscription au concours.

Les places éventuellement non pourvues à l'issue des épreuves d'admission sont réattribuées au quota des candidats postulant via Parcoursup.

À noter que les candidats issus de la formation professionnelle, s'ils sont titulaires d'un baccalauréat, peuvent s'inscrire également via la plateforme Parcoursup. S'ils sont reçus via les épreuves de sélection, l'admission définitive est conditionnée à la production d'une attestation signée de désinscription ou de non-inscription sur la plateforme de pré-inscription Parcoursup prévue à l'article D. 612-1 du Code de l'éducation.

2 Quelles sont les épreuves de sélection ?

▸ Présentation des épreuves

Contenu	Durée	Coefficient
Entretien mettant en avant l'expérience professionnelle, le projet professionnel, les motivations, ainsi que les capacités à valoriser ses compétences professionnelles. Il s'appuie sur la remise d'un dossier comprenant notamment les pièces suivantes : la copie d'une pièce d'identité, les diplôme(s) détenu(s), les ou l'attestation(s) employeur(s) et attestations de formations continues, un curriculum vitæ, une lettre de motivation.	20 min.	Coef. 1 Sur 20 points
Épreuve écrite comprenant : Une sous-épreuve de rédaction dans le domaine sanitaire et social. Les qualités recherchées sont le questionnement, la rédaction, l'argumentation, l'analyse, les capacités de projection dans un avenir professionnel ;	30 min.	Sur 10 points

Contenu	Durée	Coefficient
Une sous-épreuve sur des calculs simples. Cette épreuve a pour objectif de montrer les capacités mathématiques et de logique.	30 min.	Sur 10 points Au total, coef. 1

Une note inférieure à 8/20 à l'oral ou bien à l'écrit est éliminatoire. Le total des notes obtenues doit être au minimum de 20/40 pour être admis(e).

3 Comment s'inscrire au concours IFSI ?

L'inscription au concours infirmier est une démarche administrative, qui s'appuie sur le retrait et l'instruction d'un dossier pour chaque IFSI ou regroupement d'IFSI dans lesquels vous souhaitez candidater.

Autrement dit, une fois que vous avez choisi les écoles dans lesquelles vous souhaitez postuler, vous devez consulter le site internet de chacune d'elles et vous conformez strictement à la procédure d'inscription décrite.

La pré-inscription en ligne se généralise progressivement.

Soyez rigoureux(se) et rappelez-vous que tout dossier incomplet ne sera pas pris en compte.

Pensez à vous constituer un dossier par inscription (avec copies du dossier d'inscription, des pièces fournies, e-mail, etc.) afin de pouvoir vous y référer aisément en cas de questionnements ou de difficultés.

4 Comment connaître les dates des concours ?

Le plus simple est de consulter les sites internet spécialisés qui mettent à jour au moins deux fois par an, les dates des concours d'entrée dans les IFSI (infirmiers.com, onisep.fr, etc.) et ceux des écoles dans lesquelles vous comptez vous inscrire.

5 Comment fonctionne le concours commun d'IFSI regroupés ?

Les IFSI ont la possibilité de se regrouper pour organiser ensemble le concours infirmier. Les épreuves et les conditions d'admission sont communes.

Les candidats s'inscrivent et font connaître leur ordre de priorité d'affectation entre les écoles du regroupement. Ils passent les épreuves dans l'IFSI de leur premier choix et leurs résultats sont pris en compte dans l'ensemble des IFSI du regroupement.

Ceux qui sont admis sur la liste principale de l'IFSI correspondant à leur premier choix, sont affectés sur cet établissement.

Ceux qui sont admis sur la liste complémentaire de leur premier choix et figurent sur la liste principale d'un de leurs autres choix ont 10 jours pour confirmer leur inscription. S'ils renoncent, ils demeurent sur la liste complémentaire de leur premier choix au risque de perdre le bénéfice de toute affectation.

6 Quelles sont les conditions pour valider votre inscription ?

L'admission définitive est subordonnée à la remise, au plus tard le jour de la rentrée, d'un dossier médical composé :

- d'un certificat médical délivré par un praticien de médecine générale agréé de l'ARS de la Région dans laquelle se trouve l'IFSI attestant que le candidat ne présente pas de contre-indication physique et/ou psychologique à l'exercice de la profession d'infirmier(ère) ;
- d'un certificat médical de vaccinations conforme à la réglementation en vigueur fixant les conditions d'immunisation des professionnels de santé en France (dates des premières injections et des rappels ultérieurs et modes de vaccinations) comportant les résultats d'un test tuberculinique (IDR) comme test de référence. L'obligation vaccinale pourrait évoluer d'ici fin 2021-début 2022 pour intégrer la vaccination anti-covid.

L'inscription est également soumise à l'obtention d'un financement d'un organisme collecteur de fonds de formation ou d'un employeur dans le cadre de la Formation Professionnelle Continue, couvrant les frais de la formation et la rémunération de l'étudiant pendant toute la durée du cursus.

La formation

2

1 Quel est le programme des études ?

Le programme des études en soins infirmiers est fixé par un arrêté du 31 juillet 2009.

La formation est centrée sur l'acquisition des compétences infirmières conformément à l'intégration des études dans le système LMD (Licence-Master-Doctorat) donnant lieu à l'obtention de crédits européens (ECTS ou European Credits Transfert System). Elle intègre des unités d'enseignement articulant savoirs scientifiques et savoirs professionnels.

▶ Les dix compétences à acquérir par les futurs infirmiers

Cinq compétences spécifiques à la profession d'infirmier	Cinq compétences communes à d'autres professionnels de santé
1. Évaluer une situation clinique et établir un diagnostic dans le domaine infirmier	**1.** Communiquer et conduire une relation dans un contexte de soins
2. Concevoir et conduire un projet de soins infirmiers	**2.** Analyser la qualité des soins et améliorer sa pratique professionnelle
3. Accompagner une personne dans la réalisation de ses soins quotidiens	**3.** Rechercher et traiter des données professionnelles et scientifiques
4. Mettre en œuvre des actions à visée diagnostique et thérapeutique	**4.** Organiser et coordonner des interventions soignantes
5. Initier et mettre en œuvre des soins éducatifs et préventifs	**5.** Informer et former des professionnels et des personnes en formation

L'acquisition des compétences, actes, activités et techniques de soins, se fait progressivement tout au long de la formation, selon les étapes suivantes :

- en fin de première année, l'acquisition de l'ensemble des éléments qui composent la compétence 3 ;
- en fin de deuxième année, l'acquisition de la moitié au moins des éléments des compétences 2, 4, 5, 6 et 9 ;
- lors du dernier stage, l'acquisition des éléments de l'ensemble des compétences.

La validation d'une compétence se fait par la validation d'un savoir théorique (heures d'enseignement à l'IFSI) et pratique (en stage et parfois à l'IFSI).

L'étudiant en soins infirmiers est amené à devenir un praticien autonome, responsable et réflexif, c'est-à-dire un professionnel capable d'analyser toute situation de santé, de prendre des décisions dans les limites de son rôle et de mener des interventions seul et en équipe pluridisciplinaire.

2 Quelle est l'organisation des études ?

La formation est répartie entre des cours théoriques et des stages. Les cours théoriques sont réalisés soit par l'équipe enseignante soit par des intervenants extérieurs.

Les semaines de cours ou de stage sont des semaines de 35 heures.

L'ensemble de la formation se déroule sur 3 ans, soit six semestres de vingt semaines chacun.

▶ La formation IFSI

Enseignements	Nombre d'heures
Enseignements théoriques obligatoires	1 800
Stages cliniques obligatoires	2 100
Suivi pédagogique, temps personnel guidé, supervision, travaux entre étudiants	300
Travail personnel	900
Total général	5 100

- Les **cours magistraux** (CM) sont des cours dont le contenu est plutôt « théorique », donnés par un enseignant au sein de l'IFSI et dans les locaux de l'Université partenaire de l'IFSI.
- Les **travaux dirigés** (TD) sont des temps d'enseignement obligatoire. Ces cours servent à illustrer, approfondir et compléter un cours magistral en introduisant des données nouvelles qui peuvent être théoriques ou pratiques, à réaliser des exposés, recherches, exercices, travaux divers et à travailler sur des situations cliniques. Les TD permettent l'individualisation des apprentissages par l'utilisation de méthodes interactives et participatives.
- Les **travaux personnels guidés** (TPG) sont des temps de travail où les étudiants effectuent eux-mêmes certaines recherches ou études, préparent des exposés, des écrits, des projets, réalisent des travaux demandés ou encore rencontrent leur formateur et bénéficient d'entretiens de suivi pédagogique. Ces temps individuels sont guidés par les formateurs qui vérifient si les étudiants sont en capacité d'utiliser ces temps en autonomie ou ont besoin d'un encadrement de proximité.

Semestres	S1	S2	S3	S4	S5	S6	**Total**
Cours Magistraux (CM)	231	126	118	109	116	50	750
Travaux Dirigés (TD)	234	183	177	187	184	85	1 050
Stages	175	350	350	350	350	525	2 100
CM + TD + Stage	640	659	645	646	650	660	3 900
Temps personnel guidé (TPG), supervision, suivi pédagogique, travaux entre étudiants	60	41	55	54	50	40	300

Semestres	S1	S2	S3	S4	S5	S6	Total
Temps de travail CM + TD + Stage + TPG	700	700	700	700	700	700	4 200
Charge de travail personnelle complémentaire estimée	100	150	150	150	150	200	900

Le référentiel de formation du diplôme d'État d'infirmier, présenté dans l'arrêté du 31 juillet 2009, est ainsi constitué de 36 matières de formation réparties entre 59 unités d'enseignement pour permettre une progression pédagogique cohérente.

3 Comment s'effectue l'attribution de crédits européens ?

Le principe est l'affectation de 30 crédits par semestre de formation, soit 180 crédits au total pour les trois années d'études, répartis de la façon suivante :

- Enseignement en institut de formation : 120 ECTS, dont :
  - Sciences contributives au métier infirmier : 42 ECTS ;
  - Sciences et rôles infirmiers : 66 ECTS ;
  - Unités d'Enseignement transversales : 12 ECTS ;
- Enseignement clinique en 7 stages : 60 ECTS.

4 Quelles sont les dispenses partielles de formation pour les candidats Aides-soignants et Auxiliaires de puériculture ?

Les aides-soignants et les auxiliaires de puériculture diplômés justifiant de 3 ans d'expérience professionnelle équivalent temps plein sont dispensés sur le 1er semestre de 3 Unités d'Enseignement (Infectiologie hygiène, Soins de confort/bien-être et Accompagnement dans la réalisation des soins quotidiens) et du stage de 5 semaines.

5 Comment se déroule la formation clinique ?

La formation clinique est dispensée au moyen de 2 100 heures de stages (60 semaines de 35 heures) réparties comme suit :

- 15 semaines en 1re année : 5 semaines sur le semestre 1 et 10 sur le semestre 2 ;
- 20 semaines en 2e année : 10 semaines sur le semestre 3 et 10 sur le semestre 4 ;
- 25 semaines en 3e année : 10 semaines sur le semestre 5 et 15 semaines sur le semestre 6.

Ces stages s'effectuent dans des milieux professionnels en lien avec la santé et les soins (Centres Hospitaliers, services de secteurs psychiatriques, EHPAD, Centre de Rééducation et Réadaptation, Cabinets de soins infirmiers, Services de soins à domicile, Médecine du travail, Infirmeries scolaires, etc.).

Quatre types de stage au minimum sont prévus dans le parcours des étudiants :

1. Soins de courte durée (médecine, chirurgie, obstétrique).
2. Soins en santé mentale et psychiatrie.
3. Soins de longue durée et soins de suite et de réadaptation (gériatrie, service de convalescence, etc.).
4. Soins individuels ou collectifs sur des lieux de vie (domicile, travail, école).

L'encadrement y est organisé et assuré par des professionnels (maître de stage, tuteur de stage et professionnel de proximité).

Une indemnité est versée aux étudiants par semaine de stage :

- 36 € en 1re année ;
- 46 € en 2e année ;
- 60 € en 3e année.

Les frais de déplacements domicile-lieu de stage sont pris en charge sous certaines conditions et notamment seulement si le lieu de stage se situe hors de la commune sur laquelle est localisé l'IFSI.

6 Comment serez-vous évalué au cours et à la fin de la formation ?

À la fin de ces trois années d'étude, l'étudiant devra soutenir devant un jury un TFE (Travail de Fin d'Études). Ce TFE consiste en un écrit de 15 à 20 pages sur un thème en lien avec la profession choisie par l'étudiant, en accord avec l'équipe enseignante.

Le Diplôme s'obtient par l'acquisition de 180 crédits européens. Le Diplôme obtenu à la fin du cursus est le Diplôme d'État Infirmier qui dépend du ministère des Solidarités et de la Santé. Depuis 2009, les trois ans d'études sont reconnus comme équivalant à une licence (Bac +3).

L'évaluation des connaissances théoriques se fait chaque semestre pour chaque Unité d'Enseignement.

L'évaluation des compétences en stage et des activités techniques est progressive. Elle est réalisée par un suivi individualisé à partir d'un portfolio qui mesure la progression de l'étudiant sur l'acquisition des compétences, des activités et des actes infirmiers.

7 Comment se fait le passage de 1re en 2e année et de 2e en 3e année ?

Passage en 2e année

- soit validation des semestres 1 et 2
- soit validation semestre 1 ou 2
- soit validation de 48 crédits sur 60 répartis sur les 2 semestres et validation impérative de la compétence 3

Passage en 3e année

- validation des semestres 1, 2, 3 et 4
- validation des semestres 1 et 2 et 3 ou 4
- validation des semestres 1 et 2 ainsi que 48 crédits sur 60 des semestres 3 et 4

Les étudiants de 1re année, qui ne répondent pas aux critères de validation des semestres exigés et qui ont obtenu entre 30 et 47 crédits au cours des semestres 1 et 2, sont admis à redoubler. Ils peuvent suivre quelques unités d'enseignement de l'année supérieure après avis de la commission d'attribution des crédits de formation définie à l'article 59 de l'arrêté du 31 juillet 2009.

Les étudiants qui ont acquis moins de 30 crédits européens peuvent être autorisés à redoubler par le directeur de l'institut de formation en soins infirmiers, après avis du conseil pédagogique. Les étudiants autorisés à redoubler conservent le bénéfice des crédits acquis.

8 Que se passe-t-il si vous interrompez vos études ?

Lorsque l'étudiant fait le choix de se réorienter, un dispositif spécial de compensation lui permet d'obtenir à divers moments de son parcours un bilan global de ses résultats et la validation correspondante en crédits européens.

Une interruption de formation, quel qu'en soit le motif, ne peut excéder trois ans. La formation est reprise au point où elle avait été interrompue, selon des modalités fixées après avis du conseil pédagogique. L'étudiant conserve le bénéfice des notes obtenues antérieurement à celle-ci.

Au-delà de trois ans, l'étudiant conserve pendant deux années supplémentaires le bénéfice des épreuves de sélection.

Une telle interruption n'est possible qu'une seule fois pour toute la durée de la formation.

Les crédits validés par l'étudiant au cours de sa scolarité peuvent être reconnus par l'université dans le cadre d'une reconversion éventuelle.

9 Est-il possible de changer d'IFSI en cours de formation ?

Oui, la réforme de la formation infirmière permet le transfert d'IFSI en cours de formation, en France et en Europe.

10 Quelles sont les équivalences possibles avec le diplôme d'État d'infirmer ?

L'infirmier diplômé peut accéder directement :

- en Licence de sciences sanitaires et sociales et en licence de sciences de l'éducation ;
- en 2e année des écoles de psychomotricien, de sage-femme et de kinésithérapie.

Il est dispensé de l'examen d'entrée des écoles de Techniciens d'analyses médicales.

Il peut également concourir à la fin de l'année PACES sur des places complémentaires au numerus clausus sous réserve d'avoir deux ans au moins d'expérience professionnelle.

La profession 3

1 Quel est le rôle d'un(e) infirmier(ère) ?

Les infirmiers dispensent des soins de nature préventive, curative ou palliative, visant à promouvoir, maintenir et restaurer la santé, ils contribuent à l'éducation à la santé et à l'accompagnement des personnes ou des groupes dans leur parcours de soins en lien avec leur projet de vie. Les infirmiers interviennent dans le cadre d'une équipe pluriprofessionnelle, dans des structures et à domicile, de manière autonome et en collaboration.

Les soins infirmiers relevant du rôle propre de l'infirmier sont définis aux articles 4311-3 à 4311-5 du Code de santé publique (CSP) :

Article R. 4311-3

« Relèvent du rôle propre de l'infirmier ou de l'infirmière les soins liés aux fonctions d'entretien et de continuité de la vie et visant à compenser partiellement ou totalement un manque ou une diminution d'autonomie d'une personne ou d'un groupe de personnes.
Dans ce cadre, l'infirmier ou l'infirmière a compétence pour prendre les initiatives et accomplir les soins qu'il juge nécessaires conformément aux dispositions des articles R. 4311-5 et R. 4311-6. Il identifie les besoins de la personne, pose un diagnostic infirmier, formule des objectifs de soins, met en œuvre les actions appropriées et les évalue. Il peut élaborer, avec la participation des membres de l'équipe soignante, des protocoles de soins infirmiers relevant de son initiative. Il est chargé de la conception, de l'utilisation et de la gestion du dossier de soins infirmiers. »

L'OMS donne une définition encore plus large de leur rôle : « aider les individus, les familles et les groupes à déterminer et réaliser leur plein potentiel physique, mental et social… Les soins infirmiers englobent également la planification et la mise en œuvre des soins curatifs et de réadaptation et concernent les aspects physiques, mentaux et sociaux de la vie en ce qu'ils affectent la santé, la maladie, le handicap et la mort… Les infirmiers travaillent aussi comme partenaires des membres des autres professions impliquées dans la prestation des services de santé ».

2 Quel est l'état des lieux de la profession infirmière ?

Au 1er janvier 2019, 722 572 infirmiers sont en activité dont 468 378 dans le secteur hospitalier et les cliniques. Leur nombre d'infirmiers a augmenté de 70 % entre 2000 et 2017. Ils constituent la profession de santé la plus nombreuse en France. Ils devraient être 881 000 en 2040, une hausse pour pouvoir répondre à la demande de soins.

La Direction des études du ministère de la Santé, la DRESS (Direction de la recherche, des études, de l'évaluation et des statistiques), estime que ce nombre ne sera pas suffisant pour faire face aux besoins de la population. En effet, les plus de 75 ans vont passer de 9 % de la population à 15 % en 2040 ce qui va s'accompagner d'une forte demande en soins infirmiers.

Les infirmiers exercent massivement à l'hôpital public : ce serait le cas de 44 % d'entre eux. L'exercice libéral en revanche devrait se développer dans les prochaines années. Ainsi, la part des infirmiers exerçant en libéral passerait de 14 % à 23 % entre 2014 et 2040, alors que celle des infirmiers n'exerçant ni à l'hôpital ni dans un établissement pour personnes âgées (mais, par exemple, dans des centres de santé, des établissements pour personnes handicapées) passerait dans le même temps de 23 % à 12 %.

L'âge moyen des infirmiers s'établit en 2019 à 44 ans.

Le métier est toujours aussi féminisé : 87 % des infirmiers sont des femmes.

3 Quels sont les modes et les lieux d'exercice de l'infirmier ?

Les infirmiers choisissent entre plusieurs modes d'exercices :

- fonctionnaire de la fonction publique hospitalière, d'État ou territorial ;
- salarié du secteur privé ;
- infirmier à titre libéral (accessible après deux années d'expérience professionnelle au cours des 6 années précédant l'installation).

Ils sont présents dans quatre grands secteurs d'activité :

- les soins de courte durée : en service de chirurgie, de médecine, de réanimation, de bloc opératoire, de maternité, d'urgences, etc. ;
- les soins en santé mentale et en psychiatrie ;
- les soins de longue durée et soins de suite et de réadaptation : surveillance médicale, soins de réinsertion, convalescence, etc. ;
- les soins individuels ou collectifs sur des lieux de vie : soins à domicile, médecine du travail, santé scolaire, EHPAD.

Les lieux d'exercice sont très variés, permettant de répondre à tous les souhaits de carrière :

- hôpitaux, dans les services de soins (services de médecine, chirurgie, réanimation, urgence, bloc opératoire, consultations, psychiatrie, gériatrie, etc.) ;
- cliniques, centres de rééducation,
- établissement scolaire (horaires de semaines, sans nuits ni week-end, peu de gestes techniques) ;
- centres de soins, dispensaires, associations, centre de prévention ;
- à domicile ;
- EHPAD (établissement d'hébergement pour personnes âgées dépendantes) ou établissement pour personnes en situation de handicap ;

- entreprises ;
- armée, sapeurs pompiers, SMUR, humanitaire, etc.

De plus, le Diplôme d'État d'infirmière délivré en France permet d'exercer dans les pays de l'Union Européenne.

Au final, il existe une importante palette de possibilités d'exercice que l'infirmier peut découvrir au cours de son parcours professionnel.

4 Quelles sont les principales qualités de l'infirmier(ère) ?

L'infirmier doit posséder des qualités à la fois techniques, relationnelles et psychologiques.

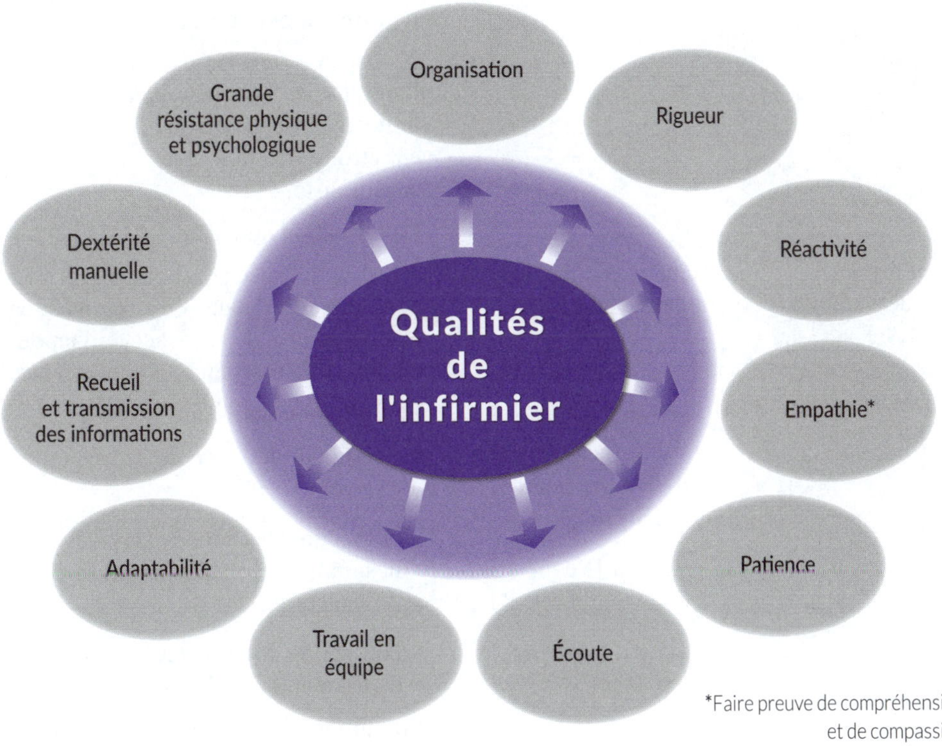

*Faire preuve de compréhension et de compassion

5 Quelles sont les évolutions de carrière possibles ?

En tant qu'infirmier, il est possible de poursuivre ses études, suite à l'obtention du diplôme d'État et de se spécialiser dans une discipline médicale ou dans l'encadrement.

Spécialisation	Conditions	Définition
Infirmier de Bloc IBODE	– Avoir deux années d'expérience en qualité d'IDE. – Réussir le concours d'entrée de l'école.	Il a un rôle d'instrumentiste en remettant le matériel au chirurgien lors des interventions. Il est le garant de la bonne organisation du bloc et du respect des règles de stérilisation et reconditionnement du matériel. Il joue un rôle d'aide opératoire en pratiquant certains actes : aspiration, écarteurs… La formation dure 18 mois.
Infirmier anesthésistes (IADE)		Il dispense des soins en lien avec l'anesthésie, la réanimation et le traitement de la douleur. Il travaille en étroite relation avec le médecin anesthésiste. La formation dure 2 ans.
Infirmier puériculteur (IPDE)	Réussir le concours d'entrée de l'école.	Avec cette spécialisation, l'infirmier peut travailler dans des services ou établissements de santé accueillant des enfants de la naissance à l'adolescence. La formation dure 1 an.
Cadre de santé	– Avoir quatre années d'expérience en qualité d'IDE. – Réussir le concours d'entrée de l'école.	Le certificat de cadre de santé permet d'exercer : – la fonction de cadre de service hospitalier ou établissement/service du secteur privé ; – la fonction de formateur en Institut de Formation en Soins Infirmiers. Le diplôme est délivré au bout de 10 mois de formation.
Infirmier en pratique avancée (depuis 2018)	Justifier de trois années d'expérience.	Le professionnel réalise des actes jusque-là réservés aux médecins comme la prescription d'examens complémentaires et le renouvellement de prescriptions médicales.

Pour ceux qui souhaitent développer ou acquérir de nouvelles compétences, il existe également d'autres formations comme les diplômes universitaires (DU) ou diplôme interuniversitaires (DIU) qui portent sur des thèmes variés tels que « plaies et cicatrisation », « prise en charge de la douleur », « hygiène », etc., ou le master infirmier en sciences cliniques.

Outre les spécialisations, l'infirmier peut évoluer vers des fonctions d'encadrement :

- **infirmier cadre** : statut accessible sur concours après quatre ans d'exercice dans le secteur public. L'infirmier cadre peut assurer des fonctions d'enseignant, diriger un IFSI, ou avoir des responsabilités dans un service de soins (gestion du personnel, des matériels et fournitures médicales, coordination des soins au sein d'une équipe pluridisciplinaire, etc.) ;
- **cadre supérieur de santé** : statut accessible sur concours après 3 ans d'exercice en qualité de cadre de santé dans le secteur public ;
- **cadre de santé directeur de soins** : statut accessible sur concours après 5 ans d'exercice en qualité de cadre supérieur de santé. La formation dure 12 mois au sein de l'École des hautes études de santé publique. Le directeur des soins fait partie de l'équipe de direction d'un établissement de santé.

6 Quelles sont les conditions de travail ?

Elles sont très variables selon les secteurs d'activité.

Dans les structures et services de soins, les horaires de travail sont contraignants. Il est possible de travailler le matin, l'après-midi, la nuit, la semaine, les jours fériés et les week-ends en alternance avec les collègues de travail. Cela dépend bien sûr de l'activité exercée. Les amplitudes horaires sur une journée varient de 8 à 12 heures. L'infirmier de jour peut débuter une journée à 6 h 00 comme terminer une journée à 21 heures.

Ces horaires sont souvent difficiles à concilier avec une vie de famille même s'ils sont compensés par des jours de repos en semaine.

L'exercice libéral impose un rythme plus soutenu et des horaires encore plus atypiques, même si de plus en plus de libéraux se regroupent et mettent en place des organisations de travail avec une alternance périodes travaillées – périodes de repos.

Les contraintes temporelles s'accompagnent d'une charge de travail importante en lien avec de lourdes responsabilités, le contact quotidien avec la souffrance et la mort, la pénurie de professionnels et une sollicitation physique répétée rendant ce métier fatigant et stressant.

Dans le cadre de l'obligation de la continuité des soins, les infirmiers assurent des astreintes, périodes pendant lesquelles ils ne sont pas présents sur leur lieu de travail mais doivent répondre en cas d'appel et éventuellement intervenir dans les meilleurs délais si nécessaire. Ils sont requisionnables en cas de crise sanitaire comme ce fut le cas en 2020 et 2021 lors de la pandemie de la Covid-19.

Le travail administratif prend une place de plus en plus importante dans l'exercice professionnel avec une nécessaire adaptation à des applicatifs informatiques spécifiques.

La profession présente quelques avantages : sécurité de l'emploi, diversité des tâches, les relations humaines, les possibilités de spécialisation et d'évolution, etc.

7 Quel est le salaire d'un infirmier ?

La rémunération mensuelle d'un infirmier a été revalorisée en 2020 dans le cadre de l'application des mesures du Ségur de la santé dans la plupart des secteurs d'activité. En début de carrière, elle est de l'ordre de 1 900 € bruts. Il s'agit d'un salaire de base auquel s'ajoutent diverses primes liées au travail de nuit ou de week-end/jour férié, le supplément familial, les astreintes, les heures supplémentaires… Elle varie en fonction du secteur d'activité dans lequel il exerce.

Le salaire de base évolue avec l'expérience pour atteindre près de 2 900 € bruts mensuels en fin de carrière hors primes.

Au sein de la fonction publique hospitalière, les rémunérations varient en fonction de l'ancienneté et de la spécialité.

Grade	Spécialité	1er échelon	Dernier échelon
Grade 1	Infirmier diplômé d'État (IDE)	1 827 €	2 938 €
Grade 2			
Grade 3	Puériculteur, infirmier du bloc opératoire (IBODE)	2 043 €	3 083 €
Grade 4	Infirmier anesthésiste (IADE)	2 591 €	3 153 €

En 2020, le salaire mensuel moyen d'un infirmier libéral est de 2 700 € nets. En début de carrière, la rémunération démarre à 1 400 € net par mois, et en fin de carrière peut atteindre 4 500 € net par mois. Leur rémunération dépend largement de leur niveau d'activités.

FRANÇAIS

Partie 2

1 Conjugaison

1 Les groupes verbaux et leurs participes

- Les verbes du **premier groupe** ont leur infinitif en -**er** et leur participe présent en -**ant**. Leur participe passé est en -**é**. (Exception : « aller » n'est pas un verbe de ce groupe).

Exemple

Aimer : participe présent : « aimant » (aim + ant), participe passé : « aimé » (aim + é).

- Les verbes du **deuxième groupe** ont un infinitif en -**ir** et leur participe présent en -**issant**. Ils ont leur participe passé en -**i**.

Exemple

Finir : participe présent : « finissant » (fin + issant), participe passé : « fini » (fin + i).

- Les verbes du **troisième groupe** sont ceux qui n'appartiennent pas aux deux autres. Ils ont un participe présent en -**ant** et leur participe passé en **-i/ -is/ -u/ -t/ -aint/ -eint/ -oint** ou **-ous**.

Exemple

Prendre : participe présent : « prenant » (pren + ant), participe passé : « pris » (pr + is).

2 L'indicatif et ses temps

2.1 Le présent

Au radical du verbe ou la base verbale, on ajoute les terminaisons suivantes :

Groupes	Terminaisons	Exemples
1er	-e, -es, -e, -ons, -ez, -ent	Présenter : je présente...
2e	-s, -s, -t, -issons, -issez, -issent	Réussir : je réussis...
3e	-s/x/e, -s/x/es, -t/d/e, -ons, -ez, -ent/nt	Écrire : j'écris... ouvrir : j'ouvre... vouloir : je veux...

Le présent de l'indicatif s'emploie :

- lorsqu'une action est en train de se dérouler. C'est le **présent d'énonciation** (« je lis » : je suis en train de lire) ;

- pour évoquer une vérité générale ou un proverbe. C'est le présent de **vérité générale** (« après la pluie vient le beau temps ») ;
- pour rendre plus vivant un récit. C'est le **présent de narration**.

2.2 L'imparfait

Ce temps est marqué pour tous les groupes par l'ajout des terminaisons -ais, -ais, -ait,-ions, -iez,-aient au radical. La seule particularité concerne le deuxième groupe qui intercale -iss entre le radical et la terminaison.

Groupes	Terminaisons	Exemples
1er et 3e	-ais, -ais, -ait, -ions, -iez, aient	Présenter : je présentais...
2e	-issais, -issais, -issait, -issions, -issiez, -issaient.	Réussir : je réussissais...

L'imparfait s'emploie :

- pour exprimer une habitude dans le passé (« tous les matins, j'allais au sport ») ;
- pour une action de second plan dans le récit (« je marchais quand il m'appela » : la première action n'est pas la plus importante dans le récit) ;
- pour une description dans le passé (« les murs étaient blancs »).

2.3 Le passé simple

Au radical du verbe, on ajoute les terminaisons suivantes :

Groupes	Terminaisons	Exemples
1er	-ai, -as, -a, -âmes, -âtes, -èrent	Présenter : je présentai...
2e	-is, -is, -it, -îmes, -îtes, -irent	Réussir : je réussis...
3e	-is/us, -is/us, -it/ut, -îmes/ûmes, -îtes/ûtes, -irent/urent	Lire : je lus...

Le passé simple s'emploie pour une action de premier plan dans le récit. Cette action fait avancer le récit.

2.4 Le futur

À l'infinitif du verbe des premier et second groupes, on ajoute les terminaisons suivantes : -ai, -as, -a, -ons, -ez, -ont (présenter : je présenterai…).

Les verbes qui se terminent par -ayer (payer), -uyer (essuyer), -oyer (employer) ont un futur en -aierai (paierai), -uierai (essuierai), -oierai (emploierai).

Exemple

Cas particuliers : envoyer (enverrai), jeter (jetterai)…

Pour les verbes du troisième groupe, le radical du futur n'est pas forcément le radical de l'infinitif : voir (verrai)…

Partie 2

2.5 Le passé composé

Il se compose de l'auxiliaire « avoir » ou « être » au présent et du participe passé (présenter : il a présenté). Il s'emploie pour exprimer le passé quand le temps de base de la narration est le présent.

2.6 Le plus-que-parfait

Il associe l'auxiliaire conjugué à l'imparfait et le participe passé (réussir : il avait réussi). Il s'emploie pour une action qui se passe avant les événements racontés dans un récit au passé simple et à l'imparfait.

2.7 Le passé antérieur

Il relève de la même construction, mais l'auxiliaire est au passé simple (lire : il eut lu). Il s'emploie pour marquer l'antériorité d'une action importante quand le récit est au passé. Il est de moins en moins utilisé.

2.8 Le futur antérieur

L'auxiliaire est au futur et est suivi du participe passé (apprendre : il aura appris). Il s'emploie lorsque deux actions se passent dans le futur l'une après l'autre, la première est au futur antérieur, la deuxième au futur simple.

3 Le subjonctif et ses temps

Le subjonctif est utilisé pour exprimer une crainte, un souhait, un doute, etc. Il s'emploie après certains connecteurs logiques ou pour une action qui se déroulera après des événements du passé qui sont racontés au passé simple et à l'imparfait. Il est toujours précédé de « que ».

3.1 Le subjonctif présent

Au radical du verbe, on ajoute les terminaisons suivantes :

Groupes	Terminaisons	Exemples
1er et 3e	-e, -es, -e, -ions, -iez, -ent	Apprendre : que j'apprenne…
2e	-isse, -isses, -isse, -issions, -issiez, -issent	Réussir : que je réussisse…

3.2 Le subjonctif imparfait

Au radical du verbe, on ajoute les terminaisons suivantes :

Groupes	Terminaisons	Exemples
1er	-asse, -asses, -asse, -assions, -assiez, -assent	Présenter : que je présentasse…
2e	-isse, -isses, -ît, -issions, -issiez, -issent	Réussir : que je réussisse…
3e	-isse/usse, -isses/usses, -ît/ût, -issions/ussions, -issiez/ussiez, -issent/ussent	Lire : je lusse…

3.3 Le subjonctif passé

Ce temps se compose de l'auxiliaire conjugué au subjonctif présent suivi du participe passé (lire : que j'aie lu).

3.4 Le subjonctif plus-que-parfait

Il est sur le même modèle, mais l'auxiliaire est subjonctif imparfait (réussir : qu'il eût réussi).

4 Le conditionnel et ses temps

Le conditionnel est employé pour exprimer une suggestion, un conseil, un reproche, un souhait, une infirmation non confirmée, un fait imaginaire ou dans une formule de politesse.

4.1 Le conditionnel présent

Il se construit sur la forme du futur à laquelle on ajoute les terminaisons de l'imparfait (rédiger : il rédigerait).

4.2 Le conditionnel passé 1

Il associe l'auxiliaire au conditionnel présent et le participe passé (croire : il aurait cru).

4.3 Le conditionnel passé 2

Il est formé par l'auxiliaire au subjonctif imparfait et le participe passé (écrire : il eût écrit).

5 L'impératif et ses temps

L'impératif est un mode qui sert à exprimer un ordre.

5.1 L'impératif présent

Au radical du verbe, on ajoute les terminaisons suivantes :

Groupes	Terminaisons	Exemples
1er	-e, -ons, -ez	Examiner : examine, examinons, examinez
2e	-is, -issons, -issez	Subir : subis, subissons, subissez
3e	-e/ -s, -ons, -ez	Lire : lis, lisons, lisez

5.2 L'impératif passé

L'auxiliaire est à l'impératif présent suivi du participe passé (aie rédigé).

Partie 2

6 Quelques subtilités

6.1 Pour les verbes du premier groupe

- Les verbes se terminant par -**cer** : il ne faudra pas oublier de mettre « ç » devant les voyelles « a » et « o ».

Exemple

Placer : nous plaçons (pla + ç + ons).

- Les verbes en -**éer** : il sera normal qu'ils aient selon le temps et la personne deux « e » à la suite.

Exemple

Créer : j'ai créé (cré + é).

- Les verbes en -**ger** : n'oubliez pas de mettre « e » devant les voyelles « a » et « o ».

Exemple

Manger : nous mangeons (mang + e + ons).

- Les verbes en -**ier** ou -**yer** : vous aurez parfois le « i » ou « y » du radical suivi du « i » appartenant à la terminaison.

Exemple

Envoyer : nous envoyions (envoy + ions) à l'imparfait.

- Les verbes en -**ler** : ils doublent le « l » sauf celer (et ses dérivés), ciseler, démanteler, écarteler, geler (et dérivées), marteler, modeler, peler.

Exemple

Appeler : j'appelle (appel + l + e).

- les verbes en -**ter** : ils doublent le « t » sauf acheter (et dérivés), corseter, crocheter, fureter, haleter.

Exemple

Jeter : tu jettes (jet + t + es).

6.2 Pour les verbes du troisième groupe

Dans l'exercice qui suit, il vous est proposé de conjuguer des verbes irréguliers ce qui vous permettra de balayer l'ensemble des difficultés.

Entraînement

Exercice 1

Conjuguez les verbes à la personne et au temps demandés.

1. « Avoir » au participe présent, passé simple indicatif (il) et subjonctif présent (je).

2. « Être » au passé simple de l'indicatif (je), subjonctif imparfait (il) et subjonctif plus-que-parfait (il).

3. « Trouver » au passé simple de l'indicatif (il) et subjonctif présent (il).

4. « Apprécier » à l'imparfait de l'indicatif (vous) et conditionnel présent (je).

5. « Jeter » au présent de l'indicatif (il, nous) et indicatif futur (il).

6. « Payer » au présent de l'indicatif (je, nous) et imparfait de l'indicatif (nous).

7. « Tenir » au passé simple indicatif (il) et subjonctif présent (il).

8. « Mourir » au présent de l'indicatif (il), imparfait de l'indicatif (il), indicatif futur (il) et subjonctif présent (ils).

9. « Assoir » au présent de l'indicatif (il), imparfait de l'indicatif (il), passé simple de l'indicatif (il), indicatif futur (il) et subjonctif présent (il).

10. « Fuir » au présent de l'indicatif (il), imparfait de l'indicatif (il), passé simple indicatif (il), indicatif futur (il) et subjonctif présent (il).

Exercice 2

Choisissez la bonne réponse.

1. « Placer » au passé simple de l'indicatif : je placai – je placais – je plaçais – je plaçai.

2. « Manger » au passé simple de l'indicatif : il mangeat – il manga – il mangea – il mangeat.

3. « Créer » au futur de l'indicatif : je créerai – je crérais – je créerais – je crérai.

4. « Essuyer » au futur de l'indicatif : il essuira – il essuierat – il essuirat – il essuiera.

5. « Courir » au futur de l'indicatif : il coura – il courira – il courra – il courat.

6. « Devoir » au passé simple : il dût – il du – il dut – il due.

7. « Savoir » au passé simple : il sût – il sue – il sut – il su.

8. « Pourvoir » au futur de l'indicatif : il pourvoiera – il pourvoira – il pourverra – il pourvera.

9. « Vaincre » au présent de l'indicatif : il vainque – il vainc – il vaint – il vainct.

10. « Dire » au présent de l'indicatif : vous disez – vous dises – vous dites – vous dîtes.

7/10

Exercice 3

Barrez la mauvaise réponse.

1. « Geler » au présent de l'indicatif : il gèle – il gelle.

2. « Appeler » au présent de l'indicatif : il appelle – il appèle.

Partie 2

3. « Acheter » au présent de l'indicatif : il achette – il achète.
4. « Vêtir » au futur de l'indicatif : il vêtira – il vêtra.
5. « Boire » au futur de l'indicatif : il boira – il buvra.
6. « Conclure » au présent de l'indicatif : il conclue – il conclut.
7. « Résoudre » au présent de l'indicatif : il résoud – il résout.
8. « Acquérir » au futur de l'indicatif : il acquerra – il acquiéra.
9. « Pouvoir » au présent de l'indicatif : il pue – il put.
10. « Croire » au présent de l'indicatif : il croit – il croît.

9/10

Corrigés

Exercice 1

1. ayant – il eut – que j'aie
2. je fus – qu'il fût – qu'il eût été
3. il trouva – qu'il trouve
4. vous appréciiez – j'apprécierais
5. il jette – nous jetons – il jettera
6. il paie/paye – nous payons – nous payions
7. il tint – qu'il tienne
8. il meurt – il mourait – il mourut – il mourra – qu'ils meurent
9. il assied/assoit – il esseyait/assoyait – il assit – il assiéra/assayera/assoira – qu'il asseye/assoia
10. il fuit – il fuyait – il fuit – il fuira – qu'il fuie

Exercice 2

1. je plaçai
2. il mangea
3. je créerai
4. il essuiera
5. il courra
6. il dut
7. il pourvoira
8. il sut
9. il vainc
10. vous dites

Exercice 3

1. il gèle
2. il appelle
3. il achète
4. il vêtira
5. il boira
6. il conclut
7. il résout
8. il acquerra
9. il put
10. il croit

Corrigés

Accords

2

1 Les accords des participes passés

- Les participes passés employés sans auxiliaire **comme des adjectifs** s'accordent en genre et en nombre : « une verdure **animée** », « des fleurs **variées** ».
- Les participes passés construits avec « être » **s'accordent** en genre et en nombre avec leur sujet, si les verbes ne sont pas pronominaux.
- Si le verbe est pronominal, même s'il y a l'auxiliaire « être », il n'y a pas toujours accord : « nous nous sommes **plu** ». Le participe passé du verbe se plaire **ne s'accorde pas** car ce verbe est construit avec un **complément d'objet indirect** : plaire à quelqu'un. Il en va de même si le **complément d'objet est placé après** le verbe : « nous nous sommes **rafraîchi** les mains ». Mais il y aurait eu accord si le complément d'objet avait été placé avant (exemple : nous nous les *(les mains)* sommes **rafraîchies**).
- Les participes passés construits avec « avoir » **s'accordent** en genre et en nombre avec leur COD, s'il est placé **avant l'auxiliaire** (sinon, il n'y a pas d'accord) : « Quelle sensation délicieuse nous avons **éprouvée** ».
- Cas particuliers : le participe passé ne s'accorde pas avec le pronom « en » car on sous-entend « de cela » : « de fraîcheur qu'ils en ont **porté** à nos sens ». Il en est de même pour le pronom « l' » quand il reprend une partie de la phrase précédente (exemple : cette musique est belle, je l'ai dit).

2 Les accords des adjectifs

2.1 L'accord de l'adjectif au féminin

Pour la formation des adjectifs, il convient de se baser sur la forme masculine à laquelle on **ajoute** un **-e** (obscur / obscure), sauf si l'adjectif est déjà terminé par cette voyelle (valide).

Parfois, il peut y avoir un doublement de consonne, un changement au niveau du radical ou de la dernière consonne.

a. Ceux qui doublent leur consonne

Forme masculine de l'adjectif	Forme féminine de l'adjectif	Exceptions
-el, -eil, -ul : bel, vermeil, nul	-elle, -eille, -ulle : belle, vermeille, nulle	–

Forme masculine de l'adjectif	Forme féminine de l'adjectif	Exceptions
-en, -on : californien, bon	-enne, -onne : californienne, bonne	mormon, mormone. On écrit plus souvent lapone, lettone, nippone, que laponne, lettonne, nipponne
-et : fluet	-ette : fluette	complet, incomplet, concret, désuet, discret… ont un féminin en -ète : complet, complète

b. Ceux qui ne doublent pas leur consonne

Forme masculine de l'adjectif	Forme féminine de l'adjectif	Exceptions
-an, -in, -ain, -ein : anglican, gamin, certain, plein	-ane, -ine, -aine, -eine : anglicane, gamine, certaine, pleine	paysan, malin, rouan, valaisan, veveysan : paysan, paysanne ; malin, maligne…
-ot : idiot	-ote : idiote	bellot (vieux), boulot, maigriot, pâlot, sot et sosot [soso], vieillot : boulot, boulotte…
-s : exquis	-se : exquise	bas, gras, las, épais, gros, métis : bas, basse…

c. Ceux qui remplacent leur consonne finale

Forme masculine de l'adjectif	Forme féminine de l'adjectif	Exemples
-c	-che ou -que	blanc/blanche, grec/grecque
-el	-elle	actuel/actuelle
-eur	-euse, -eresse ou -trice	frondeur/frondeuse, pécheur/pécheresse, protecteur/protectrice
-eux et -oux	-euse, -ielle, -ouse	heureux/heureuse, vieux/vieille, jaloux/jalouse
-f	-ve	intuitif/intuitive ou bref /brève
-in	-gn	bénin/bénigne, malin/maligne
-g	-gue	long/longue
-gu	-güe	contigu/contigüe
-ou	-olle	fou/folle
-s	-c ou -ch	tiers/tierce ou frais/fraîche
-x	-ss ou -c	roux/rousse, doux/douce

d. Ceux qui ajoutent une consonne

Comme -t, -d, -s : rigolo/rigolote, esquimau/esquimaude, andalou/andalouse.

2.2 L'accord de l'adjectif au pluriel

Pour la formation des adjectifs, on se base sur la forme du singulier à laquelle on **ajoute** un **-s à la fin**, sauf si l'adjectif est déjà terminé par cette consonne ou par -x (froid, froids, roux, roux).

Parfois, il peut y avoir un changement au niveau de la terminaison. Cependant, il existe deux cas particuliers « esquimau » et « hébreu » qui font leur pluriel en -x.

Forme masculine de l'adjectif	Pluriel
-eau : beau	-eaux : beaux
-al : cheval	-aux : chevaux. Sauf bancal, fatal, foutral, fractal, natal, naval et tombal (rare au masc.) qui ont leur pluriel en -als

2.3 L'accord des adjectifs de couleur

En général, les adjectifs de couleur s'accordent en genre et en nombre. Sauf si la couleur est exprimée par :

- deux adjectifs : des yeux brun chocolat, des écharpes rose clair ;
- un adjectif et un nom : des chemises bleu azur ;
- un nom adjectivé (nom employé comme adjectif) : des vestes cerise (cerise est le nom d'un fruit). Il existe des exceptions qui s'accordent : écarlate, fauve, mauve, pourpre, rose ;
- un groupe nominal (groupe de mots dont le mot principal est un nom) transformé en adjectif : des peintures coquille d'œuf.

2.4 L'accord des adjectifs composés

- Des histoires franco-belges : le premier élément ne varie pas puisqu'il se termine par -o ; il en est de même pour ceux qui se terminent en -i ; ainsi c'est le deuxième terme qui s'accorde.
- Des préparations aigres-douces : les deux adjectifs s'accordent.
- Attention : des bébés nouveau-nés, ou une progéniture mort-née : ici les premiers termes ont des valeurs adverbiales, donc ils ne s'accordent pas.
- Des haricots extra-fins : le mot invariable « extra » reste tel que, seul l'adjectif s'accorde.

3 Les accords des noms

3.1 L'accord du nom au féminin

Pour la formation des noms, on se base sur la forme masculine à laquelle on ajoute un -e.

Parfois, il peut y avoir un doublement de consonne, un changement au niveau du radical ou de la dernière consonne.

a. Ceux qui doublent leur consonne

Forme masculine	Forme féminine	Exceptions
-el : criminel	-elle : criminelle	–
-en, -on : chien, dragon	-enne, -onne : chienne, dragonne	mormon/mormone, démon/démone
-at, -et, -ot : chat, minet, vieillot	-atte, -ette, otte : chatte, minette, vieillotte	préfet/préfète, avocat/avocate, idiot/idiote, dévot, dévote
-s : métis	-sse : métisse	–

b. Ceux qui ne doublent pas leur consonne

forme masculine	Forme féminine	Exceptions
-an, -in, -ain : paysan, fin, châtelain	-ane, -ine, -aine : paysan, fine, châtelaine	paysan, rouan, valaisan, veveysan
-ot : bigot	-ote : bigote	–
certains en -s : français	-se : française	bas, gras, las, épais, gros

c. Ceux qui remplacent leur consonne finale

Forme masculine	Forme féminine	Exemples
-c	-che ou -que	Franc/franque, laïc/laïque, Frédéric/Frédérique, Turc/Turque, Grec/Grecque
-eau	-elle	chameau/chamelle, fou/folle, vieux/ vieille
-eur	-euse, -eresse ou trice	chanteur/chanteuse, inspecteur/inspectrice, enchanteur/enchanteresse
	ou pas de féminin	agresseur, censeur, confesseur, défenseur, oppresseur, possesseur, précurseur, prédécesseur, professeur, proviseur, successeur
-f	-ve	juif/juive, veuf/veuve
-x	-s ou -ss	époux/épouse, roux/rousse

d. Ceux qui ajoutent une consonne

Forme féminine de l'adjectif	Exemples
-aise	basque/basquaise
-d	esquimau/esquimaude
-ette	merle/merlette
-ine	Héros/héroïne, feuillant/feuillantine, speaker/speakerine
-onne	Buffle/bufflonne, sauvageon/sauvageonne
-s ou -ss	Andalou/andalouse, bêta/bêtasse

Forme féminine de l'adjectif	Exemples
-t	Chouchou/chouchoute, favori/favorite, rigolo/rigolote, mais : coco/cocotte.

e. Ceux qui suppriment leur suffixe

canard/cane, compagnon/compagne, dindon/dinde, mulet/mule, vieillard/vieille.

f. Ceux qui substituent leur suffixe ou leur finale

chevreau/chevrette, péquenot/péquenaude, serviteur/servante, roi/reine, neveu/nièce.

g. Ceux qui ont un radical différent

gendre/bru, mari/femme, amant/maîtresse.

3.2 L'accord du nom au pluriel

Pour la formation des noms, on se base sur la forme du singulier à laquelle on **ajoute** un -**s**, sauf si le nom est déjà terminé par cette consonne ou par -s, -x ou -z. Parfois, il peut y avoir un changement au niveau de la terminaison.

Forme masculine	Pluriel	Exceptions
-ail : éventail	-s : éventails	aspirail, bail, corail, émail, fermail, gemmail, soupirail, travail, vantail, ventail, vitrail prennent -aux
-al : bocal	-aux : bocaux	aval, bal, carnaval, chacal, choral, festival, final, mistral, nerval, negro-spiritual, pal, récital, régal, santal prennent un s
-au, -eau : joyau, château	-eaux : joyaux, châteaux	grau, landau, restau, sarrau, senau, unau, prennent s
-eu et -œu : hébreu, vœu	-x : hébreux, vœux	bleu, pneu, émeu, enjeu, lieu (nom de poisson) prennent un s
-ou : écrou	-s : écrous	bijou, caillou, chou, genou, hibou, joujou, pou prennent un x

« Œil », « aïeul » et « ciel » ont des pluriels en « eux ».

3.3 Les accords des noms composés

Les mêmes règles s'appliquent pour les adjectifs et les noms.

Cas où les deux mots s'accordent

Les deux éléments s'accordent si ce sont des noms ou des adjectifs ou un nom et un adjectif : « grands-parents », « coffres-forts ».

Cas où un seul prend l'accord

- Lorsque le premier terme du nom composé se termine par -i ou -o, celui-ci ne s'accorde pas contrairement au second : des Franco-Belges, des Anglo-Normands, des tragi-comédies.
- Lorsque l'un des deux est un verbe : des pèse-bébés, des sèche-cheveux.
- Lorsque l'un des deux est un adverbe : des avant-premières, des arrière-boutiques.

Cas où les deux ne s'accordent pas

- Lorsque les deux sont des verbes : des savoir-faire, des laissez-passer.
- Lorsque l'un est un verbe et l'autre un adverbe : des passe-partout.

Parfois, cela dépend du sens :

- des abat-jour : il sert à abattre le jour ;
- des réveille-matin : réveiller le matin ;
- des timbres-poste : des timbres de la poste.

Entraînement

Exercice 1

Mettez les adjectifs suivants au féminin.

bleu	....	paysan	....	muet	....
nul	....	sot	....	naïf	....
persan	....	banal	....	adéquat	....
discret	....	caduc	....	belge	....
idiot	....	nouveau	....	afghan	....
grec	....	vermeil	....	coquet	....
exigu	....	mignon	....	malin	....
conteur	....	aviateur	....	enchanteur	....

Exercice 2

Entourez le groupe nominal dont le pluriel est correct.

1. Un pull bleu marine : des pulls bleu marine – des pulls bleus marines – des pulls bleus marine – des pulls bleu marines.

2. Un film tragi-comique : des films tragi-comique – des films tragis-comiques – des films tragis-comique – des films tragi-comiques.

3. Un cahier orange : des cahier orange – des cahiers orange – des cahier oranges – des cahiers oranges.

4. Un traineau esquimau : des traîneaux esquimau – des traîneaux esquimaux – des traîneaux esquimauds – des traineaus esquimaus.

5. Une peinture émeraude : des peintures émeraude – des peintures émeraudes – des peinture émeraudes.

6. Un bébé nouveau-né : des bébés nouveau-nés – des bébés nouveaux-nés – des bébés nouveau-né.

7. Un air jovial : des airs joviaux – des airs jovials – des airs joviaus.

8. Un rideau pourpre : des rideaus pourpres – des rideaux pourpre – des rideaus pourpres.

9. Une veste vert canard : des vestes verts canard – des vestes verts canards – des vestes vert canards.

10. Une fenêtre grande ouverte : des fenêtres grande ouverte – des fenêtres grandes ouverte – des fenêtres grande ouvertes – des fenêtres grandes ouvertes.

Partie 2

Exercice 3

Mettez les noms au féminin.

fripouille	....	docteur	....	mineur	....
confesseur	....	lion	....	voisin	....
danseur	....	protecteur	....	âne	....
courtisan	....	africain	....	daim	....
colonel	....	démon	....	larron	....
laitier	....	jouvenceau	....	magistrat	....
grec	....	préfet	....	bailleur	....
patron	....	fripon	....	malin	....

Exercice 4

Entourez les noms au pluriel corrects

1. Porte-monnaie : des portes-monnaies – des porte-monnaie – des portes-monnaie – des porte-monnaies.

2. Haut-parleur : des haut-parleur – des hauts-parleur – des haut-parleurs – des hauts-parleurs.

3. Email : des émails – des émeaux – des émaus – des émaux.

4. Afro-américain : des Afros-Américains – des Afro-Américains – des Afros-Américain – des Afro-Américain.

5. Bail : des bails – des baus – des beaux- des baux.

6. Pause-café : des pauses-cafés – des pause-café – des pauses-café – des pause-cafés.

7. Caillou : des caillous – des cailloux.

8. Station-service : des stations-services – des station-service – des stations-service – des station-services.

9. Landaus : des landaus – des landaux.

10. Bocal : des bocals – des bocaux – des bocaus – des boceaux.

Corrigés

Exercice 1

bleu	bleue	paysan	paysanne	muet	muette
nul	nulle	sot	sotte	naïf	naïve
persan	persane	banal	banale	adéquat	adéquate
discret	discrète	caduc	caduque	belge	belge
idiot	idiote	nouveau	nouvelle	afghan	afghane
grec	grecque	vermeil	vermeille	coquet	coquette
exigu	exigüe	mignon	mignonne	malin	maligne
conteur	conteuse	aviateur	aviatrice	enchanteur	enchanteresse

Exercice 2

1. Des pulls bleu marine
2. Des films tragi-comiques
3. Des cahiers orange
4. Des traîneaux esquimaux
5. Des peintures émeraude
6. Des bébés nouveau-nés
7. Des airs joviaux
8. Des rideaux pourpre
9. Des vestes vert canard
10. Des fenêtres grandes ouvertes

Exercice 3

fripouille	fripouille	docteur	doctoresse	mineur	mineure
confesseur	-	lion	lionne	voisin	voisine
danseur	danseuse	protecteur	protectrice	âne	ânesse
courtisan	courtisane	africain	africaine	daim	daine
colonel	colonelle	démon	démone	larron	larronne
laitier	laitière	jouvenceau	jouvencelle	magistrat	magistrate
grec	grecque	préfet	préfète	bailleur	bailleuse
patron	patronne	fripon	friponne	malin	maligne

Exercice 4

1. Des porte-monnaie
2. Des haut-parleurs
3. Des émaux
4. Des Afro-Américains
5. Des baux
6. Des pauses-café
7. Des cailloux
8. Des stations-service
9. Des landaus
10. Des bocaux

3 Les homophones grammaticaux

Les homophones sont des mots qui se prononcent de la même façon mais s'écrivent différemment et n'ont pas le même sens. L'homophone pourra être remplacé par le terme entre parenthèses.

a – à	Il **a** un examen *(avait).* Il est **à** un examen *(« à » exprime un lieu ou une possession).*
aussitôt – aussi tôt	Il arrivera **aussitôt** qu'il sera prêt *(dès que).* Ce n'est pas permis de travailler **aussi tôt** *(aussi tard).*
bientôt – bien tôt	Les résultats seront publiés **bientôt** *(dans peu de temps).* Ce matin, il s'est levé **bien tôt** *(bien tard).*
ce/ c' – se / s'	**Ce** n'est que partie remise *(cela).* **C'**est le début *(cela).* Il **se** concentre (*« se » ne peut pas être remplacé par « cela »).* Il **s'**est concentré (*« se » ne peut pas être remplacé par « cela »).*
cet – cette	**Cet** examen (*« Cet » s'emploie devant un nom masculin).* **Cette** épreuve (*« Cette » se place devant un nom féminin).*
ces – ses	**Ces** épreuves là sont dures *(celles-là).* Elle reçu **ses** notes du BAC *(les siennes).*
davantage – d'avantage(s)	Elle en retire **davantage** de satisfactions *(encore plus).* Elle parle **d'avantages** qu'elle a reçus *(des avantages).*
des – dès	**Des** cours *(un).* **Dès** le matin, elle est de bonne humeur (*« dès » précise le moment).*
et – est	Il **est** en forme *(était).* Le français **et** la biologie *(et puis).*
la – l'a – là	La maison *(une).* Il la fabrique. *(« la » pronom relatif complément qui renvoie à maison).* Il l'a *(l'avait).* Il a pris par là *(ici).*
leur – leurs	**Leur** examen *(un).* **Leurs** épreuves *(des).* Il **leur** parle *(à eux). « leur » étant pronom, il est invariable.*

ni – n'y	Il ne trouve **ni** la salle, **ni** ses camarades *(aucun, pas de).* Il **n'y** voit rien à redire *(ne… à cela).*
on – ont	**On** se prépare *(le groupe).* Ils **ont** ton écharpe *(avaient).*
ou – où	Bonbon **ou** chocolat *(ou bien).* Il va **où** la convocation l'indique (« *où* » *précise le lieu).*
parce que – par ce que	Il a réussi **parce qu**'il a travaillé *(étant donné qu').* **Par ce qu**'il a accompli, il a eu la reconnaissance *(d'après ce qu').*
peu - peut	Il a **peu** appris (*beaucoup* « peu » *exprime une faible quantité).* Il **peut** réussir *(pouvait).*
plutôt – plus tôt	Il arrivera **plutôt** aujourd'hui que demain (*de préférence aujourd'hui*). Il arrivera **plus tôt** que prévu (p*lus tard*).
près de – prêt à	Il a travaillé **près de** cent heures *(environ).* Il est **prêt à** passer le concours *(prête).*
quand – quant – qu'en	**Quand** elle parle, on écoute *(lorsque).* **Quant** à ce que tu racontes, c'est faux *(en ce qui concerne).* **Qu'en** penses-tu ? *(Que… de cela).*
quelquefois – quelques fois	**Quelquefois** je dors à l'hôtel *(parfois).* Je vais **quelques fois** à la plage *(plusieurs fois).*
qu'elle – quel – quelle	**Qu'elle** est belle ! (*devant un verbe conjugué).* **Quel** argument ! (*devant un nom masculin).* **Quelle** belle couleur ! (*devant un groupe nominal féminin).*
quoique – quoi que	Cette piste est difficile **quoique** praticable *(bien que).* Il fait ce qu'il veut **quoi que** je dise *(quelque soit ce que).*
sans – s'en	Il est **sans** support *(sans rien, aucun).* Il **s'en** souvient *(se place devant un verbe, il se… de cela).*
son – sont	**Son** ordinateur *(le sien).* Ils **sont** prêts *(étaient).*
tout – tous	Une voiture **tout** terrain *(pour la totalité).* Une jeune maman **tout** émue *(totalement, entièrement, très).* **Tout** le cours (*devant un nom singulier).* **Tous** les jours (*devant un nom pluriel).*

Entraînement

Exercice 1

Entourez les homophones grammaticaux qui sont bien employés.

1. Quoique/quoi que tu penses, il agit a/à son/sont idée.
2. Ce/se qu'il voit et/est en or.
3. Il s'/c'imagine gagnant.
4. Comment sa/ça c'/s'est passé.
5. Le voleur s'en/sans va.
6. N'y/ni pensez pas.
7. Ce/se n'est/et plus la peine dans/d'en parler.
8. Quand/qu'en/quant penses-tu ?
9. Quand/qu'en/quant viens-tu ?
10. Il a tant/t'en travaillé.

Exercice 2

Entourez les homophones grammaticaux qui sont bien employés.

1. Il va se/ce coucher plutôt/plus tôt.
2. Il préfère manger une glace plutôt/plus tôt qu'un gâteau.
3. En désires-tu davantage/d'avantage ?
4. Je l'ai croisé quelquefois/quelques fois à la mer.
5. Quoique/quoi que présent physiquement, mentalement, il est ailleurs.
6. Il ne voit pas d'avantage/davantage à/a cette/cet appartement.
7. Je leur/leurs parlais ce/se matin.
8. Il marche prêt/près d'une demi-heure par jour.
9. Les résultats sont/son attendus avec impatience d'en/dans deux mois ; c'est bien tôt/bientôt.
10. Je cours dès/des le matin.
11. Il la/l'a/là voit dans la/l'a/là voiture, la/l'a/là, de l'autre côté de la/l'a/là route.

Corrigés

Exercice 1

1. Quoi que tu penses, il agit à son idée.
2. Ce qu'il voit est en or.
3. Il s'imagine gagnant.
4. Comment ça s'est passé.
5. Le voleur s'en va.
6. N'y pensez pas.
7. Ce n'est plus la peine d'en parler.
8. Qu'en penses-tu ?
9. Quand viens-tu ?
10. Il a tant travaillé.

Exercice 2

1. Il va se coucher plus tôt.
2. Il préfère manger une glace plutôt qu'un gâteau.
3. En désires-tu davantage ?
4. Je l'ai croisé quelques fois à la mer.
5. Quoique présent physiquement, mentalement il est ailleurs.
6. Il ne voit pas d'avantage à cet appartement.
7. Je leur parlais ce matin.
8. Il marche près d'une demi-heure par jour.
9. Les résultats sont attendus avec impatience dans deux mois ; c'est bientôt.
10. Je cours dès le matin.
11. Il la voit dans la voiture, là, de l'autre côté de la route.

4 Comment rédiger ?

1 La rédaction

Elle n'est pas un point négligeable. C'est elle qui permettra de distinguer votre copie du lot.

1.1 La lisibilité

Cela commence par avoir une écriture **lisible** car l'examinateur ne passera pas du temps à décoder vos « pattes de mouche » étant donné le grand nombre de copies qu'il doit corriger.

1.2 La ponctuation

Un travail agréable à lire est un travail **ponctué correctement**. Trop souvent, des paragraphes de cinq lignes ne sont qu'une phrase. Relisez-vous ! Si vous ne savez pas ponctuer, dites vous que lorsque vous reprenez votre respiration, il faudrait peut-être mettre un point.

1.3 La longueur des phrases

Lorsque les phrases sont trop longues, le correcteur a tendance à perdre de vue le sujet ou le verbe. Par conséquent, il doit relire. Pour vous, c'est une mauvaise chose. Ne tombez pas dans l'excès inverse en faisant des phrases trop courtes et enfantines. Rappelez-vous que toute phrase contient au moins un **verbe conjugué** dans la proposition principale. Cela fait aussi partie des erreurs rencontrées fréquemment au début des formations.

1.4 Des locutions à éviter

« Il semblerait que », « il est inutile de dire que », « au niveau de », « on peut voir que », « il convient de noter que », etc. Si vos mots n'apportent rien, supprimez-les, tout comme les redondances (mots qui n'apportent rien, ou qui ne font que répéter ce qui a déjà été dit) : « au jour d'aujourd'hui » ou « l'avenir est sombre, il semble obscur ». Votre copie doit être plaisante à lire et vos propos accessibles dès la première lecture. Pour ce faire, votre écrit doit être clair, percutant et efficace ; il serait bon d'énoncer une idée par phrase. Il vous est conseillé de bannir la tournure « **il y a** » et de faire très attention au nombre de « **que** » employés (ils sont parfois trop nombreux). Ceci est souvent la conséquence de phrases trop longues : « la lettre qui est écrite » devient « la lettre écrite ».

1.5 Le registre familier

Vous devez éviter le registre familier : « T'as pas mal aux guibolles ? »

Dans une copie, vous ne pouvez pas élider une voyelle (remplacer la voyelle par l'apostrophe comme dans l'exemple « tu » devient « t »), mettre une négation incomplète et un mot argotique.

2 Le travail de relecture

Ce moment est très important : vous devez vous relire. Ceci implique de lire vraiment ce que vous avez écrit, et non ce que vous vouliez écrire. Faites attention aux **paronymes**. Parfois, dans vos copies, vous employez des mots qui ont des sonorités proches mais qui ne sont pas ceux que vous souhaitiez employer. Vérifiez que vous n'avez pas oublié un élément de votre brouillon en recopiant et enfin corrigez vos fautes.

2.2 Vérification de la consigne

Il est indispensable de vérifier si la consigne est respectée. Parfois, un aspect est omis et cela est rédhibitoire.

2.3 Vérification de vos paragraphes

N'oubliez pas d'être vigilant sur la présence de paragraphes, de transitions et de connecteurs logiques ; là aussi leur absence vous porterait tort.

2.4 Autres points à vérifier

Soyez également attentif à éviter les **contre-sens** (mauvaise compréhension), la **paraphrase** (redire le texte sans prise de recul), les **répétitions** ou encore l'**omission d'une idée** (lorsqu'une idée est passée sous silence, n'est pas dite) et les **pléonasmes** (lorsqu'on ajoute un mot qui n'est pas nécessaire : « notre société actuelle » : si c'est la nôtre, elle est forcément actuelle). Il faut également éviter toutes formes d'**ambigüité** (ne pas laisser au correcteur le choix de l'interprétation) dans votre écriture. Vous ne pouvez pas vous permettre de laisser planer une ambigüité, qu'elle soit lexicale ou syntaxique. Vous devez être précis et bien choisir vos termes en fonction de votre intention et du contexte. Pensez à utiliser des **synonymes** (mots de même sens). En français, chaque mot a un sens précis. Aussi, soyez vigilant dans le choix de vos synonymes : ils ne peuvent pas tous être substituables.

3 Les connecteurs logiques

Ce sont des mots qui permettent de relier une proposition à une autre dans une phrase. On peut citer les connecteurs suivants :

Addition	et, de plus, puis, en outre, non seulement … mais encore, de surcroît, ainsi que, également, d'une part … d'autre part, par ailleurs
Alternative	ou, soit… soit, tantôt… tantôt, ou… ou, ou bien, seulement… mais encore, l'un… l'autre, d'un côté… de l'autre
But	afin que, pour que, de peur que, en vue de, de façon à ce que
Cause	car, en effet, effectivement, comme, par, parce que, puisque, attendu que, vu que, étant donné que, grâce à, à cause de, à la suite de, en égard à, en raison de, du fait que, dans la mesure où, sous prétexte que, c'est que, cela vient du fait que, dès lors que,
Comparaison	comme, de même, de même que, ainsi que, autant que, aussi… que, si… que, de la même façon que, semblablement, pareillement, plus que, moins que, non moins que, selon, selon que, suivant que, comme si, à l'égal de, à la manière de, à mesure que, tandis que
Concession	malgré, en dépit de, quoique, bien que, alors que, quel que soit, même si, ce n'est pas que, certes, bien sûr, évidemment, il est vrai que, toutefois, cependant
Conclusion	en conclusion, pour conclure, en guise de conclusion, en somme, bref, ainsi, donc, en résumé, en un mot, par conséquent, finalement, enfin, en définitive
Condition, supposition	si, au cas où, à condition que, pourvu que, à moins que, en admettant que, pour peu que, à supposer que, en supposant que, dans l'hypothèse où, dans le cas où, probablement, sans doute, apparemment
Conséquence	donc, aussi, dès lors, partant, alors, ainsi, ainsi donc, par conséquent, si bien que, d'où, en conséquence, conséquemment, par suite, c'est pourquoi, de sorte que, en sorte que, de façon que, de manière que, si bien que, tant et si bien que
Classification, énumération	d'abord, tout d'abord, de prime abord, en premier lieu, premièrement, en deuxième lieu, en second lieu, deuxièmement, après, ensuite, de plus, quant à, en troisième lieu, puis, en dernier lieu, pour conclure, enfin
Explication	savoir, à savoir, c'est-à-dire, soit
Illustration	par exemple, ainsi, comme ainsi, c'est ainsi que, c'est le cas de, notamment, entre autres, en particulier, à l'image de, comme l'illustre, comme le souligne
Justification	car, c'est-à-dire, en effet, parce que, puisque, en sorte que, ainsi, c'est ainsi que, non seulement… mais encore, du fait de
Liaison	alors, ainsi, aussi, d'ailleurs, en fait, en effet, de surcroît, de même, également, puis, ensuite, de plus, en outre
Opposition	mais, cependant, or, en revanche, alors que, pourtant, tandis que, néanmoins, au contraire, pour sa part, d'un autre côté, en dépit de, malgré, au lieu de, d'une part… d'autre part, quoique, alors que, bien que, encore que, loin que, quelque que, tandis que,

Restriction	cependant, toutefois, néanmoins, pourtant, mis à part, ne… que, en dehors de, hormis, à défaut de, excepté, sauf, uniquement, simplement
Temps	quand, lorsque, comme, avant que, après que, alors que, lors de, dès lors que, depuis que, tandis que, en même temps que, pendant que, au moment où, aussitôt que, tant que

Les éléments de ce tableau vous permettront d'enchaîner logiquement votre pensée. En effet, trop d'écrits ressemblent à une succession de remarques. De plus, ils permettent de mettre en évidence une idée en un minimum de mots.

Après certains connecteurs, il faut utiliser les temps du subjonctif, c'est le cas pour : bien que, avant que, encore que, quoique, quel que, si… que, tout… que, qui que, où que, avant que, jusqu'à ce que, non que, trop… pour que, le plus… que, afin que, de peur que, pour que, de crainte que.

Entraînement

Exercice 1

Retrouvez les connecteurs logiques dans le texte.

[...] Aussi, il fallait dire : le rire vient de l'idée de sa propre supériorité. Idée satanique s'il en fut jamais ! Orgueil et aberration ! Or, il est notoire que tous les fous des hôpitaux ont l'idée de leur propre supériorité développée outre mesure. Je ne connais guère de fous d'humilité. Remarquez que le rire est une des expressions les plus fréquentes et les plus nombreuses de la folie. [...] J'ai dit qu'il y avait symptôme de faiblesse dans le rire ; et, en effet, quel signe plus marquant de débilité qu'une convulsion nerveuse, un spasme involontaire comparable à l'éternuement, et causé par la vue du malheur d'autrui ? Ce malheur est presque toujours une faiblesse d'esprit. Est-il un phénomène plus déplorable que la faiblesse se réjouissant de la faiblesse ? Mais il y a pis. Ce malheur est quelquefois d'une espèce très inférieure, une infirmité dans l'ordre physique. [...] Cependant, le rire est parti, irrésistible et subit. Il est certain que si l'on veut creuser cette situation on trouvera au fond de la pensée du rieur un certain orgueil inconscient.

Charles Baudelaire, *De l'essence du rire*, 1855.

Exercice 2

Replacez les connecteurs « parce que », « comme si », « bien que », « nonobstant », « mais », « afin que », « en conséquence », « quant » dans l'extrait suivant.

(1) Vendredi comprît un peu ce que j'allais faire, je le rappelai vers moi en lui montrant l'oiseau ; c'était, au fait, un perroquet, (2) je l'eusse pris pour un faucon. Je lui désignai donc le perroquet, puis mon fusil, puis la terre au-dessous du perroquet, pour lui indiquer que je voulais l'abattre et lui donner à entendre que je voulais tirer sur cet oiseau et le tuer. (3) je fis feu ; je lui ordonnai de regarder, et sur-le-champ il vit tomber le perroquet. (4) tout ce que je lui avais dit, il demeura encore là comme un effaré. Je conjecturai qu'il était épouvanté ainsi (5) il ne m'avait rien vu mettre dans mon fusil, et qu'il pensait que c'était une source merveilleuse de mort et de destruction propre à tuer hommes, bêtes, oiseaux, ou quoi que ce fût, de près ou de loin.
Son étonnement fut tel, que de longtemps il n'en put revenir ; et je crois que si je l'eusse laissé faire il m'aurait adoré moi et mon fusil. (6) au fusil lui-même, il n'osa pas y toucher de plusieurs jours ; (7) lorsqu'il en était près il lui parlait et l'implorait (8) il eût pu lui répondre. C'était, je l'appris dans la suite, pour le prier de ne pas le tuer.

Michel Tournier, *Vendredi ou la vie sauvage*, 1971.

Exercice 3

Trouvez les connecteurs qui conviennent.

1. Il a eu une note médiocre …… son manque de travail, mais il a pu la rattraper.
2. …… à son voisin, il a été studieux.
3. …… il y a quelque temps, il suffisait d'avoir la moyenne, aujourd'hui il faut être le meilleur.
4. …… je suis sortie hier …… ce matin je travaillais.
5. …… j'arriverai, nous irons promener.

Exercice 4

Vous ponctuerez ce texte et remettrez les majuscules.

Tous les hommes sont menteurs inconstants faux bavards hypocrites orgueilleux et lâches méprisables et sensuels toutes les femmes sont perfides artificieuses vaniteuses curieuses et dépravées le monde n'est qu'un égout sans fond où les phoques les plus informes rampent et se tordent sur des montagnes de fange mais il y a au monde une chose sainte et sublime c'est l'union de deux de ces êtres si imparfaits et si affreux on est souvent trompés en amour souvent blessé et souvent malheureux mais on aime et quand on est sur le bord de sa tombe on se retourne pour regarder en arrière et on se dit j'ai souffert souvent je me suis trompé quelquefois mais j'ai aimé c'est moi qui ai vécu et non pas un être factice créé par mon orgueil et mon ennui

Alfred de Musset, *On ne badine pas avec l'amour*, 1834.

Exercice 5

Supprimez les « que », « qu' », « qui ».

1. Il faut que je travaille pour que je puisse gagner de l'argent qui me permettra d'acheter une voiture qui sera bleu turquoise.
2. Je pense que j'irai voir ce film qui fait la une en ce moment.
3. L'association qu'il a créée récemment et à laquelle il a donné un nom qui est farfelu, est d'une utilité qui est publique.
4. L'ordinateur qui est d'une grande marque a une coque qui est amusante.
5. Il attend qu'il vienne par le train qui est en retard.

Exercice 6

Corrigez les erreurs (paronymes).

1. La lumière permet d'éclaircir la pièce.
2. Ils ont pénétré dans l'immeuble par infraction.
3. Cette école a connu l'épidémie de grippe.
4. Je me suis induit de crème.
5. Ce champignon est venimeux.
6. Quel avènement ce festival !
7. Elle a recouvré la parole après un choc psychologique.

Exercice 7

Trouvez des synonymes du mot « travailler ».

1. Je travaille pour réaliser une couverture.
2. Tu travailles pour aider l'association.
3. Marc travaille mes leçons pour le concours.
4. Papa travaille à son potager pour ramasser quatre salades.
5. Je travaille sur les finitions de mon livre.

Exercice 8

Supprimez les répétitions en utilisant les pronoms si nécessaire.

1. L'élève note ses leçons sur le cahier, puis il apporte le cahier à la maison.
2. La voiture vue à la télévision est une voiture électrique, de plus cette voiture bénéficie du bonus.
3. La table sur laquelle je travaille est une table très encombrée.
4. Le coussin est confortable, d'ailleurs c'est le coussin avec lequel je dors.

Corrigés

Exercice 1

Les connecteurs logiques du texte sont : aussi, or, et/en effet, mais, cependant, il est certain que si.

Exercice 2

Afin que, bien que, en conséquence, nonobstant, parce que, quant, mais, comme si.

Exercice 3

1. À cause de.
2. Contrairement.
3. Alors qu'.
4. Certes, mais.
5. Quand.

Exercice 4

Tous les hommes sont menteurs, inconstants, faux, bavards, hypocrites, orgueilleux et lâches, méprisables et sensuels ; toutes les femmes sont perfides, artificieuses, vaniteuses, curieuses et dépravées ; le monde n'est qu'un égout sans fond où les phoques les plus informes rampent et se tordent sur des montagnes de fange ; mais il y a au monde une chose sainte et sublime, c'est l'union de deux de ces êtres si imparfaits et si affreux. On est souvent trompés en amour, souvent blessé et souvent malheureux ; mais on aime, et quand on est sur le bord de sa tombe, on se retourne pour regarder en arrière et on se dit : j'ai souffert souvent, je me suis trompé quelquefois ; mais j'ai aimé. C'est moi qui ai vécu, et non pas un être factice créé par mon orgueil et mon ennui.

À NOTER

Le point-virgule est une pause dont la force est entre la virgule et le point.

Exercice 5

1. Je dois travailler pour gagner de l'argent afin d'acheter une voiture bleu turquoise.
2. J'irai voir ce film à la une en ce moment.
3. L'association, créée récemment avec un nom farfelu, est d'une utilité publique.
4. L'ordinateur d'une grande marque a une coque amusante.
5. Il attend sa venue par ce train en retard.

Partie 2

Exercice 6

1. Faux : éclairer.
2. Faux : effraction.
3. Juste.
4. Faux : enduit.
5. Faux : vénéneux.
6. Faux : événement.
7. Juste.

Exercice 7

1. Œuvrer.
2. Donner un coup de main.
3. Potasser ou étudier.
4. Cultiver.
5. Peaufiner.

Exercice 8

1. L'élève note ses leçons sur le cahier, puis l'apporte.
2. La voiture vue à la télévision est électrique, de plus elle bénéficie du bonus.
3. La table sur laquelle je travaille est très encombrée.
4. Le coussin est confortable, d'ailleurs je dors avec lui.

MATHÉMATIQUES

Partie 3

1 Numération

1 Nombres et chiffres

Les chiffres en mathématiques sont l'équivalent des lettres de l'alphabet en français. Il y a dix chiffres :

0, 1, 2, 3, 4, 5, 6, 7, 8 et 9.

Ces dix chiffres permettent d'écrire tous les nombres.

Exemple : 5 239 est un nombre composé de 4 chiffres : 5, 2, 3 et 9.

1.1 Nombres entiers

Un **nombre entier** est un nombre qui est composé d'un chiffre ou une suite de chiffres que l'on peut écrire **sans virgule**, par exemple 5 ; 13 ou 236.

Dans notre système de numération, chaque chiffre a une valeur différente selon sa position dans le nombre.

▶ **Tableau de numération**

Millions			Milliers					
Centaines	Dizaines	Unités	Centaines	Dizaines	Unités	Centaines	Dizaines	Unités

Quand un nombre entier est composé d'une suite de plusieurs chiffres, on les regroupe par paquet de trois en commençant par les unités.

Exemple : on n'écrit pas 3256859 mais 3 256 859.

Remarque

Un nombre **entier naturel** est un nombre **positif**.

Un nombre **entier relatif** est un nombre **positif ou négatif** car il est positionné par rapport à zéro (relatif à zéros).

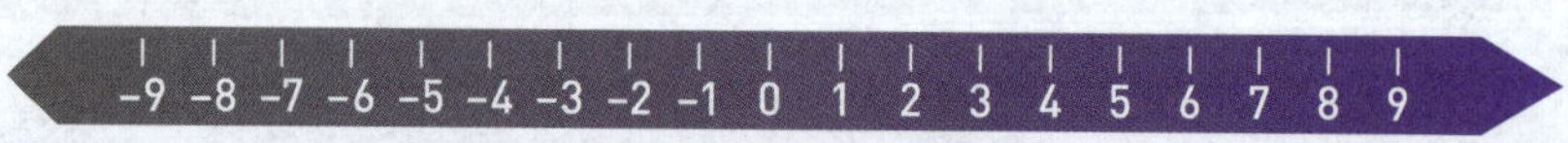

Attention Tout nombre entier naturel peut s'écrire sous la forme d'un nombre décimal. En effet, le nombre entier 12 peut s'écrire 12,00 et peut être alors considéré comme un nombre décimal.

1.2 Nombres décimaux

Un **nombre décimal** est un nombre qui composé d'une suite de plusieurs chiffres qui sont séparés par **une virgule**, par exemple 1,3 ; 5,02 ou 236,236.

Les nombres décimaux permettent d'écrire des nombres compris entre deux nombres entiers. Par exemple, 10,32 est compris entre 10 et 11.

Exemple : 42,53 est compris entre 42 et 43.

Remarque

Dans un nombre décimal, la **partie entière** est située à gauche de la virgule, la **partie décimale** est située à droite de la virgule.

▶ **Tableau de numération**

Milliers	Centaines	Dizaines	Unités	Dixièmes	Centièmes	Millièmes
	1	2	6,	3	1	5

Exemple : 126,315 est un nombre décimal. Sa partie entière est 126 unités et sa partie décimale est 0,315 ou 315 millièmes.

2 Arrondi

On peut décomposer un nombre décimal **abcd,efg** ainsi :

Milliers	Centaines	Dizaines	Unités	Dixièmes	Centièmes	Millièmes
a	b	c	d,	e	f	g

Exemple : soit le nombre 2 435,326. Ce nombre se décompose de la manière suivante :

Milliers	Centaines	Dizaines	Unités	Dixièmes	Centièmes	Millièmes
2	4	3	5,	3	2	6

Arrondir un nombre à une précision demandée (millier, centaine…), c'est donner la valeur la plus proche de ce nombre en « supprimant » tous les chiffres plus petits, c'est-à-dire ceux qui sont à la droite de la précision demandée.

Pour que le résultat soit le plus juste possible, on tient compte de la valeur du chiffre plus petit immédiatement à droite :

- si ce chiffre est égal à 0 ou 1 ou 2 ou 3 ou 4, on garde la valeur de la précision ;
- si ce chiffre est égal à 5 ou 6 ou 7 ou 8 ou 9, on ajoute 1 à la valeur de la précision.

Précision demandée

Arrondir à l'unité près → aucun chiffre après la virgule.
Arrondir au dixième près → 1 chiffre après la virgule.
Arrondir au centième près → 2 chiffres après la virgule.
Arrondir au millième près → 3 chiffres après la virgule.

Exemple : on veut arrondir 2 435,326 à l'**unité près** (pas de chiffres derrière la virgule).

Je dois donc m'arrêter à 2 435 où **5** est la valeur de la précision.

Après cette valeur il y a le chiffre 3 (donc < 5), on garde la valeur de la précision **5**.

Conclusion : 2 435,326 arrondi à l'unité est **2 435**.

Précision :

au millième près : 2 435,326
au centième près : 2 435,33
au dixième près : 2 435,3
à la dizaine près : 2 440
à la centaine près : 2 400
au millier près : 2 000

Entraînement

1. Classer ces nombres par ordre croissant :

2,5 3,8 15 6 7,8 12

2. Classer ces nombres par ordre décroissant :

4,02 2,35 2,48 2 2,64 1,98 1,91

3. Compléter :

	Arrondi à la centaine	Arrondi à la dizaine	Arrondi à l'unité	Arrondi au dixième	Arrondi au centième	Arrondi au millième
202,325						
75,4855						
662,8985						
5,8892						

4. Compléter :

	Partie entière	Partie décimale
0,325		
75,405		
665,805		
5,8		

5. Comparer ces nombres en complétant avec le signe qui convient (< ou >) :

3,4 … 3,5
2,8 … 2,82
27,9 … 27,89
2,87 … 2,81
3,6 … 3,60
2,712 … 2,62
5,634 … 5,631
46,57 … 48,57

3,999 … 4
8,725 … 7,725
1,62 … 2,01
0,2 … 0,009
8,04 … 8,040
248,6 … 247,6
5,698 … 5,6

6. Trouver le nombre entier le plus proche de chacun des nombres décimaux suivants :

Ex. : 15,3 → 15

199,90
12,03
18,32
48,02
52,78

28,97
39,09
24,009
25,900

7. **a.** Quels sont les nombres de trois chiffres pouvant s'écrire avec 2, 3 et 4 ?
b. Ranger ces nombres dans l'ordre décroissant.

8. **a.** Quel est le plus grand nombre formé avec les chiffres suivants : 1, 4, 0, 5, 6 et 3 ?
b. Quel est le plus petit nombre formé avec les chiffres suivants : 2, 8, 0, 9, 0 et 7 ?

9. Écrire ces nombres correctement :

12 34 56
03050 84 60 4
007 65 102
0 1548 32 470
145206320
005325 11 7
060 23 521 42 0
21452 32 48

10. Je suis un nombre entier compris entre 500 et 600. Mon chiffre des unités est 2. Mon chiffre des dizaines est le triple de celui des unités. Qui suis-je ?

11. Je suis un nombre entier compris entre 2 000 et 3 000. Mon chiffre des dizaines est le double de celui des milliers. Celui des unités est le triple de celui des milliers. La somme de mes chiffres est 17. Qui suis-je ?

12. Je suis un nombre entier compris entre 2 000 et 3 000. Mon chiffre des dizaines est 0. Mon chiffre des milliers est égal à la somme du chiffre des centaines et du chiffre des dizaines. Mon chiffre des unités est égal à la somme des trois autres.

Corrigés

1. 2,5 < 3,8 < 6 < 7,8 < 12 < 15

2. 4,02 > 2,64 > 2,48 > 2,35 > 2 > 1,98 > 1,91

3.

	Arrondi à la centaine	Arrondi à la dizaine	Arrondi à l'unité	Arrondi au dixième	Arrondi au centième	Arrondi au millième
202,325	200	200	202	202,3	202,33	202,325
75,4855	100	80	75	75,5	75,49	75,486
662,8985	700	660	663	662,9	662,90	662,899
5,8892	0	10	6	5,9	5,89	5,889

4.

	Partie entière	Partie décimale
0,325	0	325
75,405	75	405
665,805	665	805
5,8	5	8

5. 3,4 < 3,5
2,8 < 2,82
27,9 > 27,89
2,87 > 2,81
3,6 = 3,60
2,712 > 2,62
5,634 > 5,631
46,57 < 48,57
3,999 < 4
8,725 > 7,725
1,62 < 2,01
0,2 > 0,009
8,04 = 8,040
248,6 > 247,6
5,698 > 5,6

6. 199,90 → 200
12,03 → 12
18,32 → 18
48,02 → 48
52,78 → 53
28,97 → 29
39,09 → 39
24,009 → 24
25,900 → 26

7. a. 234 ; 243 ; 324 ; 342 ; 432 ; 423.
b. 432 ; 423 ; 342 ; 324 ; 243 ; 234.

8. a. 654 310.
b. 200 789.

9. 12 34 56 → 123 456
03050 84 60 4 → 305 084 604
007 65 102 → 765 102
0 1548 32 470 → 154 832 470
145206320 → 145 206 320
005325 11 7 → 5 325 117
60 23 521 42 0 → 6 023 521 420
21452 32 48 → 214 523 248

10. 562.

11. 2 546.

12. 2 204.

2 Addition

> On appelle **somme**, le résultat d'une addition.

Quand on effectue une addition, on peut additionner dans l'ordre que l'on veut. Mais il est préférable de mettre le plus grand nombre en premier puis aller en décroissant.

> **Exemple :** 25 + 62,05 + 12 = 25 + 12 + 62,05 = 12 + 25 + 62,05 = 12 + 62,05 + 25…
>
> Avec le conseil : 62,05 + 25 + 12

1 Nombres entiers

$$\begin{array}{lrrrr} & 3 & 0 & 2 & 5 \\ + & & 2 & 8 & 5 \\ + & & & 2 & 5 \\ \hline \end{array}$$

Pour cela on place d'abord les nombres les uns en dessous des autres en alignant bien les chiffres des unités, des dizaines, des centaines, etc., **les uns en dessous des autres**, puis on place le signe + et on trace un trait comme ci-contre.

285 + 3025 + 25 = 3025 + 285 + 25

Puis on additionne les chiffres des unités (colonne de droite) : 5 + 5 + 5 = 15

$$\begin{array}{lrrrr} & 3 & 0 & 2^{1} & 5 \\ + & & 2 & 8 & 5 \\ + & & & 2 & 5 \\ \hline & & & & 5 \end{array}$$

On pose 5 sous la colonne et on place 1 en retenue dans la colonne des dizaines.

$$\begin{array}{lrrrr} & 3 & 0^{1} & 2^{1} & 5 \\ + & & 2 & 8 & 5 \\ + & & & 2 & 5 \\ \hline & & & 3 & 5 \end{array}$$

Colonne des dizaines : 1 + 2 + 8 + 2 = 13

On pose 3 sous la colonne et on place 1 en retenue dans la colonne des centaines.

$$\begin{array}{lrrrr} & 3 & 0^{1} & 2 & 5 \\ + & & 2 & 8 & 5 \\ + & & & 2 & 5 \\ \hline & & 3 & 3 & 5 \end{array}$$

Colonne des centaines : 0 + 1 + 2 = 3

$$\begin{array}{rcccc} & 3 & 0 & 2 & 5 \\ + & & 2 & 8 & 5 \\ + & & & 2 & 5 \\ \hline & 3 & 3 & 3 & 5 \end{array}$$

On pose 3 sous la colonne des centaines.

Colonne des milliers : 3 + 0 (il y a rien devant 285) + 0 (il y a rien devant 25)

On pose 3 sous la colonne des milliers

3025 + 285 + 25 = **3335**

2 Nombres décimaux

Le principe de l'addition avec des décimaux est le même que le principe de l'addition avec les nombres entiers : **il faut mettre les uns en dessous des autres les chiffres de même rang** (dizaine, unité, dixième, centième...), il faut **mettre les virgules les unes en dessous des autres**.

$$\begin{array}{rccccc} & 3 & 0, & 9 & 8^1 & 6 \\ + & 2 & 9, & 5 & & \\ + & & 1, & 0 & 2 & 5 \\ \hline & & & & & 1 \end{array}$$

On pose 30,986 + 29,5 + 1,025

On additionne les chiffres des millièmes (colonne de droite) : 6 + 5 = 11

On pose 1 sous la colonne et on place 1 en retenue dans la colonne des centièmes.

$$\begin{array}{rccccc} & 3 & 0, & 9^1 & 8^1 & 6 \\ + & 2 & 9, & 5 & & \\ + & & 1, & 0 & 2 & 5 \\ \hline & & & & 1 & 1 \end{array}$$

Colonne des centièmes : 1 + 8 + 2 = 11

On pose 1 sous la colonne et on place 1 en retenue dans la colonne des dixièmes.

$$\begin{array}{rccccc} & 3 & 0^1, & 9^1 & 8^1 & 6 \\ + & 2 & 9, & 5 & & \\ + & & 1, & 0 & 2 & 5 \\ \hline & & & 5 & 1 & 1 \end{array}$$

Colonne des dixièmes : 1 + 9 + 5 + 0 = 15

On pose 5 sous la colonne et on place 1 en retenue dans la colonne des unités.

$$\begin{array}{rccccc} & 3^1 & 0^1, & 9 & 8^1 & 6 \\ + & 2 & 9, & 5 & & \\ + & & 1, & 0 & 2 & 5 \\ \hline & & 1, & 5 & 1 & 1 \end{array}$$

On met la virgule (sous les virgules de l'addition)

Colonne des unités : 1 + 0 + 9 + 1 = 11

On pose 1 sous la colonne et on place 1 en retenue dans la colonne des dizaines.

$$\begin{array}{rccccc} & 3^1 & 0^1, & 9 & 8^1 & 6 \\ + & 2 & 9, & 5 & & \\ + & & 1, & 0 & 2 & 5 \\ \hline & 6 & 1, & 5 & 1 & 1 \end{array}$$

Colonne des dizaines : 1 + 3 + 2 = 6

30,986 + 29,5 + 1,025 = **61,511**

Partie 3

Entraînement

1. Poser et calculer :

a. 55,5 + 100,5 + 4,4 =

b. 2 010 + 198 + 92 =

c. 1,05 + 1 250,01 + 368 =

d. 47 835 + 876,94 + 435,87 + 43,639 =

2. Compléter et résoudre ces opérations :

a.
4 , 2
\+ 5
______

b.
3 , 9
\+ 1 2
______

c.
1 5
\+ 9 , 9
______

d.
2 3
\+ 1 9 , 1
______

e.
1 2 , 0 2
\+ □ □ □ □ □
1 9 , 0 2

f.
3 5 6
\+ □ □ □ □ □
3 6 6 , 9

g.
1 2 , 2 0 1
\+ □ □ □ □ □
1 3 , 2 0 1

h.
2 5
\+ □ □ □ □
2 5 , 9

i.
9 8 5 6
\+ □ □ □ □ □ □ □ □
1 0 0 5 5 , 0 2 5

j.
1 2 9
\+ □ □ □ □ □ □ □ □
1 9 6 , 2 4 5

k.
1 2 9 , 2 9 0 1
\+ 1 9
\+ □ □ □ □ □ □ □ □
\+ 3 2 6 , 1 2
______
5 0 5 , 4 6 9 3

l.
0 , 0 1 5 8 9 0 5
\+ 9 9 , 5 0 2
\+ 1 2 5
\+ □ □ □ □ □ □ □ □ □ □ □
3 1 2 , 5 2 0 7 9 0 5

3. Au supermarché, vous avez acheté :

- des packs de lait pour 4,35 € ;
- des saucisses pour 7,56 € ;
- une salade pour 0,99 € ;
- des viennoiseries pour 5,85 €.

Combien avez-vous dépensé ?

4. À un péage d'autoroute, 4 727 véhicules sont passés dans la matinée et 5 122 dans l'après-midi. Quel est le nombre total de véhicules passés dans la journée ?

5. Un coureur à pied prépare sa semaine d'entraînement : lundi 15 km ; mardi 3 km de plus que la veille ; mercredi autant que les deux jours précédents réunis ; jeudi repos ; vendredi 10 km ; samedi repos ; dimanche compétition 25 km.
Quelle distance aura-t-il parcourue dans la semaine ?

6. En France il y a 425 000 km de routes communales, 345 000 km de routes départementales, 27 000 km de nationales.
Quelle est la longueur totale des routes françaises ?

7. Une canalisation d'eau mesure 15,50 m. Pour la prolonger, j'utilise d'abord un tuyau de 5,80 mètres. Encore trop court. J'utilise donc un second tuyau de 3,75 m là j'arrive au robinet.
Quelle sera alors la longueur totale du tuyau ?

8. Les pilotes d'un rallye automobile doivent parcourir cinq étapes : une première de 98 km, une seconde de 197 km, une troisième de 295 km, une quatrième de 207 km et enfin une cinquième étape de 104 km. L'un des pilotes additionne ces distances et trouve 671 km. Après un rapide calcul de tête, son copilote annonce à son collègue que son calcul est faux. Comment peut-il être si rapidement sûr de lui ?

9. Un nombre est composé de trois chiffres, dont la somme est 17. Le chiffre des centaines est le double de celui des dizaines. Si on retranche 297 au nombre cherché, on obtient ce nombre lu de droite à gauche. Quel est ce nombre ?

- ❒ **a.** 458
- ❒ **b.** 548
- ❒ **c.** 645
- ❒ **d.** 745
- ❒ **e.** 845

10. On cherche à calculer la somme 497,5 + 202,4 + 798,6. Plusieurs résultats sont proposés : 14 985 ; 149,85 ; 1 498,5 ; 131 817,15. Parmi ces résultats, quel est le bon (sans effectuer le calcul complet) ?

11. Une navette spatiale se trouve alignée entre la Lune et la Terre à 9 428 km de notre planète. La Lune est à 384 400 km de la Terre. Donnez un ordre de grandeur de la distance entre la navette et la Lune.

Partie 3

Corrigés

1. a. 55,5 + 100,5 + 4,4 = 160,4
b. 2 010 + 198 + 92 = 2 300
c. 1,05 + 1 250,01 + 368 = 1 619,06

$$\begin{array}{r} 1\,0^1\,0^1\,,5 \\ +\quad 5\,5\,,5 \\ +\quad 4\,,4 \\ \hline \mathbf{1\,6\,0\,,4} \end{array} \qquad \begin{array}{r} 2\,0^2\,1^1\,0 \\ +\quad 1\,9\,8 \\ +\quad 9\,2 \\ \hline \mathbf{2\,3\,0\,0} \end{array} \qquad \begin{array}{r} 1\,2^1\,5\,0^1\,,01 \\ +\quad 3\,6\,8 \\ +\quad 1\,,0\,5 \\ \hline \mathbf{1\,6\,1\,9\,,\,0\,6} \end{array}$$

d.
$$\begin{array}{r} 4\;7^{2}\;8^{1}\;3^{2}\;5^{2} \\ 8\;7\;6\;,\;9^{1}\;4 \\ 4\;3\;5\;,\;8\;7 \\ +\quad 4\;3\;,\;6\;3\;9 \\ \hline 4\;9\;1\;9\;1\;,\;4\;4\;9 \end{array}$$

2.

a. $\begin{array}{r} 4\;,\;2 \\ +\;5 \\ \hline 9\;,\;2 \end{array}$ b. $\begin{array}{r} 3\;,\;9 \\ +\;1\;2 \\ \hline 1\;5\;,\;9 \end{array}$ c. $\begin{array}{r} 1\;5 \\ +\;9\;,\;9 \\ \hline 2\;4\;,\;9 \end{array}$ d. $\begin{array}{r} 2\;3 \\ +\;1\;9\;,\;1 \\ \hline 4\;2\;,\;1 \end{array}$

e. $\begin{array}{r} 1\;2\;,\;0\;2 \\ +\;\boxed{0\;7\;,\;0\;0} \\ 1\;9\;,\;0\;2 \end{array}$ f. $\begin{array}{r} 3\;5\;6 \\ +\;\boxed{1\;0\;,\;9} \\ 3\;6\;6\;,\;9 \end{array}$ g. $\begin{array}{r} 1\;2\;,\;2\;0\;1 \\ +\;\boxed{1\;,\;0\;0\;0} \\ 1\;3\;,\;2\;0\;1 \end{array}$

h. $\begin{array}{r} 2\;5 \\ +\;\boxed{0\;0\;,\;9} \\ 2\;5\;,\;9 \end{array}$ i. $\begin{array}{r} 9^{1}\;8^{1}\;5^{1}\;6 \\ +\;\boxed{0\;1\;9\;9\;,\;0\;2\;5} \\ 1\;0\;0\;5\;5\;,\;0\;2\;5 \end{array}$ j. $\begin{array}{r} 1\;2^{1}\;9 \\ +\;\boxed{0\;6\;7\;,\;2\;4\;5} \\ 1\;9\;6\;,\;2\;4\;5 \end{array}$

k. $\begin{array}{r} 1\;2\;9\;,\;2\;9\;0\;1 \\ +\quad 1\;9 \\ +\;\boxed{0\;3\;1\;,\;0\;5\;9\;2} \\ +\;3\;2\;6\;,\;1\;2 \\ \hline 5\;0\;5\;,\;4\;6\;9\;3 \end{array}$ l. $\begin{array}{r} 0\;,\;0\;1^{1}\;5^{1}\;8\;9\;0\;5 \\ +\quad 9^{2}\;9\;,\;5\;0\;2 \\ +\;1^{2}\;2\;5 \\ +\;\boxed{0\;8\;8\;,\;0\;0\;2\;9\;0\;0\;0} \\ 3\;1\;2\;,\;5\;2\;0\;7\;9\;0\;5 \end{array}$

3. 4,35 + 7,56 + 0,99 + 5,85 = 18,75. J'ai dépensé 18,75 euros.

4. Le nombre total de véhicules passés dans la journée est 9 849.

5. 15 + (15 + 3) + (15 + 15 + 3) + 10 + 25 = 101 km

6. 425 000 + 345 000 + 27 000 = 797 000 km

7. 15,50 + 5,80 + 3,75 m = 25,05 m

8. On calcule avec approximation : La première étape a une longueur proche de 100 km, la seconde de 200 km, la troisième de 300 km, la quatrième de 200 km et la cinquième de 100 km. La somme des cinq étapes doit avoir une longueur proche de 100 + 200 + 300 + 200 + 100 = 900. Le copilote se trompe donc.

9. Réponse e. : 8 + 4 + 5 = 17 et dans 845, 4 (chiffre des dizaines) est bien le double de 8 (chiffre des centaines). 845 – 297 = 548.

10. Additionner les dixièmes, on obtient …,5 →1 498,5

11. 384 400 – 9 428 = 374 972 ≈ 375 000

Soustraction 3

On appelle **différence**, le résultat d'une soustraction.

1 Nombres entiers

$$\begin{array}{ccccc} & 1 & 5 & 2 & {}_{1}3 \\ - & & 6 & 2_{1} & 5 \\ \hline & & & & 8 \end{array}$$

Pour cela on place d'abord le plus grand nombre au-dessous en alignant bien les chiffres des unités, des dizaines, des centaines etc., **les uns en dessous des autres**, puis on place le signe « – » et on trace un trait comme ci-contre.

$$\begin{array}{ccccc} & 1 & 5 & {}_{1}2 & {}_{1}3 \\ - & & {}_{1}6 & 2_{1} & 5 \\ \hline & & & 9 & 8 \end{array}$$

On pose 1 523 – 625.
Puis on soustrait les chiffres des unités (colonne de droite) :

3 – 5 → impossible. Il faut ajouter une dizaine au niveau du 3 (1re retenue) et 1 au niveau du 2 (2e retenue) au niveau de la 2e ligne/colonne des dizaines.

! Attention La 1re retenue au niveau du 3 le transforme en 13 et la 2e retenue au niveau du 2 se rajoute à 2 pour donner 3 !

$$\begin{array}{ccccc} & 1 & 5 & {}_{1}2 & {}_{1}3 \\ - & & {}_{1}6 & 2_{1} & 5 \\ \hline & & 8 & 9 & 8 \end{array}$$

Colonne des unités : 13 – 5 = 8. On pose 8 en bas de la colonne des unités.

Colonne des dizaines : 2 – 3 → impossible donc on fait comme dans la 1re étape : 12 – 3 = 9. Il ne faut pas oublier de mettre une retenue au 6 de la colonne des centaines. On pose 9 en bas de la colonne des dizaines.

Deux dernières colonnes : 15 – (6 + 1) = 8. On pose 8 en bas de la colonne des centaines.

1 523 – 625 = **898**

? Conseil Pour vérifier son calcul : faire 898 + 625 pour retrouver 1 523.

2 Nombres décimaux

Le principe de la soustraction avec des décimaux est le même que le principe de la soustraction avec les nombres entiers : **il faut mettre les uns en dessous des autres les chiffres de même rang** (dizaine, unité, dixième, centième…), il faut **mettre les virgules les unes en dessous des autres**.

– On pose 1 025,21 – 816,14

$$\begin{array}{rrrrcrr} 1&0&2&5&,&2&{}_1\mathbf{1}\\ -&8&1&6&,&1_1&\mathbf{4}\\ \hline &&&&&&\mathbf{7}\end{array}$$

Puis on soustrait les chiffres des centièmes (colonne de droite) :

1 – 4 → impossible. Il faut ajouter une dizaine au niveau du 1 (1re retenue) et 1 au niveau du 1 (2e retenue) au niveau de la 2e ligne/colonne des dixièmes.

$$\begin{array}{rrrrcrr} 1&0&2&{}_15&,&\mathbf{2}&{}_11\\ -&8&1&6&,&\mathbf{1_1}&4\\ \hline &&&&,&\mathbf{0}&7\end{array}$$

Colonne des centièmes : 11 – 4 = 7

On pose 7 en bas de la colonne des centièmes.

Colonne des dixièmes : 2 – 2 = 0

$$\begin{array}{rrrrcrr} 1&0&2&{}_1\mathbf{5}&,&\mathbf{2}&{}_11\\ -&8&1_1&\mathbf{6}&,&\mathbf{1_1}&4\\ \hline &&&\mathbf{9}&,&\mathbf{0}&7\end{array}$$

On pose 0 en bas de la colonne des dixièmes.

On pose la virgule, en dessous des autres virgules.

Colonne des unités : 5 – 6 → impossible donc on fait comme dans la 1re étape : 15 – 6 = 9

$$\begin{array}{rrrrcrr} 1&0&\mathbf{2}&{}_15&,&2&{}_11\\ -&8&\mathbf{1_1}&6&,&1_1&4\\ \hline &&\mathbf{0}&\mathbf{9}&,&\mathbf{0}&7\end{array}$$

On pose 9 en bas de la colonne des unités.

Colonne des dizaines : 2 – 2 = 0

On pose 0 en bas de la colonne des dizaines.

Deux dernières colonnes : 10 – 8 = 2

$$\begin{array}{rrrrcrr} \mathbf{1}&\mathbf{0}&2&{}_15&,&2&{}_11\\ -&\mathbf{8}&1_1&6&,&1_1&4\\ \hline &\mathbf{2}&\mathbf{0}&\mathbf{9}&,&\mathbf{0}&7\end{array}$$

On pose 2 en bas de la colonne des centaines.

1 025,21 – 816,14 = **209,07**

Conseil Pour vérifier son calcul : faire 209,07 + 816,14 pour retrouver 1 025,21.

3 Suite d'additions et de soustractions

Cela concerne des nombres entiers ou décimaux ou les deux. Ce genre de calculs se voit souvent dans les problèmes.

Conseil Faire la somme de tout ce qui s'ajoute et la somme de tout ce qui s'enlève. Puis faire la soustraction des deux résultats précédents.

Entraînement

1. Poser et calculer :

a. 155,10 – 100,5 - 4,4 =

b. 2 010 – 198 – 92 =

c. 1,05 + 1 250,01 – 368,943 + 21,25 – 10,250 =

2. Compléter et résoudre ces opérations

a. $\begin{array}{r} \square\ 9\ 0 \\ -\ 3\ \square\ \square \\ \hline 6\ 4\ 3 \end{array}$

b. $\begin{array}{r} 6\ \square\ 8 \\ -\ \square\ 2\ 4 \\ \hline 5\ 0\ \square \end{array}$

c. $\begin{array}{r} 4\ 0\ 2 \\ -\ \square\ \square\ \square \\ \hline 2\ 7\ 6 \end{array}$

d. $\begin{array}{r} 3\ 9\ \square \\ -\ \square\ 2\ 5 \\ \hline 2\ \square\ 8 \end{array}$

e. $\begin{array}{r} 5\ \square\ \square \\ -\ 3\ 2\ 5 \\ \hline \square\ 0\ 7 \end{array}$

f. $\begin{array}{r} 1\ 2\ 3 \\ -\ \square\ \square \\ -\ 2\ 1 \\ \hline \square\ 2\ 0 \end{array}$

g. $\begin{array}{r} 9\ 9\ 0\ 9 \\ -\ \square\ \square\ \square \\ -\ 1\ 5\ 0\ 6 \\ \hline \square\ 2\ 0\ 5 \end{array}$

h. $\begin{array}{r} 2\ 3\ 5\ 4 \\ -\ 2\ 0\ 9 \\ -\ \square\ \square\ \square\ \square \\ \hline 1\ 9\ 4\ 7 \end{array}$

3. Pour une rencontre de football, on a vendu 1 742 billets le mardi, 2 948 le jeudi et 3 529 le samedi. Le stade disposant de 10 000 places, combien y aura-t-il de places inoccupées lors de la rencontre ?

4. a. À un péage d'autoroute, 4 727 véhicules sont passés dans la matinée et 5 122 dans l'après-midi. Quel est le nombre total de véhicules passés dans la journée ?

b. Sur ce nombre, 1 359 véhicules étaient des poids lourds. Combien y avait-il de voitures de tourisme ?

5. J'ai 4,85 €. Je dépense 1,54 €, puis 1,08 € et 0,92 €. Combien me reste-t-il ?

6. Aux championnats du monde de bowling, le joueur japonais est en tête avec un super total de 13 290 points. Il ne reste plus qu'un seul candidat qui doit jouer sa dernière partie. Ce joueur a déjà 9 645 points. Combien de points doit-il marquer pour battre le joueur japonais ?

7. Les deux plus longs fleuves d'Europe sont la Volga et le Danube. La Volga a une longueur de 3 690 km ; c'est 860 km de plus que le Danube.
Quelle est la longueur du Danube ?

8. Le roi Louis XIV a vécu de 1635 à 1715. Combien d'années a-t-il vécues ?

9. Pour le dernier match, 2 742 billets ont été vendus. Le dernier billet vendu porte le n° 7855. Quel numéro porte le premier billet vendu ?

10. Un autobus part avec des passagers, au 1er arrêt il en descend 6 et 12 montent ; au 2e arrêt il en monte 3 ; au 3e arrêt il en monte 18, 21 descendent. Juste avant le 4e arrêt il y avait 25 passagers. Quel était le nombre de passagers avant le 1er arrêt ?

11. Étienne mesure 0,11 m de moins que Marie, qui mesure 0,27 m de moins que Jérôme. Jérôme mesure 1,53 m. Quelle est la taille de Marie et d'Étienne ?

12. Un camion transportait un chargement de 1 490,5 kg. Au premier virage, il perd 555,25 kg. Quelle est la nouvelle masse du chargement ?

13. Donner un ordre de grandeur pour chaque terme ci-dessous, puis en déduire un ordre de grandeur de leur somme.

a. 10,397 – 4,759

b. 49,0214 – 0,003 9

c. 152,236 – 8,201 2 – 9,89

d. 1 526,012 – 425,512 6 – 99,621 5

Corrigés

1. 155,10 – 100,5 – 4,4 = 50,20

2 010 – 198 – 92 = 1 720

$$\begin{array}{r} 100,5 \\ +\quad 4,4 \\ \hline 104,9 \end{array} \qquad \begin{array}{r} 155,{}^{1}10 \\ -\ 104_{1},90 \\ \hline \mathbf{50,20} \end{array} \qquad \begin{array}{r} 1^{1}9^{1}8 \\ +\quad 92 \\ \hline 290 \end{array} \qquad \begin{array}{r} 20{}^{1}10 \\ -\ 2_{1}90 \\ \hline \mathbf{1720} \end{array}$$

1,05 + 1 250,01 – 368,943 + 21,25 – 10,250 = 893,117

$$\begin{array}{r} 1250,0^{1}1 \\ +\quad 1,05 \\ +\quad 21,25 \\ \hline 1272,31 \end{array} \qquad \begin{array}{r} 368^{1},943 \\ -\quad 10,250 \\ \hline 379,193 \end{array} \qquad \begin{array}{r} 12{}^{1}7{}^{1}2,3{}^{1}1{}^{1}0 \\ -\ 3_{1}7_{1}9,1_{1}9_{1}3 \\ \hline \mathbf{893,117} \end{array}$$

2.

$$\text{a. } \begin{array}{r} \boxed{9}\,9_{1}\,0 \\ -\ 3\,\boxed{4_{1}}\,\boxed{7} \\ \hline 6\,4\,3 \end{array} \qquad \text{b. } \begin{array}{r} 6\,\boxed{2}\,8 \\ -\ \boxed{1}\,2\,4 \\ \hline 5\,0\,\boxed{4} \end{array} \qquad \text{c. } \begin{array}{r} 4\,0\,2 \\ -\ \boxed{1_{1}}\,\boxed{2_{1}}\,6 \\ \hline 2\,7\,6 \end{array} \qquad \text{d. } \begin{array}{r} 3\,9\,\boxed{{}_{1}3} \\ -\ \boxed{1}\,2_{1}\,5 \\ \hline 2\,\boxed{6}\,8 \end{array} \qquad \text{e. } \begin{array}{r} 5\,\boxed{3}\,\boxed{{}_{1}2} \\ -\ 3\,2_{1}\,5 \\ \hline \boxed{2}\,0\,7 \end{array}$$

$$\text{f. } \begin{array}{r} 1\,2\,3 \\ -\ \boxed{8}\,\boxed{2} \\ -\ 2\,1 \\ \hline \boxed{0}\,2\,0 \end{array} \qquad \text{g. } \begin{array}{r} 9\,9\,0\,9 \\ -\ \boxed{1}\,\boxed{9}\,\boxed{8} \\ -\ 1\,5_{1}\,0_{1}\,6 \\ \hline \boxed{8}\,2\,0\,5 \end{array} \qquad \text{h. } \begin{array}{r} 2\,3_{1}\,5_{2}\,4 \\ -\ 2\,0_{2}\,9 \\ -\ \boxed{0}\,\boxed{1_{1}}\,\boxed{9}\,\boxed{8} \\ \hline 1\,9\,4\,7 \end{array}$$

3. Total des billets vendus : 1 742 + 2 948 + 3 529 = 8 219

Lors de la rencontre, il y aura 10 000 – 8 219 = 1 781 places inoccupées.

4. 4 727 + 5 122 = 9 849

Le nombre total de véhicules passés dans la journée est 9 849.

Sur ce nombre, 1 359 véhicules étaient des poids lourds. Combien y avait-il de voitures de tourisme ?

9 849 – 1 359 = 8 490 ; il y avait 8 490 voitures de tourisme.

```
  4 7 2 7       9 8 14 9
+ 5 1 2 2     – 1 31 5 9
---------     ----------
  9 8 4 9       8 4 9 0
```

5. Il reste 1,31 €.

```
  1 , 5 4
  1 , 0 8       4 , 8 5
+ 0 , 9 2     – 3 , 5 4
---------     ---------
  3 , 5 4       1 , 3 1
```

6. 13 290 – 9 645 = 3 645. Pour être à égalité et il bat le japonais à partir de 3 646.

```
  1 3 12 9 10
–   91 6 41 5
-------------
    3 6 4 5
```

7. 3 690 – 860 = 2 830 km

```
  3 6 9 0
–   8 6 0
---------
  2 8 3 0
```

8. 1 715 – 1 635 = 80 ans.

```
  1 7 11 5
– 1 61 3 5
----------
      8 0
```

9. Si vous faites la soustraction vous avez la totalité des ventes, vous rajoutez 1 pour avoir le premier vendu : 7 855 – 2 742 + 1 = 5 114.

```
  7 8 5 5
– 2 7 4 2
---------
  5 1 1 3
```

10. On part du dernier nombre de passagers et on remonte en inversant les opérations :

25 + 21 – 18 – 3 – 12 + 6 = 19.

11. Étienne = Marie – 0,11 ; Marie = Jérôme – 0,27 ; Marie = 1,53 – 0,27 = 1,26 m ; Étienne = 1,26 – 0,11 = 1, 15 m.

12. 1 490,5 – 555,25 = 935,25 kg.

13. **a.** 10 – 5 = 5

b. 49 – 0 = 49

c. 152 – 8 – 10 = 134

d. 1 526 – 426 – 100 = 1 000

Partie 3

4 Multiplication

On appelle **produit**, le résultat d'une multiplication.

1 Multiplier deux nombres entiers

$$\begin{array}{cccc} & 4 & 5 & \mathbf{2} \\ \times & & 3 & \mathbf{2} \\ \hline & & & \mathbf{4} \end{array}$$

On place le nombre qui a le plus de chiffres (452) en haut.

$$\begin{array}{cccc} & 4^{1} & \mathbf{5} & 2 \\ \times & & 3 & \mathbf{2} \\ \hline & & \mathbf{0} & 4 \end{array}$$

On commence par multiplier le chiffre des unités avec TOUS les chiffres du nombre d'en haut en commençant par les unités.

$$\begin{array}{ccccl} & \mathbf{4^{1}} & 5 & 2 & \\ \times & & 3 & \mathbf{2} & \\ \hline & \mathbf{9} & 0 & 4 & \leftarrow 2 \times 452 \end{array}$$

$$\begin{array}{cccc} & 4 & 5 & 2 \\ \times & & \mathbf{3} & 2 \\ \hline & 9 & 0 & 4 \\ & & 6 & 0 \end{array}$$

Si on doit multiplier le chiffre des dizaines, on écrit un 0 de décalage.

$$\begin{array}{cccc} & 4^{1} & \mathbf{5} & 2 \\ \times & & \mathbf{3} & 2 \\ \hline & 9 & 0 & 4 \\ & \mathbf{5} & 6 & 0 \end{array}$$

$$\begin{array}{ccccccl} & & & 4^{1} & 5 & 2 & \\ & & \times & & 3 & \mathbf{2} & \\ \hline & & & 9 & 0 & 4 & \\ \mathbf{+} & \mathbf{1} & \mathbf{3} & 5 & 6 & 0 & \leftarrow 3 \times 452 \\ \hline & \mathbf{1} & \mathbf{4} & \mathbf{4} & \mathbf{6} & \mathbf{4} & \leftarrow 904 + 13\,560 \end{array}$$

On additionne les deux lignes.

452 × 32 = **14464**

2 Multiplier un nombre entier et un nombre décimal

$0{,}73 \times 23 =$

On ne se préoccupe pas de la virgule. On fait toutes les étapes de la multiplication comme ci-dessus : on place le nombre qui a le plus de chiffres (0,73) en haut. On commence par multiplier le chiffre des unités avec TOUS les chiffres du nombre d'en haut en commençant par les unités etc.

2 chiffres après la virgule →		0^{21},		7	3
		×		2	3
3 × 73 →		2		1	9
2 × 73 →	+ 1	4		6	0
219 + 1 460 →	1	6		7	9
2 chiffres après la virgule →	1	6	,	7	9

On additionne les deux lignes.

On compte le nombre de chiffres après la virgule : 2

On reporte la virgule au résultat de façon à avoir le même nombre de chiffres après la virgule que dans le nombre décimal de départ.

$0{,}73 \times 23 = 16{,}79$

3 Multiplier deux nombres décimaux

$21{,}025 \times 2{,}3 =$

On ne se préoccupe pas de la virgule. On fait toutes les étapes de la multiplication : on place le nombre qui a le plus de chiffres (21,025) en haut. On commence par multiplier le chiffre des unités avec TOUS les chiffres du nombre d'en haut en commençant par les unités etc.

Je compte le nombre de chiffres après la virgule dans la 1re ligne : **3**

Je compte le nombre de chiffres après la virgule dans la 2e ligne : **1**

On additionne les deux lignes.

3 chiffres après la virgule →		2	1	,	0	2^{11}	5
1 chiffre après la virgule →					2	,	3
3 × 21 025 →			6	3	0	7	5
2 × 21 025 →		4	2	0	5	0	0
63 075 + 420 500 →		4	8	3	5	7	5
3 + 1 = 4 chiffres après la virgule →	4	8	,	3	5	7	5

Je reporte la virgule au résultat de façon à avoir le même nombre de chiffres après la virgule que dans les nombres décimaux de départ.

4 Multiplier un nombre naturel par 10 ; 100 ou 1 000

Il n'est pas nécessaire de poser ces opérations, il suffit de rajouter autant de zéro à la fin du nombre que les zéros contenus par le multiplicateur. S'il y a une virgule, on la décale d'autant de rangs vers la droite que de zéro dans le multiplicateur.

Exemples

1) 39 × **10** = 390

2) 256 × **100** = 25 600

3) 12 × **1 000** = 12 000

4) 2,5 × **10** = 25

5) 32,256 × **100** = 3 225,6

6) 0,0025 × **1 000** = 2,5

5 Multiplier un nombre naturel par 0,1 ; 0,01 ou 0,001

Il n'est pas nécessaire de poser ces opérations.

Attention Il faut savoir que : 0,1 = 1/10 ; 0,01 = 1/100 et 0,001 = 1/1 000.

Cela revient à diviser respectivement par 10, 100 ou 1 000. Il faut toutefois garder cette écriture « 38 × 0,1 = 38/10 = 3,8 » pour montrer la logique du calcul !

Exemples

1) 38 × **0,1** = 38/**10** = 3,8

2) 423 × **0,01** = 423/**100** = 4,23

3) 3 × **0,001** = 3/**1 000** = 0,003

4) 3,5 × **0,1** = 3,5/**10** = 0,35

5) 4,23 × **0,01** = 4,23/**100** = 0,0423

6) 35,25 × **0,001** = 35,25/**1 000** = 0,03525

Remarque

Si vous avez une suite de multiplications (plus de 2), on ne peut pas multiplier tout d'un coup comme on pourrait le faire avec des additions ou des soustractions. **Il faut faire une multiplication à la fois**.

Exemple : 25 × 10 × 0,345 × 137 = ?

On doit faire trois opérations pour avoir le résultat.

25 × 10 = 250 ; 0,345 × 137 = 47,265 et 250 × 47,265 = 11 816,25

Il n'y a pas d'ordre dans le choix des opérations. On aurait pu faire :

25 × 137 = 3 425 ; 0,345 × 10 = 3,45 et 3 425 × 3,45 = 11 816,25

Ou : 25 × 0,345 = 8,625 ; 137 × 10 = 1 370 et 8,625 × 1 370 = 11 816,25

Entraînement

1. Poser et calculer :

a. 316 × 123 =

b. 708,23 × 121 =

c. 62,02 × 2,1123 =

2. On a posé ces quatre multiplications en colonne. Compléter les trous et résoudre les opérations.

a.
$$\begin{array}{r} \square\,5 \\ \times\ 1\,\square \\ \hline 7\,0 \\ +\ 3\,5 \\ \hline \square\,\square\,0 \end{array}$$

b.
$$\begin{array}{r} 7\,\square \\ \times\ \square\,5 \\ \hline 3\,8\,0 \\ +\ 1\,5\,2 \\ \hline 1\,\square\,\square\,0 \end{array}$$

c.
$$\begin{array}{r} \square\,8 \\ \times\ 4\,\square \\ \hline 1\,6\,8 \\ +\ \square\,\square\,2 \\ \hline 1\,2\,\square\,\square \end{array}$$

d.
$$\begin{array}{r} 1\,\square \\ \times\ \square\,9 \\ \hline 9\,9 \\ +\ \square\,9 \\ \hline 1\,0\,\square\,9 \end{array}$$

3. Monsieur Ernest achète une encyclopédie en 12 volumes. Chaque volume contient 650 pages, pèse 1,2 kg et coûte 20 €.

a. Combien va-t-il dépenser ?

b. Combien pèse l'encyclopédie complète ?

4. Un boxeur pèse 97,3 kg à 4 mois d'un combat. Il fait un régime qui lui permet de perdre 3 kg par mois jusqu'au jour du combat.
Quel poids va-t-il perdre pendant son régime ?

5. L'entraîneur d'une équipe de football doit acheter dans un magasin de sport des équipements pour ses 16 joueurs. Chaque équipement est composé d'un maillot à 27 €, d'un short à 15 € et d'une paire de bas à 6 €.

a. Quel est le prix d'un équipement complet ?

b. Quelle somme faut-il dépenser pour acheter des équipements pour l'ensemble de l'équipe ?

6. 100 g de pain de seigle contiennent 7 g de protides, 1 g de lipides, 54 g de glucides. 1 g de protides apporte 4 kcal ; 1 g de lipides apporte 9 kcal et 1 g de glucides apporte 4 kcal.
Calculer le nombre de kilocalories apportées par 100 g de pain de seigle.

7. Un suppositoire contient 71,1 mg de bismuth. La boîte contient 8 suppositoires. Calculer la quantité totale de bismuth dans une boîte.

8. Vos soins d'hygiène du jour sont à assurer auprès de 12 patients.
Vous devez préparer votre chariot de soins : il faut pour chaque patient 5 compresses et 3 paires de gants. Calculer la totalité des fournitures pour ces patients.

9. Une manufacture emploie 108 manœuvres payés 1 075 € par mois. Quelle somme le patron doit-il débourser à la fin de chaque mois pour payer ses ouvriers ?

10. Recopier en plaçant correctement la virgule dans le produit (et en ajoutant éventuellement un ou plusieurs zéros).

a. 12,8 × 5,3 = 6 784
b. 28,7 × 1,04 = 29 848
c. 0,15 × 6,3 = 945
d. 0,008 × 543,9 = 43 512
e. 0,235 × 0,132 = 3 102

11. Dans une camionnette pouvant porter 2 tonnes, on pose 54 colis de 36,8 kg chacun. A-t-on dépassé la charge autorisée ?

12. Calculer mentalement :

a. 4,537 × 100
b. 89,7 × 1 000
c. 0,043 × 10
d. 0,28 × 1 000
e. 39 × 0,01
f. 0,48 × 0,1
g. 354 × 0,0001
h. 1 526 × 0,001

13. Pendant 12 heures, 50 lampes de 100 watts restent allumées. À 0,50 € du kilowatt/heure, combien cela coûte-t-il ?

CORRIGÉS

1. a. 316 × 123 = 38 868
b. 708,23 × 121 = 85 695,83
c. 62,02 × 2,1123 = 131,004846

$$\begin{array}{r} 3\ 1^{11}\ 6 \\ \times\ 1\ 2\ 3 \\ \hline 9\ 4\ 8 \\ 6^{1}3\ 2\ 0 \\ +\ 3\ 1\ 6\ 0\ 0 \\ \hline \mathbf{3\ 8\ 8\ 6\ 8} \end{array} \qquad \begin{array}{r} 7\ 0^{1}\ 8\ ,\ 2\ 3 \\ \times\ 1\ 2\ 1 \\ \hline 7\ 0^{1}8\ 2\ 3 \\ 1\ 4^{1}\ 1\ 6\ 4\ 6\ 0 \\ +\ 7\ 0\ 8\ 2\ 3\ 0\ 0 \\ \hline \mathbf{8\ 5\ 6\ 9\ 5{,}8\ 3} \end{array} \qquad \begin{array}{r} 2{,}1\ 1\ 2\ 3 \\ 6\ 2{,}0\ 2 \\ \hline 4^{1}2\ 2\ 4\ 6 \\ 0^{1}0\ 0\ 0\ 0\ 0 \\ 4^{1}2\ 2\ 4\ 6\ 0\ 0 \\ +\ 1\ 2^{1}6\ 7\ 3\ 8\ 0\ 0\ 0 \\ \hline \mathbf{1\ 3\ 1{,}0\ 0\ 4\ 8\ 4\ 6} \end{array}$$

2.

$$\textbf{a.}\ \begin{array}{r} \boxed{3^{1}}\ 5 \\ \times\ 1\ \boxed{2} \\ \hline 7\ 0 \\ +\ 3^{1}\ 5\ \ \\ \hline \boxed{4}\ \boxed{2}\ 0 \end{array} \qquad \textbf{b.}\ \begin{array}{r} 7^{31}\ \boxed{6} \\ \times\ \boxed{2}\ 5 \\ \hline 3^{1}\ 8\ 0 \\ +\ 1\ 5\ 2\ \ \\ \hline 1\ \boxed{9}\ \boxed{0}\ 0 \end{array} \qquad \textbf{c.}\ \begin{array}{r} \boxed{2^{43}}\ 8 \\ \times\ 4\ \boxed{6} \\ \hline 1\ 6\ 8 \\ +\ \boxed{1}\ \boxed{1}\ 2\ \ \\ \hline 1\ 2\ \boxed{8}\ \boxed{8} \end{array} \qquad \textbf{d.}\ \begin{array}{r} 1\ \boxed{1} \\ \times\ \boxed{9}\ 9 \\ \hline 9\ 9 \\ +\ \boxed{9^{1}}\ 9\ \ \\ \hline 1\ 0\ \boxed{8}\ 9 \end{array}$$

3. a. 12 × 20 = 240. Il va dépenser 240 €.

b. 12 × 1,2 = 14,4. L'encyclopédie complète pèse 14,4 kg.

$$\begin{array}{r} 2\ 0 \\ \times\ \ 1\ 2 \\ \hline 4\ 0 \\ +\ 2\ 0\ 0 \\ \hline \mathbf{2\ 4\ 0} \end{array} \qquad \begin{array}{r} 1\ 2 \\ \times\ \ 1,2 \\ \hline 2\ 4 \\ +\ 1\ 2\ 0 \\ \hline \mathbf{1\ 4,4} \end{array}$$

4. 3 × 4 = 12. Pendant son régime, il va perdre 12 kg.

5. a. 27 + 15 + 6 = 48. Le prix d'un équipement complet est de 48 €.

b. 16 × 48 = 768. Il faut dépenser 768 € pour acheter des équipements pour l'ensemble de l'équipe.

$$\begin{array}{r} 2^{1}\ 7 \\ 1\ \ 5 \\ +\quad\ \ 6 \\ \hline \mathbf{4\ 8} \end{array} \qquad \begin{array}{r} 4^{4}\ 8 \\ \times\ \ 1\ 6 \\ \hline 2^{1}8\ 8 \\ +\ 4\ 8\ 0 \\ \hline \mathbf{7\ 6\ 8} \end{array}$$

6. Protides : 7 × 4 = 28 kcal ; Lipides : 1 × 9 = 9 kcal ; Glucides : 54 × 4 = 216 kcal.
Total : 28 + 9 + 216 = **253 kcal**

$$\begin{array}{r} 2\ 1^{2}7 \\ 9 \\ +\quad 2\ 8 \\ \hline \mathbf{2\ 5\ 3} \end{array}$$

7. 71,1 × 8 = 568,8 mg

8. Nombre de compresses : 5 × 12 = 60 ; Nombre de paires de gants : 12 × 3 = 36.

9. 1 075 × 108 = 116 100 €

$$\begin{array}{r} 1\ 0^{6}\ 7^{4}\ 5 \\ \times\quad 1\ 0\ 8 \\ \hline 8^{1}\ 6\ 0\ 0 \\ 0\ 0\ 0\ 0\ 0 \\ +\ 1\ 0\ 7\ 5\ 0\ 0 \\ \hline \mathbf{1\ 1\ 6\ 1\ 0\ 0} \end{array}$$

10. a. 12,8 × 5,3 = 67,84
b. 28,7 × 1,04 = 29,848
c. 0,15 × 6,3 = 0,945
d. 0,008 × 543,9 = 4,3512
e. 0,235 × 0,132 = 0,03102

11. Non : $54 \times 36{,}8 = 1\ 987{,}2$

12. **a.** $4{,}537 \times 100 = 453{,}7$

b. $89{,}7 \times 1\ 000 = 89\ 700$

c. $0{,}043 \times 10 = 0{,}43$

d. $0{,}28 \times 1\ 000 = 280$

e. $39 \times 0{,}01 = 39/100 = 0{,}39$

f. $0{,}48 \times 0{,}1 = 0{,}48/10 = 0{,}048$

g. $354 \times 0{,}0001 = 354/10\ 000 = 0{,}0354$

h. $1\ 526 \times 0{,}001 = 1\ 526/1\ 000 = 1{,}526$

13. $12 \times 50 \times 100 = 60\ 000$ watts = 60 kilowatts ; $60 \times 0{,}50 = 30$ €.

Division

5

On appelle **quotient**, le résultat d'une division.
Quand on divise 235 par 22 : 235 est le **dividende** et 22 est le **diviseur**.

1 Diviser deux nombres entiers (quotient entier)

On pose : 1 024 ÷ 4 =

Étape 1 : Division de 10 par 4 et calcul du reste (**quotient 2 reste 2**)

```
    1 0 2 4 | 4
 -    8     |---
 --------   | 2
      2     |
```

Étape 2 : On descend 2. Division de 22 par 4 avec calcul du reste (**quotient 5 reste 2**)

```
    1 0 2 4 | 4
 -    8 ↓   |----
 --------   | 2 5
      2 2   |
   -  2 0   |
   -------  |
        2   |
```

Étape 3 : On descend 4. Division de 24 par 4 et calcul du reste (**quotient 6, reste 0**)

```
    1 0 2 4 | 4
 -    8 ↓   |------
 --------  ↓| 2 5 6
      2 2  ↓|
   -  2 0  ↓|
   -------  |
        2 4 |
     -  2 4 |
     -------|
          0 |
```

Conclusion : Dans la division de 1 024 par 4, le **quotient est 256** et le reste 0.

2 Diviser deux nombres entiers (quotient décimal)

On pose : 327 ÷ 5 =

Étape 1 : Division de 32 par 5 et calcul du reste (**quotient 6 reste 2**).

```
    3 2 7 | 5
 -  3 0   |---
 -------  | 6
      2   |
```

Étape 2 : On descend 7. Division de 27 par 5 avec calcul du reste (**quotient 5 reste 2**).

Partie 3

```
   3 2 7 | 5
 - 3 0 ↓ |-----
 ------- | 6 5
     2 7 |
   - 2 5 |
   ----- |
       2 |
```

Étape 3 : Tous les chiffres on été descendus, **on descend un zéro, on met une virgule au niveau du quotient**. Division de 20 par 5 et calcul du reste (**quotient 4, reste 0**).

```
   3 2 7     | 5
 - 3 0 ↓     |--------
 -------   | | 6 5, 4
     2 7   ↓ |
   - 2 5     |
   --------- |
       2 0   |
     - 2 0   |
     ------- |
         0   |
```

Conclusion : Dans la division de 327 par 5, le **quotient est 65,4** et le reste 0.

3 Diviser un nombre décimal par un nombre entier

On pose : 45,75 ÷ 25 =

Étape 1 : Division de 45 par 25 et calcul du reste (**quotient 1 reste 20**).

```
   4 5, 7 5 | 2 5
 - 2 5      |-----
 ---------- | 1
   2 0      |
```

Étape 2 : On descend 7 **qui est derrière la virgule, on met une virgule au niveau du quotient**. Division de 207 par 25 avec calcul du reste (**quotient 8 reste 7**).

```
   4 5, 7 5 | 2 5
 - 2 5 ↓    |-----
 ---------- | 1, 8
   2 0 7    |
 - 2 0 0    |
 ---------- |
       7    |
```

Étape 3 : On descend 5. Division de 75 par 25 et calcul du reste (**quotient 3, reste 0**).

```
   4 5, 7 5 | 2 5
 - 2 5 ↓  | |--------
 -------- | | 1, 8 3
   2 0 7  ↓ |
 - 2 0 0    |
 ---------- |
       7 5  |
     - 7 5  |
     ------ |
         0  |
```

Conclusion : Dans la division de 45,75 par 25, le **quotient est 1,83** et le reste 0.

4 Diviser un nombre entier par un nombre décimal

On pose : 8,31 ÷ 1,5 =

Étape 0 : je ne peux pas diviser avec un nombre décimal, il faut le transformer en nombre entier.

Dans 1,5 il y a 1 chiffre après la virgule, je dois le multiplier par 10 : 1,5 × 10 = 15.

Mais attention je dois aussi multiplier le dividende par 10 ! 8,31 × 10 = 83,1.

Maintenant je peux faire la division : 83,1 ÷ 15 =

Étape 1 : division de 83 par 15 et calcul du reste (**quotient 5 reste 8**).

```
   8 3, 1 | 1 5
 - 7 5    |-----
 -----    | 5
     8    |
```

Étape 2 : On descend 1 **qui est derrière la virgule, on met une virgule au niveau du quotient**. Division de 81 par 15 avec calcul du reste (**quotient 5 reste 6**).

```
   8 3, 1 | 1 5
 - 7 5 ↓  |------
 -----    | 5, 5
     8 1  |
   - 7 5  |
   -------
       6  |
```

Étape 3 : On ne veut pas de reste, alors on descend 0 (Bien entendu, on a déjà mis la virgule au niveau du quotient !). Division de 60 par 15 et calcul du reste (**quotient 4, reste 0**).

```
   8 3, 1     | 1 5
 - 7 5 ↓      |--------
 -----     |  | 5, 5 4
     8 1   ↓  |
   - 7 5      |
   -----------
       6 0    |
     - 6 0    |
     ---------
         0    |
```

Conclusion : dans la division de 8,31 par 1,5, le **quotient est 5,54** et le reste 0.

Conseil Pour vérifier son calcul : faire 5,54 × 15 pour retrouver 83,1

5 Diviser un nombre naturel par 10 ; 100 ou 1 000

On enlève autant de zéro à la fin du nombre que les zéro contenus par le diviseur. S'il y a une virgule, on la décale d'autant de rangs vers la gauche que de zéro dans le diviseur.

Exemples

1) 43 / **10** = 4,**3**
2) 129 / **100** = 1,**29**
3) 17 / **1 000** = 0,**017**
4) 3,8 / **10** = 0,**38**
5) 3 200 / **100** = 32

6 Diviser un nombre naturel par 0,1 ; 0,01 ou 0,001

Attention Il faut savoir que : 0,1 = 1/10 ; 0,01 = 1/100 et 0,001 = 1/1 000.

Cela revient à multiplier respectivement par 10 ; 100 ou 1 000.

Exemples

1) 27/**0,1** = 27 × **10** = 270
2) 136/**0,01** = 136 × **100** = 13 600
3) 8/**0,001** = 8 × **1 000** = 8 000

Entraînement

1. Poser et calculer :

a. 3 160 ÷ 40 =

b. 3,68 ÷ 16 =

c. 82,29 ÷ 2,11 =

d. 58 ÷ 16 =

2. Une brasserie fabriquant de la bière produit 250 bouteilles par heure. Ces bouteilles sont rangées dans des casiers de 12 bouteilles.

a. En une heure, combien de casiers remplit-on complètement ?

b. Combien reste-t-il de bouteilles ?

3. La consommation en lait d'un groupe de crèches est de 52 bouteilles de lait par jour. Celles-ci sont expédiées par cartons de 8 bouteilles.

a. Combien faut-il commander de cartons par jour pour satisfaire la consommation du groupe de crèches ?

b. Le lait étant de type longue conservation et les commandes de plusieurs jours pouvant être groupées, combien de cartons doit-on commander pour satisfaire la consommation en lait du groupe de crèches durant une période de 14 jours ?

4. Une usine fabrique 302 automobiles par jour. Elles sont ensuite installées sur des camions qui peuvent transporter jusqu'à 7 voitures. Combien de camions chargés à bloc peuvent partir chaque jour ?

5. Dans un cinéma il y a 360 fauteuils. Un rang comporte 18 fauteuils. Combien y a-t-il de rang dans le cinéma ?

6. Un ouvrier perçoit un salaire de 1 115,40 € pour un mois de 169 heures. Quel est son salaire horaire ?

7. Un supermarché achète 45 cagettes de pommes pesant chacune 8 kg. On doit jeter 24 kg de pommes avariées. Combien de sacs de 2 kg pourra-t-on vendre ?

8. Marc veut ranger sa collection de 796 timbres dans un album qui peut contenir 14 timbres par page. Combien lui faut-il de pages ?

9. Résoudre : 1 – [(2 + 38)/(9 + 1)] =

10. Calculer mentalement :

a. 4 338/10 =

b. 1 297/1 000 =

c. 0,87/100 =

d. 12,3/10 =

e. 3,8/0,001 =

f. 0,04/0,1 =

g. 354/0,01 =

h. 12,5/0,0001 =

11. La SNCF doit transporter 9 750 passagers pour les départs en vacances. Combien doit-elle prévoir de wagons de 120 places ?

12. Calculer $\frac{0,0725}{0,01} \times 0,001$ sans calculatrice.

Partie 3

13. La Polynésie française regroupe 140 îles du Pacifique pour une superficie totale de 4 200 km^2. Quelle est la superficie moyenne d'une île ?

14. Une commune a payé 11 730 € pour envoyer 46 enfants et 5 adultes en classe de mer. À combien revient le séjour par personne ?

15. Dans un service médical d'une clinique, vous devez faire l'achat de blouses à usage unique. Il vous en faut 501 pour un mois. Le fournisseur spécifie que ces blouses sont conditionnées au nombre de 40 par lot. Combien de lots devez-vous acheter ?

16. Une ligne électrique a une longueur de 10 000 m. Il y a 125 m entre chaque pylône consécutif. Le premier de ces pylônes est placé à l'une des extrémités de cette ligne. Combien y a-t-il de pylônes ?

17. À la suite d'un prélèvement sanguin, on analyse 400 mm^3 de sang. Le nombre de monocytes est de 340 000, le nombre de lymphocytes est de 1 484 000. Donner ces résultats en nombre par mm^3.

18. Un jeune adolescent asthmatique prévoit de partir en vacances, 40 jours, à l'étranger. Il veut savoir combien de flacon d'inhalateur doit-il emmener sachant que :
- un flacon peut délivrer 200 doses ;
- il peut inhaler maximum 8 bouffées par jour.

Corrigés

1. a. 3 160 ÷ 40 = 316 ÷ 4 = 79

b. 3,68 ÷ 16 = 0,23

c. 82,29 ÷ 2,11 = 8 229 ÷ 211 = 39

d. 58 ÷ 16 = 3,625

```
 3 1 6 | 4          3,6 8 | 1 6           8 2 2 9 | 2 1 1       5 8          | 1 6
- 2 8↓ | 7 9       - 0 ↓  | 0 , 2 3     - 6 3 3↓ | 3 9        - 4 8↓        | 3 , 6 2 5
   3 6              3 6                  1 8 9 9               1 0 0
 - 3 6            - 3 2                  1 8 9 9             -   9 6
     0                4 8                      0                   4 0
                        0                                        - 3 2
                                                                     8 0
                                                                   - 8 0
                                                                       0
```

2. 250 ÷ 12 = 20 casiers reste 10 bouteilles.

a. En une heure, on remplit 20 casiers complètement.

b. Il reste 10 bouteilles.

3. **a.** $52 \div 8 = 6{,}5$. Il faut commander $6 + 1 = 7$ cartons pour satisfaire le groupe de crèches.

b. Nombre de bouteilles pour 14 jours : $52 \times 14 = 728$.

Nombre de cartons : $728 \div 8 = 91$. Il faut commander 91 cartons.

4. $302 \div 7 = 43$ camions reste 1 voiture. Chaque jour peuvent sortir 43 camions chargés à bloc.

5. $360 \div 18 = 20$. Il y a 20 rangs dans le cinéma.

6. 1 115,40/169 = 6,60 €

7. $45 \times 8 = 360$ kg ; $360 - 24 = 336$ kg ; $336/2 = 168$ sacs

8. 796/14 = 56 reste 12. 57 pages.

9. $1 - [(2 + 38)/(9 + 1)] = 1 - (40/10) = 1 - 4 = -3$

10. Calculer mentalement :

a. 4 338/10 = 433,8

b. 1 297/1 000 = 1,297

c. 0,87/100 = 0,0087

d. 12,3/10 = 1,23

e. $3{,}8/0{,}001 = 3{,}8 \times 1\,000 = 3\,800$

f. $0{,}04/0{,}1 = 0{,}04 \times 10 = 0{,}4$

g. $354/0{,}01 = 354 \times 100 = 35\,400$

h. $12{,}5/0{,}0001 = 12{,}5 \times 10\,000 = 125\,000$

11. 9 750/120 = 81 reste 30. 82 wagons.

12. $\dfrac{0{,}0725}{0{,}01} \times 0{,}001 = \dfrac{0{,}0725}{1/100} \times \dfrac{1}{1000} = 0{,}0725 \times \dfrac{100}{1000} =$

$0{,}0725 \times \dfrac{1}{10} = 0{,}0725/10 = 0{,}00725$

13. 4 200/140 = 30 km^2

14. $46 + 5 = 51$; 11 730/51 = 230 €

15. 504/40 = 12 reste 24. 13 lots.

16. 10 000/125 = 80. Ne pas oublier le premier pylône ! $80 + 1 = 81$.

17. Monocytes : 340 000/400 = 850 par mm^3 ; lymphocytes :

1 484 000/400 = 3 710 par mm^3.

18. $40 \times 8 = 320$; 320/200 = 1 reste 120. Il faut deux flacons.

Partie 3

6 Fractions

1 Introduction

Les fractions vont être utilisées dans les calculs se portant sur les 4 opérations.

Le quotient de a par b (a et b étant des entiers et b est différent de 0) est noté :

$$\frac{\mathbf{a}}{\mathbf{b}} = \frac{\textbf{numérateur}}{\textbf{dénominateur}}$$

1.1 Comment lire une fraction ?

- 2/7 et $\frac{2}{7}$, c'est la même chose.
  Se lit deux-septième.
- 1/2 se lit un-demi ;
- 1/3 se lit un-tiers ;
- 1/4 se lit un-quart

1.2 Quelques propriétés

$$\frac{a}{a} = 1\ ;\ \frac{0}{a} = 0\ ;\ \frac{a}{b} = a \times \frac{1}{b}\ ;\ \frac{a}{b} = \frac{c}{d} <=> a \times d = b \times c$$

2 Additionner ou soustraire deux fractions

Attention Il faut avoir le **même dénominateur** !

- 1er cas : on a le même dénominateur

$$\frac{a}{c} + \frac{b}{c} = \frac{a+b}{c} \text{ et } \frac{a}{c} - \frac{b}{c} = \frac{a-b}{c}$$

Exemple : Calculer $\frac{4}{5} + \frac{3}{5}$.

On a le même dénominateur, on peut donc faire la somme des numérateurs.

$$\frac{4}{5} + \frac{3}{5} = \frac{4+3}{5} = \frac{7}{5}$$

- 2e cas : on n'a pas le même dénominateur

Il faut trouver un dénominateur commun à b et d (b × d en est un, par exemple).

$$\frac{a}{b} + \frac{c}{d} = \frac{a \times d + c \times b}{b \times d} \text{ et } \frac{a}{b} - \frac{c}{d} = \frac{a \times d - c \times b}{b \times d}$$

Exemple : Calculer $\frac{4}{5}-\frac{1}{2}$.

Il faut trouver un dénominateur commun. Le premier dénominateur qui nous vient à l'esprit est 10.

$$\frac{4}{5}-\frac{1}{2}=\frac{4\times 2}{5\times 2}-\frac{1\times 5}{2\times 5}=\frac{8}{10}-\frac{5}{10}=\frac{8-5}{10}=\frac{3}{10}$$

3 Multiplier deux fractions

$$\frac{a}{b}\times\frac{c}{d}=\frac{a\times c}{b\times d}$$

Dans ce cas de figure, nous pouvons faire des simplifications. Mais **uniquement quand il y a des multiplications entre les fractions** !

$$\frac{a}{c}\times\frac{c}{d}=\frac{a}{\cancel{c}}\times\frac{\cancel{c}}{d}=\frac{a}{d}$$

Exemple : Calculer $\frac{3}{7}\times\frac{7}{5}$.

On devrait faire le produit des numérateurs et le produit des dénominateurs. Mais on regarde tout d'abord si on peut simplifier.

$$\frac{3}{\cancel{7}}\times\frac{\cancel{7}}{5}=\frac{3}{5}$$

Remarque

Dans ce cas, nous pouvons arriver au résultat « sans effort », par simplifications successives.

4 Diviser deux fractions

On multiplie par l'inverse de la fraction qui est au dénominateur.

Soit la fraction située au dénominateur $\frac{c}{d}$, son inverse est $\frac{d}{c}$.

$$\frac{\frac{a}{b}}{\frac{c}{d}}=\frac{a}{b}\times\frac{d}{c}=\frac{a\times d}{b\times c}$$

Exemple : Calculer $\frac{5}{6}\div\frac{2}{3}$.

On peut aussi simplifier avant de calculer.

$$\frac{5}{6}\div\frac{2}{3}=\frac{5}{6}\times\frac{3}{2}=\frac{5}{2\times 3}\times\frac{3\times 1}{2}=\frac{5\times 1}{2\times 2}=\frac{5}{4}$$

Partie 3

Attention L'inverse de $\frac{c}{d}$ est $\frac{d}{c}$. L'opposé de $\frac{c}{d}$ est $-\frac{c}{d}$.

5 Fraction irréductible

5.1 Quelques définitions

- Une fraction irréductible est une fraction que l'on ne peut pas simplifier.
- Un nombre premier admet exactement deux diviseurs : 1 et lui-même.

Exemple de fraction irréductible

$\frac{7}{5}$ est une fraction irréductible car 7 et 5 n'ont pas de diviseur commun, sauf 1.

5.2 Décomposition en produit de facteurs premiers

Cette décomposition est très utile pour simplifier une fraction ou un produit de fractions.

a. Simplifier une fraction

Exemple : $\frac{84}{16} = \frac{2 \times 2 \times 3 \times 7}{2 \times 2 \times 2 \times 2} \rightarrow \frac{\cancel{2} \times \cancel{2} \times 3 \times 7}{\cancel{2} \times \cancel{2} \times 2 \times 2} = \frac{21}{4}$

Si le nombre est pair, on divise par 2, puis on continue ainsi de suite par 2. Si ce n'est plus divisible par 2, on prend 3, puis 5, 7, etc. On obtient ainsi une **fraction irréductible**.

b. Simplifier un produit de fractions

Exemple : $\frac{25}{12} \times \frac{6}{15} \times \frac{30}{9} = \frac{\cancel{5} \times 5 \times \cancel{2} \times \cancel{3} \times \cancel{3} \times \cancel{2} \times 5}{\cancel{2} \times \cancel{2} \times \cancel{3} \times \cancel{3} \times \cancel{5} \times 3 \times 3} = \frac{5 \times 5}{3 \times 2} = \frac{25}{9}$

Il est plus intéressant de simplifier dès le début qu'après avec $\frac{4\,500}{1\,620}$, le résultat du produit au numérateur et au dénominateur.

Entraînement

1. Calculer et donner les résultats sous forme de fractions irréductibles ou de nombre entier quand c'est le cas :

A = 1/12 + 3/12 ; B = 19/7 – 5/7 ; C = 1/2 × 7/8 ; D = 3 ÷ 1/5

2. Calculer 3/4 de 48.

3. Calculer $\left(\frac{2}{3}+\frac{1}{4}-\frac{3}{14}\right)\div\frac{12}{35}=?$

4. $\dfrac{\frac{1}{7}-\frac{1}{5}+\frac{1}{3}}{\frac{1}{7}+\frac{1}{5}-\frac{1}{3}}$

5. Une auxiliaire de puériculture gagne 1 245 €. Elle dépense 1/3 de son salaire pour sa nourriture, 3/10 pour son loyer et 1/5 pour sa voiture.

a. Quelle fraction de son revenu mensuel représente ce qui lui reste à la fin du mois ?

b. Calculer la somme qui lui reste.

6. Pascal participe à une course qui comporte trois étapes. La longueur de la première étape représente 1/4 du trajet. La longueur de la deuxième étape représente du 7/20 trajet. Quelle fraction du trajet représente la troisième étape ?

7. Le réservoir d'une voiture peut contenir 72 litres. Après avoir fait le plein, le propriétaire en utilise un sixième pour un déplacement.

a. Quelle fraction du plein reste-t-il après ce déplacement ?

b. Quelle quantité d'essence reste-t-il alors dans son réservoir ?

8. On lâche un ballon depuis une hauteur de 12 mètres. Le ballon rebondit aux 5/12 de sa hauteur initiale. Combien faut-il de rebonds pour que le ballon rebondisse à moins de 1 mètre de hauteur ?

9. Dans sa basse-cour, Paul a 40 animaux. Les 3/5 sont des poules et les 5/6 des poules sont des rousses. Combien de poules rousses a-t-il ?

10. Melissa aide son papa à faire une allée dans leur jardin. L'allée mesurera 54 m de long sur 1,5 m de large. Le magasin de matériel de construction vend des dalles carrées de 1,5 m de côté par boîtes de 12. De combien de boîtes de dalles ont-ils besoin ?

11. Pour transporter un groupe de voyageur, l'organisateur d'un séjour de vacance dispose de cinq autocars. La répartition des voyageurs s'effectue de la façon suivante :

- Un cinquième des voyageurs monte dans le premier autocar.
- Le quart des personnes restantes monte dans le deuxième autocar.
- Le tiers des autres personnes monte dans le troisième autocar.

- La moitié des dernières personnes monte dans le quatrième autocar.
- Les derniers touristes montent dans le cinquième autocar.
- Faites la répartition des voyageurs entre les cinq autocars.

12. On a découvert en Afrique un drôle de crocodile. La longueur de sa queue est le tiers de sa longueur totale, sa tête a pour longueur 93 centimètres et cette longueur est le quart de la longueur du crocodile sans sa queue. Quelle est la longueur de ce crocodile en centimètres ?

13. Les deux tiers des disques de Thomas sont des disques de rock. Il possède 156 disques en tout. Combien ne sont pas des disques de rock ?

14. Pendant les 50 minutes du cours de Maths, Julie a passé la moitié du temps à bavarder, le quart du temps à ricaner, le sixième du temps à dormir, le trentième du temps à lancer des boulettes et le reste du temps à travailler. Combien de temps Julie a-t-elle travaillé ?

15. Trois héritiers se partagent une certaine somme, le premier a reçu les deux cinquièmes de la somme et le deuxième a reçu un tiers de la somme, le troisième un sixième et le reste qui s'élève à 30 000 €. Quel est le montant de l'héritage ?

16. Sur mon budget mensuel un tiers est utilisé pour payer mon loyer, un septième pour mes frais de transports. Il me reste alors 660 €. Quel est mon budget mensuel ?

17. Dans une clinique le nombre de chambres à deux lits représente le quart du nombre de chambres à un lit. Toutes les chambres à deux lits sont occupées mais un cinquième des chambres à un lit est inoccupé soit 16 chambres. Quelle est la capacité d'accueil de cette clinique ?

18. Dans un terrain on a prévu de faire un petit lotissement mais de laisser 1/8 de la surface libre pour créer un espace vert. Il y aura cinq lots de 700 m^2 chacun, quelle sera la superficie de l'espace vert ?

19. La caissière du cinéma fait le point des places vendues : au bout d'un quart d'heure, elle a vendu les deux cinquièmes des places ; la demi-heure suivante, elle vend le quart des places restantes. S'il lui reste 90 places disponibles, quel est le nombre total de places dans les différentes salles ?

20. Le nombre de candidats admissibles à un concours d'infirmiers représente les 5/9 des candidats présentés, parmi eux 2/7 se sont retrouvés admis sur liste principale, quelle fraction des candidats présentés est admise ?

Corrigés

1. S'il n'y a pas le même dénominateur, il faut le chercher. Ne pas oublier de simplifier au maximum la fraction pour avoir une fraction irréductible.

$$A = \frac{1+3}{12} = \frac{4}{12} = \frac{4\times 1}{4\times 3} = \mathbf{\frac{1}{3}} \qquad B = \frac{19-5}{7} = \frac{14}{7} = \frac{2\times \cancel{7}}{1\times \cancel{7}} = \mathbf{2}$$

$$C = \frac{1}{2}\times\frac{7}{8} = \frac{1\times 7}{2\times 8} = \mathbf{\frac{7}{16}} \qquad D = 3 \div \frac{1}{5} = 3\times 5 = \mathbf{15}$$

2. Il est préférable de simplifier avant de faire l'opération.

$$\frac{3}{4}\times 48 = \frac{3}{4}\times 4\times 12 = 3\times 12 = 36$$

3. La priorité est le calcul de ce qui est dans la parenthèse ; le dénominateur commun est 84 :

$$\frac{2}{3}+\frac{1}{4}-\frac{3}{14} = \frac{2\times 28}{3\times 28}+\frac{1\times 21}{4\times 21}-\frac{3\times 6}{14\times 6} = \frac{56+21-18}{84} = \frac{59}{84}$$

$$\frac{59}{84}\div\frac{12}{35} = \frac{59}{84}\times\frac{35}{12} = \frac{59}{12\times\cancel{7}}\times\frac{\cancel{7}\times 5}{12} = \frac{59\times 5}{12\times 12} = \frac{295}{144}$$

4. Nous cherchons un dénominateur commun à 7, 5 et 3 : ils sont premiers entre eux, on les multiplie cela fait 105 :

$$\frac{\frac{1}{7}-\frac{1}{5}+\frac{1}{3}}{\frac{1}{7}+\frac{1}{5}-\frac{1}{3}} = \frac{\frac{1\times 15}{7\times 15}-\frac{1\times 21}{5\times 21}+\frac{1\times 35}{3\times 35}}{\frac{1\times 15}{7\times 15}+\frac{1\times 21}{5\times 21}-\frac{1\times 35}{3\times 35}} = \frac{\frac{15-21+35}{105}}{\frac{15+21-35}{105}} = \frac{29}{\cancel{105}}\times\frac{\cancel{105}}{1} = 29$$

5. a. Faire la somme des fractions (même dénominateur) :

$$\frac{1}{3}+\frac{3}{10}+\frac{1}{5} = \frac{1\times 10}{3\times 10}+\frac{3\times 3}{10\times 3}+\frac{1\times 6}{5\times 6} = \frac{10+9-6}{30} = \frac{25}{30} = \frac{5}{6}$$

5/6 de son salaire est dépensé. Il lui reste, à la fin du mois (le total du salaire étant 6/6) : 6/6 – 5/6 = (6 – 5)/6 = 1/6 de son salaire.

b. 1 245 × 1/6 = 1 245/6 = 207,5. Il lui reste 207,50 €.

6. 1 – 1/4 – 7/20 = (20 – 5 – 7)/20 = 8/20 = 2/5

7. a. 1 – 1/6 = 5/6

b. 72 × 5/6 = 60 L

8. 1er rebond : 12 × (5/12) = 5 m

2e rebond : 5 × (5/12) = 25/12 ≈ 2

3e rebond : ≈ 2 × 5/12 ≈ 5/6 < 1

Partie 3

9. $40 \times 3/5 \times 5/6 = 40/2 = 20$

10. $54/1{,}5 = 36$; $36/12 = 3$

11. 1er autocar : 1/5 (reste 4/5)

2e autocar : $4/5 \times 1/4 = 1/5$ (reste 3/5)

3e autocar : $3/5 \times 1/3 = 1/5$ (reste 2/5)

4e autocar : $2/5 \times 1/2 = 1/5$ (reste 1/5)

5e autocar : 1/5

12. La partie du crocodile sans la queue mesure 93×4 soit 372 cm. Cette longueur représente les deux tiers de la longueur totale → 2/3 de LT = 372 donc la longueur du crocodile est donc de $372 \times 3/2$ cm, soit 558 cm.

13. $1 - 2/3 = 1/3 \rightarrow 156 \times 1/3 = 156/3 = 52$ disques.

14. $50/2 + 50/4 + 50/6 + 50/30 = 47{,}5$; $50 - 47{,}5 = 2{,}5$ min

15. On pose S la somme de l'héritage à partager.

$S \times 2/5 + S \times 1/3 + S \times 1/6 + 30\,000 = S$. $S \times 3/30 = 30\,000$;

$S = 30\,000 \times 30/3 = 300\,000$ €.

16. Loyer + frais de transport : $1/3 + 1/7 = 10/21$; Le reste : $1 - 10/21 = 11/21$; avec x le budget mensuel : $(11/21)x = 660 \rightarrow x = 660 \times 21/11 = 1\,260$ €.

17. Le problème est en sens inverse pour trouver le nombre total de chambres à un lit et en sens direct pour trouver le nombre de chambres à deux lits :

Si 1/5 des chambres à un lit est inoccupé, soit 16 chambres, le nombre de chambres à un lit est de $16 \times 5 = 80$.

Le nombre de chambres à deux lits est le quart du nombre de chambres à un lit $1/4 \times 80$ soit 20 chambres.

La capacité d'accueil c'est-à-dire le nombre total de lits est de :

$80 + 20 \times 2 = 120 \rightarrow$ soit 120 lits.

18. Construction sur 7/8 qui correspondent à $5 \times 700 = 3\,500$ m^2. Donc les 1/8 correspondent à $3\,500/7 = 500$ m^2.

19. Vend 2/5 reste $1 - 2/5 = 3/5$. Sur ce reste, elle vend 1/4, il reste donc 3/4. Total de places = T → $90 = 3/4 \times 3/5 \times T$ donc $90 = 9/20$ T et $T = 90 \times 20/9 = 200$ places.

20. Les candidats admis représentent les 2/7 des 5/9 des candidats présentés, soit :

$2/7 \times 5/9 = 10/63$ des candidats présentés sont admis.

Proportionnalité et pourcentages

7

1 Proportionnalité

La « règle de trois » ou « produits en croix » permet de résoudre des problèmes de pourcentages, de débits, de dosages et de conversions d'unités.

1.1 Définition

Deux **grandeurs** sont **proportionnelles** lorsque les valeurs de l'une peuvent être obtenues en multipliant les valeurs de l'autre par un nombre fixe appelé coefficient de proportionnalité.

Exemple : La consommation d'essence d'une automobile

Distance (km)	100	200	400	1
Consommation d'essence (L)	5	10	20	0,05

Quand la distance est multipliée par 2, la consommation d'essence l'est aussi.

La consommation d'essence est donc **proportionnelle à la distance**. La consommation d'essence et la distance sont deux **grandeurs proportionnelles**.

Remarque

Par colonne, on peut passer de la 1re ligne (distance) à la 2e ligne (consommation d'essence) en multipliant par 0,05 (qui est la consommation d'essence pour un km). On dit que le **coefficient de proportionnalité** est 0,05.

1.2 Déterminer une quatrième proportionnelle

Quand nous avons un tableau à 4 cellules et nous ne connaissons que 3 éléments sur 4, il faut chercher la **quatrième proportionnelle**.

Distance (km)	100 (a)	175 (b)
Consommation d'essence (L)	5 (c)	? (d)

Produits en croix ou règle de trois :

Si deux gradeurs sont constituées de deux valeurs, respectivement (a, b) et (c, d), et si elles sont proportionnelles alors :

Partie 3

$$\frac{a}{c} = \frac{b}{d} \quad \text{ou} \quad \frac{c}{a} = \frac{d}{b}$$

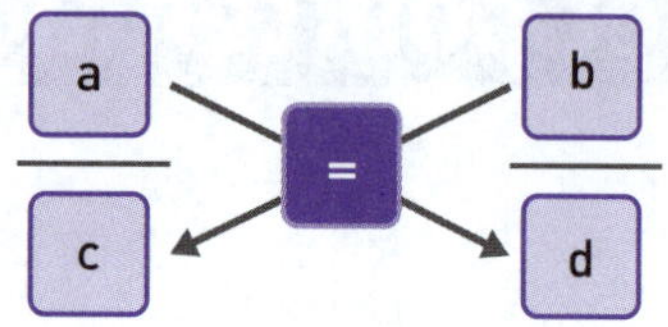

En effectuant la règle de trois, on obtient une égalité équivalente : $\mathbf{a \times d = b \times c}$

Distance (km)	100	175
Consommation d'essence (L)	5	**d**

$$100 \times \mathbf{d} = 5 \times 175 \text{ donc } \mathbf{d} = \frac{5 \times 175}{100} = 8{,}75 \text{ L}$$

1.3 Les problèmes de vitesse Débit

Exemple : pour remplir bassin, on utilise un simple robinet qui a un débit de 90 L/min. Sachant qu'il est plein après 45 min, quel est le volume (V) du bassin ?

Volume en L	Temps en min
90	1
45	V

V = 45 × 1/90 = 45/90 = **0,5 litres**

1.4 Le problème type « des ouvriers »

C'est ce que l'on appelle la **proportionnalité inverse**.

Exemple : 30 ouvriers ont creusé une tranchée en 96 heures. Combien de temps 24 de ces ouvriers auraient-ils mis pour effectuer le même travail ?

Bien entendu, **dans ce cas on ne peut pas faire le produit en croix** ! Regardez pourquoi :

30 ouvriers → 96 h donc $x = \dfrac{96 \times 24}{30} = 76{,}8$ h

24 ouvriers → x

Vous voyez, **qu'il y a un problème,** car en considérant que tous les ouvriers travaillent de la même façon individuellement, ce n'est pas logique que 24 ouvriers fassent le même travail en moins temps qu'avec plus d'ouvriers (96 h) ; ils devraient logiquement prendre plus de temps pour faire le même travail. **Proportionnalité inverse** : on passe de 30 ouvriers à 24 ouvriers

donc $30 \times x = 24$

$$x = \frac{24}{30} = \frac{4}{5}$$

On divise 96 h par ce coefficient : $\dfrac{96}{\frac{4}{5}} = 96 \times \dfrac{5}{4} = 24 \times 5 = 120$ h

Il faut 120 heures à 24 ouvriers pour creuser la tranchée.

2 Pourcentages

On utilise les pourcentages dans deux situations différentes :

- **Soit pour exprimer le rapport d'une partie à un tout**

Exemple : 75 % d'enfants d'une crèche sont des filles.

- **Soit pour exprimer une évolution (augmentation ou réduction)**

Exemples : 1) Le prix des carottes a augmenté de 5 %.
2) Pour les soldes, une paire de chaussures aura un rabais de 10 %.

2.1 Calculer le pourcentage d'une grandeur

On applique la règle de trois en se rapportant à 100.

Exemple : une entreprise de 210 employés comporte 84 femmes. Quel est le pourcentage de femmes dans cette entreprise ?

Nombre d'employés	210	100
Nombre de femmes	84	x

$x = \dfrac{84 \times 100}{210} = 40$ %. (On peut en déduire : 100 – 40 = 60 % d'hommes)

On multiplie directement par le pourcentage considéré.

Exemple : que vaut 15 % de 45 ?
$45 \times 15\ \% = 45 \times \dfrac{15}{100} = \dfrac{675}{100} = 6{,}75$

2.2 Calculer une évolution

! Attention Une évolution peut être positive avec une augmentation à la clé, mais elle peut aussi être négative, avec une diminution.

a. Calculer une augmentation

Pour augmenter une quantité de t %, il suffit de la multiplier par $\left(1 + \dfrac{t}{100}\right)$.

Exemple : soit 20 € le prix initial (P_i) d'un CD. Quel sera son prix final (P_f) après une augmentation de 30 % ?

$$P_f = P_i + P_i \times \frac{30}{100} = P_i\left(1 + \frac{30}{100}\right) = 20 \times \frac{130}{100} = \frac{130}{100} = 26\ €$$

Toute valeur multipliée par un nombre supérieur à 1 subit une augmentation. On peut donc dire $\mathbf{P_f = P_i \times 1{,}30}$ si on a une augmentation de 30 %.

! Attention **Des pourcentages de hausses successives ne s'ajoutent pas.**

Exemple : nous avons 2000 € qui vont avoir deux hausses successives de chacune 50 %.

$$P_f = 2000 \times 1{,}5 \times 1{,}5 = 2000 \times 2{,}25 = 4500\ €$$

En revanche 50 % + 50 % = 100 % et $P_f = 2000 \times \left(1 + \frac{100}{100}\right) = 2000 \times 2 = 4000\ €$

b. Calculer une réduction (remise)

Pour diminuer une quantité de t %, il suffit de la multiplier par $\left(1 - \frac{t}{100}\right)$.

Exemple : soit 20 € le prix initial (P_i) d'un CD. Quel sera son prix final (P_f) après une baisse de 30 % ?

$P_f = P_i - P_i \times \frac{30}{100} = P_i\left(1 - \frac{30}{100}\right) = 20 \times \frac{70}{100} = \frac{70}{5} = 14\ €$

Toute valeur multipliée par un nombre compris entre 0 et 1 subit une baisse. On peut donc dire $\mathbf{P_f = P_i \times 0{,}70}$ si on a une baisse de 30 %.

Attention **Des pourcentages de baisses successives ne s'ajoutent pas.**

Exemple : nous avons 2000 € qui vont avoir deux baisses successives de chacune 50 %.

$$P_f = 2000 \times 0{,}5 \times 0{,}5 = 2000 \times 0{,}25 = \frac{2000}{4} = 500\ €$$

En revanche 50 % + 50 % = 100 % et $P_f = 2000 \times \left(1 - \frac{100}{100}\right) = 2000 \times 0 = 0\ €$

c. Taux d'évolution

Pour calculer le taux d'évolution d'une valeur :

$$\frac{\text{Valeur}_{\text{final}} - \text{Valeur}_{\text{initiale}}}{\text{Valeur}_{\text{initiale}}} \times 100$$

Si la valeur est positive, il y a eu une augmentation.

Si la valeur est négative, il y a eu une baisse.

Exemple : a. Un bébé qui pesait 2,800 kg à la naissance pèse 2,660 kg à 3 jours. Calculer le taux d'évolution du poids du bébé entre les deux pesées.

$$\frac{2{,}660 - 2{,}800}{2{,}800} \times 100 = -0{,}05 \times 100 = -5\ \%$$

Le bébé a perdu 5 % de son poids en 3 jours.

b. Une femme enceinte dit avoir pris 11 kg. Son poids en début de grossesse était de 53 kg. Calculer le pourcentage correspondant à sa prise de poids.

Valeur finale = 53 + 11 = 64 kg ; Valeur initiale = 53 kg.

$$\frac{64 - 53}{53} \times 100 \approx 0{,}21 \times 100 = +21\ \%$$

La maman a pris 21 % de poids.

Entraînement

1. Calculer : 15 % de 450 et 22 % de 26

2. Vous placez la somme de 20 000 € sur un compte en banque. La première année, le compte rapporte 6 % d'intérêts. La deuxième année, ce compte rapporte 4 % d'intérêts. La troisième année, ce compte rapporte 3 % d'intérêt.

Au bout de trois ans, quel est le solde de ce compte ?

3. Trois infirmières ont pris 30 jours pour s'occuper de tous les patients d'un hôpital. Combien de jours auraient pris 5 infirmières pour s'occuper de tous les patients dans les mêmes conditions ?

4. Un produit à un prix TTC de 420 €. Le taux de TVA est de 20 %. Calculer le prix HT de ce produit.

5. Un article de 52 € subit une augmentation de 10 % puis une baisse de 10 %.

Quel est le prix final de cet article ?

6. Combien coûte un article après une remise de 30 % sachant que son prix initial est de 125 €.

7. Sur une tablette de 200 g de chocolat :

Noisettes : 15 % ; Raisins secs : 12 % ; Cacao : 32 %.

Calculer la masse de noisettes, la masse de raisins et la masse de cacao dans cette tablette.

8. Simplifier l'expression : 30 % de 50 %

9. Un article a augmenté de 20 % puis baissé de 20 %. Au final, l'article a augmenté ou baissé de combien ?

10. Calculer les 10 ‰ de 0,0025

11. Un article est soldé 15 %. Un défaut est repéré et une remise supplémentaire de 20 € est effectuée. Il est finalement vendu 107,50 €. Quel est son prix d'origine ?

12. On augmente le prix d'un objet de 56 800 € à 62 480 €. Quel est le pourcentage de l'augmentation ?

13. Une boisson au jus de fruit contient 45 % de jus de fruit pur et 28 % du jus de fruit pur est du jus de mangue. Quel est le pourcentage de jus de mangue de cette boisson ?

14. Au mois de septembre, la température moyenne d'une région est de 19 °C. Sachant qu'elle a chuté de 5 % par rapport au mois précédent, quelle était la température moyenne au mois d'août ?

15. Dans un atelier, un ouvrier fabrique 28 pièces en un certain temps. Combien de pièces seront fabriquées, si on diminue de moitié le temps de travail et si on augmente le rendement de travail de 25 % ?

16. Un adulte fait 18 mouvements par minute. À chaque mouvement, il inspire 0,45 litre d'air.

a. Quel volume inspire-t-il en une heure ?

b. Sachant que l'air atmosphérique est composé de 20,9 % d'oxygène, quelle quantité de ce gaz inspire-t-il sur ce même temps ?

17. Dans un service hospitalier, on a utilisé 0,4 litre d'eau de javel en 6 jours. Combien de jours faudra-t-il pour vider la bouteille de 2,5 litres ?

18. On sait que la viande de bœuf contient 20 % de protides. Quelle masse de protides se trouve dans 475 g de viande ?

19. Aujourd'hui la moitié des enfants de la salle 1 sont bruns. Un quart des enfants de cette même salle sont blonds et 4 % des enfants sont roux. Quel est le pourcentage des enfants dont on ignore la couleur de cheveux ?

20. Lors du calcul de la paie, on retranche du salaire brut d'un employé des retenues proportionnelles à ce salaire brut. Si les retenues représentent 20 % du salaire brut d'un salarié et que son salaire net (salaire brut diminué de ces retenues) est de 1 800 euros, on peut dire que le salaire brut de cette personne est de combien ?

Corrigés

1. 15 % de 450 : 450 × 15/100 = 45 × 15/10 = 675/10 = 67,5

22 % de 26 : 26 × 22/100 = 572/100 = 5,72

2. Première année : I = 20 000 × 6/100 = 200 × 6 = 1 200 €.

VA = 20 000 + 1 200 = 21 200 €

Deuxième année : I = 21 200 × 4/100 = 212 × 4 = 848 €.

VA = 21 200 + 848 = 22 048 €

Troisième année : I = 22 048 × 3/100 = 220,48 × 3 = 661,44 €.

VA = 22 048 + 661,44 = 22 709,44 €. Le solde du compte, au bout de trois ans est de 22 709,44 €.

3. Attention : proportionnalité inverse !

3 infirmières → 30 j donc $x = \frac{30}{5/3} = 30 \times \frac{3}{5} = 18$ j

5 infirmières → x

Dans les mêmes conditions, 5 infirmières feront le travail en 18 jours.

4. Prix TTC = Prix HT × 1,20 → Prix HT = Prix TTC/1,20 = 420/1,2 = 350.

Le prix HT de ce produit est de 350 €.

5. Le prix final de cet article est de 51,48 €.

Un article de 52 € subit une augmentation de 10 % (× 1,1) puis une baisse de 10 %

(× 0,9) : 52 × 1,1 × 0,9 = 52 × 0,99 = 51,48 €

6. Le prix final de cet article est de 87,50 €.

Rabais = 125 × 30/100 = 125 × 3/10 = 375/10 = 37,50 €.

Nouveau prix : 125 – 37,50 = 87,50 €.

Attention **Si nous avons une remise (rabais) de 30 %, il reste 100 – 30 = 70 % à payer.**

Ou : nouveau prix : 125 × 70/100 = 125 × 7/10 = 875/10 = 87,50 €.

7. Noisettes : 200 × 15/100 = 2 × 15 = 30 g
Raisins secs : 200 × 12/100 = 2 × 12 = 24 g
Cacao : 200 × 32/100 = 2 × 32 = 64 g

8. (30/100) × (50/100) = (3/10) × (5/10) = (3 × 5)/100 = 15 %

9. a × 1,2 × 0,8 = a × (12 × 8)/100 = a × 96/100 = a × 0,96
→ 0 pour « baisse ≈ et de 100 – 96 = 4 %.

10. 0,0025 × 10/1 000 = 0,000025

11. Prix × 0,85 – 20 = 107,5 → Prix = 127,5/0,85 = 150 €

12. (Vf – Vi)/Vi = (62 480 – 56 800)/56 800 = 5 680/56 800
= (568 × 10)/(568 × 100) = 10/100 → 10 %

13. 28 % de 45 % = 28/100 × 45/100 = (28 × 45)/(100 × 100) = 1 260/10 000
= 0,126 = 12,6 %

14. a × 0,95 = 19 donc a = 19/0,95 = 20°

15. Moitié du temps → moitié des pièces faites = 14. Augmentation du rendement de 25 % : 14 × 1,25 = 17,5

16. **a.** 18 × 0,45 × 60 = 486 litres.
b. 486 × 20,9/100 = 101,574 ≈ 102 litres d'oxygène.

17. 2,5 × 6/0,4 = 37,5 jours.

18. 475 × 20/100 = 475/5 = 95 g

19. 100 % – 50 % – 25 % – 4 % = 21 %

20. Vf = Vi × 0,8 → Vi = Vf/0,8 = 1 800/0,8 = 2 250 €

8 Unités de mesure et conversions

1 Unités de masse

L'unité usuelle est le gramme (g). Ses multiples sont le kilogramme (kg), l'hectogramme (hg), le décagramme (dag) et ses sous-multiples sont le décigramme (dg), le centigramme (cg), le milligramme (mg), le microgramme (µg) et le nanogramme (ng).

▸ **Sous forme de tableau**

kg	hg	dag	g	dg	cg	mg			µg			ng
									γ			
				0,	2	3	5					
					2	3,	5					

Ce qu'il faut savoir :

1 kg = 1 000 g

1 hg = 100 g

1 dag = 10 g

1 dg = 0,1 g = 10^{-1} g

1 cg = 0,01 g = 10^{-2} g

1 mg = 0,001 g = 10^{-3} g

1 µg = 10^{-6} g

1 ng = 10^{-9} g

Cas particulier de γ : cette unité est employée pour la prescription de produits tels que l'adrénaline, la dopamine. Elle correspond au µg par kg et par min (µg/kg/min).

Conversion : 0,235 dg = 23,5 mg

! Attention Convertir dans la même unité avant d'effectuer une opération.

2 Unités de volume et de capacité

2.1 Volume

L'unité usuelle est le mètre cube (m^3). Son multiple est le décamètre cube (dam^3), et ses sous-multiples sont le décimètre cube (dm^3), le centimètre cube (cm^3) et le millimètre cube (mm^3). Ainsi que les **unités de capacité** avec le kilolitre (kL), l'hectolitre (hL), le décalitre (daL), le litre (L), le décilitre (dL), le centilitre (cL), le millilitre (mL) et le microlitre (µL).

▶ **Sous forme de tableau**

dam^3			m^3			dm^3			cm^3			mm^3		
					kL	hL	daL	L	dL	cL	mL			µL
											cc			
										1	2,	5	3	
										1	2	5	3	0

Ce qu'il faut savoir :

1 dam^3 = 1 000 m^3

1 $dm^3 = 10^{-3}$ m^3

1 $cm^3 = 10^{-6}$ m^3

1 cc = 1 cm^3 = 1 mL

1 $mm^3 = 10^{-9}$ m^3

1 µL = 10^{-6} L

! Attention La correspondance, pour passer du volume à la capacité, est : 1 L = 1 dm^3

Le volume est une grandeur à trois dimensions, c'est pour cela que l'on a trois colonnes sous chaque unité.

Conversion : 12,53 mL = 12,53 cc = 12 530 µL = 12 530 mm^3

En pratique :

Une cuillère à café = 5 mL

Une cuillère à dessert = 10 mL

Une cuillère à soupe = 15 mL

2.2 Volume et débit

Les gouttes (dose ou débit) peuvent s'écrire en chiffres romains

1 = I	2 = II	3 = III	4 = IV	5 = V	6 = VI	7 = VII
8 = VIII	9 = IX	10 = X	50 = L	100 = C	500 = D	1 000 = M

Le débit d'une perfusion classique s'exprime en gouttes par minute.Pour les solutés standards : 1 mL = 20 gouttes

Il peut y avoir une double conversion car l'unité de débit est une grandeur composée qui dépend de l'unité de volume et de l'unité de durée utilisées.

Exemple : On veut faire passer une perfusion de 0,250 L en 2 heures. Quel doit être le débit de perfusion en mL/min en gouttes/min ?

$$\text{Débit} = \frac{0{,}25 \times 1\,000 \text{ mL}}{2 \times 60 \text{ min}} = \frac{250}{120} = \frac{25}{12} \approx \mathbf{2{,}08\ mL/min}$$

$\text{Débit} = \frac{25}{12} \times 20 \approx$ **41 gouttes/min** par défaut ou 42 gouttes/min par excès

XLI gouttes/min ou XLII gouttes/min

2.3 Les Unités Internationales (UI)

Certains produits médicamenteux, tels l'héparine ou l'insuline, sont dosés en unités internationales (UI). Elles sont utilisées afin de disposer d'un référentiel international commun pour éviter les erreurs dues à l'utilisation de données propres aux fabricants et aux laboratoires.

Les prescriptions sont ainsi établies en UI. Les fabricants indiquent une correspondance UI/vol.

Chaque médicament mesuré en UI a une correspondance volumique qui lui est propre.

Les insulines sont dosées à 100 UI/mL.

L'héparine est généralement dosée à 1 mL = 50 mg = 5 000 UI

3 Calories

L'unité employée en nutrition est la **kilocalorie** (1 kcal = 1 000 calories) ou le kilojoule (kJ) sachant que 1 kcal = 4,18 kJ.

Les calories sont apportées par les aliments sous forme de :

- protéines : 1 gramme de protéine apporte 4 kcal ou 17 kJ,
- glucides : 1 gramme de glucide apporte 4 kcal ou 17 kJ,
- lipides : 1 gramme de lipide apporte 9 kcal ou 37 kJ.

Exemple : 100 g de chocolat contiennent 5 g de protéines ; 34 g de lipides et 56 g de glucides. Calculer sa valeur calorique.

5 g de protéine = 5 × 4 = 20 kcal ; 34 g de lipides = 34 × 9 = 306 kcal et 56 g de glucides = 56 × 4 = 224 kcal.

20 + 306 + 224 = 550 kcal.

La valeur calorique de ce chocolat est de 550 kcalories.

4 Unités de temps

L'unité usuelle est la seconde (s). Ses multiples sont le jour (j), l'heure (h) et la minute (min).

Ce qu'il faut savoir :
1 an = 12 mois = 52 semaines
= 365 jours
1 semestre = 6 mois
1 trimestre = 3 mois
1 an = 2 semestres = 4 trimestres
1 mois = 4 semaines
1 semaine = 7 jours
1 jour = 24 heures
1 heure = 60 minutes = 3 600 sec
1 minute = 60 secondes

RÈGLE

Si on vous demande un résultat en heure minute seconde :
– les heures ne doivent pas dépasser 23 heures car au-delà cela correspond à des jours ;
– les minutes ne doivent pas dépasser 59 minutes car au-delà cela correspond à des heures ;
– les secondes ne doivent pas dépasser 59 secondes car au-delà cela correspond à des minutes.
Si c'est le cas, il faut réajuster.

Exemple : 1 heure 36 minutes oui, mais pas 1 heure 75 minutes !
75 minutes = (60 + 15) minutes donc 75 minutes = 1 heure 15 minutes.
Et on en déduit 1 heure 75 minutes = 2 heures 15 minutes.

Partie 3

4.1 Convertir le temps

Concernant le temps, faire des divisions successives tout en gardant le reste.

! Attention Il ne faut surtout pas simplifier la division avant de l'effectuer : on veut convertir des minutes en heures minutes. 126 min/60 min : 2 reste 6 donc 2 heures 6 minutes. Si on simplifie par 2 (le dividende et le diviseur) avant de diviser : 63 min/30 min : 2 reste 3. C'est différent !

Exemple : Convertir 4 256 s en heures minutes secondes.
Il y a assez de secondes pour avoir des heures. On divise par 3 600 s :
4 256/3 600 = 1 reste 656 s. Pour avoir la part en minutes, on divise le reste par 60 s : 656/60 = 10 reste 56 s. **4 256 s = 1 h 10 min 56 s**.

4 2 5 6	3 6 0 0
– 3 6 0 0	**1 h**
6 5 6 s	

6 5 6	6 0
– 6 0 0	**1 0 min**
5 6 s	

Attention 2,36 h ≠ 2 h 36 min ! Pour convertir en heures minutes secondes : 2,36 h = 2 h (0,36 × 60) min = 2 h 21,6 min = 2 h 21 min. (0,6 × 60) s = 2 h 21 min 36 s.

4.2 Additionner le temps

Il faut additionner les unités entre elles, c'est-à-dire les secondes avec les secondes, les minutes avec les minutes, etc. Si c'est nécessaire, il faut réajuster le résultat comme le stipule la règle ci-dessus.

Exemple : 1 h 15 min 30 s + 53 min 45 s

	1 h	15 min	30 s				
+		53 min	45 s				
	1 h	68 min	75 s	→	1 h	(60 + 8) min	(60 + 15) s
	2 h	09 min	15 s	←	1+1 = 2 h	8 + 1 = 9 min	15 s ↓

4.3 Soustraire le temps

Il faut soustraire les unités entre elles, c'est-à-dire les secondes avec les secondes, les minutes avec les minutes, etc. **Si c'est nécessaire, il faut récupérer du temps pour pouvoir soustraire** : si l'on n'a pas assez de secondes, on prend 1 minute pour faire 60 secondes ; si l'on n'a pas assez de minutes, on prend une heure que l'on convertit en 60 minutes, etc.

Exemple : 1 h 15 min 30 s – 53 min 45 s

1re étape : je n'ai pas assez de secondes, je convertis une minute **(1)**

2e étape : je n'ai pas assez de minutes, je convertis une heure **(2)**

3e étape : je peux effectuer la soustraction **(3)**

	1 h	15 min	30 s	**(1)**	1 h	15-1 = 14 min	30 + 60 = 90 s
–		53 min	45 s	**(2)**	1 – 1 = 0 h	14 + 60 = 74 min	90 s
(3)		74 min	90 s				
–		53 min	45 s				
		21 min	45 s				

4.4 Multiplier le temps

Il faut réajuster après l'opération si c'est nécessaire.

Exemple : (3 heures 26 minutes 10 secondes) × 3

3 × 10 s = 30 s ; 26 min × 3 = 78 min = (60 + 18) min = 1 h 18 min ; 3 h × 3 = 9 h

(3 h 26 min 10 s) × 3 = (9 + 1) h 18 min 30 s = 10 h 18 min 30 s

4.5 Diviser le temps

Exemple : un satellite artificiel a effectué 3 révolutions autour de la Terre en 4 h 24 min 12 s. Quelle est la durée d'une révolution ?

4 h		24 min	12 s	3		
– 3 h		↓		1 h	28 min	4 s
1 h	→	60 + 24 = 84 min	↓			
	–	84 min				
		0	12 s			
			– 12 s			
			0			

On procède toujours par étapes :

Diviser les heures : 4 h/3 = 1 h reste 1 h, que l'on convertit en 60 minutes. 60 + 24 = 84 minutes que l'on divise par 3 : 84/3 = 28 min reste 0. Diviser ensuite les secondes : 12 s/3 = 4 s reste 0.

5 Convertir

! Attention Convertir dans la même unité avant d'effectuer une opération.

5.1 Convertir

a. 124 m en dam ;

b. 0,125 dm^2 en cm^2 ;

c. 1 245 mm^3.en dL ;

d. 0,0125 dg en mg.

En utilisant le tableau : commencer par l'unité puis mettre le reste. Positionner la virgule au niveau de l'unité demandée, et/ou rajouter/supprimer des zéros, si c'est nécessaire.

a. 124 m = 12,4 dam

km	hm	dam	m	dm
	1	2	4	
	1	2,	4	

b. 0,125 dm^2 = 12,5 cm^2

dm^2		cm^2		mm^2	
	0,	1	2	5	
		1	2,	5	

c. 1 245 mm^3 = 0,01245 dl

dm^3			cm^3			mm^3		
hL	daL	L	dL	cL	mL			
					1	2	4	5
			0,	0	1	2	4	5

d. 0,0125 dg = 1,25 mg.

kg	hg	dag	g	dg	cg	mg		
				0,	0	1	2	5
						1,	2	5

5.2 Additionner plusieurs unités

12 L + 125 cm^3 + 0,0125 hL + 0,0013 cL = ? cL

Placer en fonction de leur unité respective, additionner puis donner le résultat dans l'unité voulue :

	dm^3			cm^3			mm^3		
	hL	daL	L	dL	cL	mL			
		1	2						
+				1	2	5			
+	0,	0	1	2	5				
+					0,	0	0	1	3
		1	3	3	7,	5	0	1	3

5.3 Additionner et soustraire plusieurs unités

Regrouper les additions dans l'unité voulue, regrouper les soustractions dans l'unité voulue, et faire la soustraction finale.

Au cours d'une journée, M. Albert a absorbé 30 cL de thé, un demi-litre d'eau, 300 cm^3 de jus de fruit et 0,25 dm^3 de bouillon.

Au cours de la journée M. Albert a uriné 1,25 dL à 8 heures, 0,5 L à 14 h, 15 cL à 18 heures et 180 cm^3 à 22 heures.

Calculer le volume total de liquide non éliminé, en cm^3.

dm^3			cm^3		
hL	daL	L	dL	cL	mL
			3	0	
	+	0,	5		
	+		3	0	0
	+	0,	2	5	
		1	3	5	0

dm^3			cm^3		
hL	daL	L	dL	cL	mL
			1,	2	5
	+	0,	5		
	+		1	5	
	+		1	8	0
			9	5	5

1 350 cm^3 – 955 cm^3 = **395 cm^3**

Partie 3

Entraînement

1. Calculer : 2 h 31 min × 2 ; 4 h / 5 ; 3 h 29 min / 3.

2. Convertir en heures minutes secondes : 3 601 s ; 526 s ; 159 s.

3. Calculer : 5 h 26 min 12 s – 4 h 30 min 25 s

4. Des bassines ont des contenances respectives de 0,1 dm^3, 25 cm^3, 3 000 mL et 3 000 mm^3. Quel est le volume total contenu dans l'ensemble des bassines, en litres ?

5. Un bassin de 28 litres se déverse entièrement dans un bassin de 48 dm^3 rempli au tiers. Quel est le volume contenu dans le deuxième bassin ?

6. Un volume de 250 litres, c'est aussi en m^3 ?

7. Quel est le temps écoulé entre le 17 octobre 1992 et le 15 janvier 1996 ?

8. Calculer la valeur énergétique en kilocalories du produit laitier, connaissant les valeurs suivantes :

	Glucides (en g)	Protides (en g)	Lipides (en g)
Produit laitier	1	24	22

9. Compléter pour avoir le bon résultat.

a. 999,9 m + 1 ……… = 1 km

b. 750 g + ……… g = 1 kg

c. ……… mm + 12,8 cm = 13 cm

d. 432 L + ……… L = 4,5 hL

e. 950 m + ……… m = 1 km

f. 9,9 q + ……… q = 1 t

g. 1,25 kg + ……… g = 2 kg

h. 9,75 km + 0,25 ……… = 9,775 km

i. 18,5 cm + ……… mm = 20 cm

j. 1,999 km + 1 m = ……… km

10. Un verre contient 24 cL. Pour faire de la menthe à l'eau, il faut en proportion un huitième de menthe pour sept huitième d'eau. Combien de verres de menthe à l'eau pourra-t-on remplir avec une bouteille de sirop de menthe de 0,75 L ?

11. Combien de centilitres de soda reste-t-il dans une canette de 33 cL après avoir rempli un verre de 2 dL ?

12. Le responsable d'un stade doit arroser une pelouse de 3 000 m^2 à raison de 6 dm^3 par m^2. Pour cela, il utilise une pompe qui débite 90 litres par minute.

Quel doit être le temps d'arrosage en heures et minutes ?

13. Si une pompe débite 14 litres d'eau par seconde, combien de temps faudra-t-il pour remplir un bassin de 756 m^3 ?

14. On remplit d'eau une cuve avec une pompe qui verse 5 hL en une heure. Cependant la cuve est percée et elle perd 10 daL dans le même temps. Au bout de 4 heures, quelle quantité d'eau en litres sera présente dans la cuve ?

15. La moyenne journalière des verres bus par les 14 patients de l'unité Alzheimer est de 5 verres. Le patient A de l'unité étant absent pour des examens médicaux, la moyenne est alors ce jour de 4 verres.

a. Quel est le nombre de verres bus en moyenne par le patient A ?

b. Chaque verre contenant 20 cL, quelle quantité de liquide a été bu dans ce service ce jour en dL ?

16. Une poche de perfusion a un débit de 83,3 mL/h. Quel est ce débit en gouttes/min ? (1 mL = 20 gouttes)

17. Le débit d'une perfusion de glucose à 5 % est de 14 gouttes/min. Convertir en litre/jour. (1 mL = 20 gouttes)

18. Effectuer les opérations ci-dessous :

a. 7 dag + 3 kg + 2 hg + 5 g = … g

b. 1/4 hL + 3 L 1/2 = … L

c. 30 hL + 4 L + 2daL = … L

d. 27 dg + 158 mg + 46 cg = … g

e. 987 cg – 52 dg = … mg

f. 3 hm + 7 dam – 31 cm + 22 m = … m

g. 225 L – 9 daL + 37 dL + 21 mL = … L

h. 2 km – 11 dam + 30 m + 42 cm = … hm

i. 280 dag + 38 dg + 52 mg = … kg

j. 68 dL + 7 daL – 53 mL + 2 hL = … L

k. 15 m^2 + 5 dm^2 + 3 hm^2 = … dam^2

l. 30 dam^3 + 20 dm^3 – 458 m^3 = … L

m. 81 dL + 65 dm^3 + 25 mL + 12 cm^3 = … L

19. Pour traiter une plantation de rosiers, un jardinier doit pulvériser un liquide à raison de 25 kg de produit à dissoudre dans 1 m^3 d'eau. Quelle est la quantité de produit qu'il doit utiliser dans un pulvérisateur contenant 5 litres d'eau ?

20. Soit un solide en cuivre de 61 cm^3 et de 0,47 kg. Quelle est la masse volumique en g/cm^3 (arrondir au centième).

Corrigés

1. 2 h 31 min × 2 = (2 h × 2) + (31 min × 2) = 4 h 62 min = 4 h (60 + 2) min = (4 + 1) h 02 min = 5 h 02 min.

4 h / 5 = (4 × 60) min / 5 = 240 min / 5 = 48 min.

3 h 29 min / 3 = 1 h 09 min 40 s

	3 h	29 min			3
–	3 h	↓			1 h 09 min 40 s
	0	29 min			
	–	27 min			
		2 min	→	120 s	
			–	120 s	
				0	

2. 3 601 s = 3 600 s + 1 s = 1 h 00 min 01 s.

526/60 = 8 reste 46 = 0 h 08 min 46 s.

159/60 = 2 reste 39 = 0 h 02 min 39 s.

3. 5 h 26 min 12 s – 4 h 30 min 25 s = 55 min 47 s

	5 h	26 min	12 s	(1)	5 h	26-1 = 25 min	12 + 60 = 72 s
–	4 h	30 min	25 s	(2)	5–1 = 4 h	25 + 60 = 85 min	72 s
(3)	4 h	85 min	72 s				
–	4 h	30 min	25 s				
		55 min	47 s				

(1) Je convertis une minute en 60 secondes pour pouvoir faire la soustraction.

(2) Je convertis 1 heure en 60 minutes pour pouvoir faire la soustraction.

(3) Je peux soustraire.

4. Le volume total contenu dans l'ensemble des bassines est de 3,128 litres.

dm^3			cm^3			mm^3		
hL	daL	L	dL	cL	mL			
		0,	1					
	+			2	5			
	+	3	0	0	0			
	+				3	0	0	0
		3,	**1**	**2**	**8**	**0**	**0**	**0**

5. 48/3 = 16 dm^3 ; 28 L = 28 dm^3 donc 16 + 28 = 44 dm^3.

6. 250 L = 0,25 m^3

Corrigés

7. 17 octobre 1992 → 17 octobre 1995, 3 ans = 3 × 365 = 1 095 j.

17 octobre 1995 → 15 janvier 1996 = [(octobre) 30 – 16 = 14 j] + [(novembre) 30 j] + [(décembre) 31 j] + [(janvier) 15 j] = 90 j donc 1 095 + 90 = 1 185 j.

Remarque

Attention aux années bissextiles. Elles comptent 366 jours et reviennent tous les 4 ans. Pour savoir si une année est bissextile, il faut qu'elle obéisse à une des deux règles suivantes :

- être divisible par 4 mais pas divisible par 100 (ex. : ici, 1992 et 1996 étaient bissextiles) ;
- si divisible par 100, il faut être divisible par 400 (ex. : 1900 non mais 2000 oui).

8. Sachant que :

- protéines : 1 gramme de protéine apporte 4 kcal,
- glucides : 1 gramme de glucide apporte 4 kcal,
- lipides : 1 gramme de lipide apporte 9 kcal.

	Glucides (en g)	Protides (en g)	Lipides (en g)	Total
Produit laitier	1	24	22	
kcal	1 × 4 = 4	24 × 4 = 96	22 × 9 = 198	4 + 96 + 198 = 298

La valeur énergétique de ce produit laitier est de 298 kcal.

9. Compléter pour avoir le bon résultat.

a. 999,9 m + 1 dm ou 0,1 m = 1 km

b. 750 g + 250 g = 1 kg

c. 2 mm + 12,8 cm = 13 cm

d. 432 L + 18 L = 4,5 hL

e. 950 m + 50 m = 1 km

f. 9,9 q + 0,1 q = 1 t

Remarque

Le quintal (q) vaut 100 kg et la tonne vaut 1 000 kg.

g. 1,25 kg + 750 g = 2 kg

h. 9,75 km + 0,25 hm = 9,775 km

i. 18,5 cm + 15 mm = 20 cm

j. 1,999 km + 1 m = 2 km

10. 24 × 1/8 = 3 cL. 0,75 L = 75 cL → 75/3 = 25 verres

11. 33 cL = 3,3 dL → 3,3 – 2 = 1,3 dL = 13 cL

12. Volume d'eau qui doit être utilisé : 3 000 × 6 = 18 000 dm3 = 18 000 L

Le temps d'arrosage = volume/débit = 18 000/90 = 200 minutes = 3 heures et 20 minutes.

13. Conversion m3 en litres : 756 m^3 = 756 000 L

Temps de remplissage = 756 000/14 = 54 000 s

Conversion temps : 1 heure = 3 600 s → 54 000 s = 54 000/3 600 = 15 heures.

14. 5 hL = 500 L ; 10 daL = 100 L

Quantité d'eau dans la cuve au bout d'une heure : 500 – 100 = 400 L.

Au bout de 4 heures ⇒ 4 × 400 = 1 600 L.

15. **a.** S = somme des verres des patients sauf A ; (S + A)/14 = 5 donc A = 70 – S ;
Or S/13 = 4 donc S = 4 × 13 = 52. À = 70 – 52 = 18 verres.

b. 52 × 20 = 1 040 cL = 104 dL

16. Débit = Vol en gouttes/ temps en sec = (83,3 × 20)/60 = 28 gouttes/min (par excès)

17. Débit = (14 × 60 × 24)/20 = 1008 mL/j = 1L/j (par défaut)

18. **a.** 7 dag + 3 kg + 2 hg + 5 g = 3 275 g

b. 1/4 hL + 3 L 1/2 = 0,25 hL + 3,5 L = 28,5 L

c. 30 hL + 4 L + 2 daL = 3 024 L

d. 27 dg + 158 mg + 46 cg = 3,318 g

e. 987 cg – 52 dg = 4 670 mg

f. 3 hm + 7 dam – 31 cm + 22 m = 391,69 m

g. 225 L – 9 daL + 37 dL + 21 mL = 138,721 L

h. 2 km – 11 dam + 30 m + 42 cm = 19,204 2 hm

i. 280 dag + 38 dg + 52 mg = 2,803 852 kg

j. 68 dL + 7 daL – 53 mL + 2 hL = 276,747 L

k. 15 m^2 + 5 dm^2 + 3 hm^2 = 300,1505 dam^2

l. 30 dam^3 + 20 dm^3 – 458 m^3 = 29 542 020 L

m. 81 dL + 65 dm^3 + 25 mL + 12 cm^3 = 73,137 L

19. 25 kg = 25 × 10^3 g ; 5 L = 5 dm^3 = 5 × 10^{-3} m^3 ;
25 × 1 000 × 5 × 0,001 = 125 g

20. 0,47 kg = 470 g <=> 470/61 = 7,70 g cm^3

CORRIGÉS

Calculs de doses, concentration et dilution

9

Le calcul des doses est une partie importante à connaître dans la poursuite des études en IFSI. Cela présuppose la connaissance des unités de mesures (poids, capacité, volume, temps et débit), ainsi que la maîtrise de la proportionnalité et des pourcentages.

1 Débit

Le débit correspond à l'écoulement du volume d'un liquide pendant une unité de temps. On peut l'assimiler à une vitesse : c'est la **vitesse d'écoulement d'un liquide**.

$$\textbf{Débit} = \frac{\textbf{Volume (en gouttes ou en mL)}}{\textbf{Durée (en min ou h)}}$$

Exemple : Le médecin a prescrit une perfusion intraveineuse de 500 mL de sérum glucosé 10 % à passer en 24 heures Quel sera le débit de la perfusion en mL/h, mL/min et gouttes/min ?

$$\mathrm{D} = \frac{V}{t} = \frac{500}{24} = \mathbf{20{,}8\ mL/h}$$

$$20{,}8 \div 60 = \mathbf{0{,}347\ mL/min}$$

$$0{,}347 \times 20 \approx 6{,}94 \text{ gouttes/min donc } \mathbf{7\ gouttes/min}$$

2 Concentration

La concentration est la masse de produit dissout (soluté) dans l'unité de volume d'une solution (solvant). On parle de **concentration massique**.

$$\textbf{Concentration} = \frac{\textbf{Masse de produit}}{\textbf{Volume de solution}}$$

L'unité de la concentration est généralement exprimée en **poids par unité de volume** : g/L, mg/mL, etc.

Mais on peut également l'exprimer sous forme de **pourcentages** : (pour cent : % ; pour mille : ‰ ; pour dix mille ‱). Une solution dosée à **5 %**, signifie qu'il y a **5 g de produit dans 100 mL de solution**.

Partie 3

Exemple :

- Calculez la concentration massique en g/L d'une solution de 4,5 kg de NaCl dont le volume atteint 15 000 ml.

$$\text{Concentration} = \frac{4\,500 \text{ g}}{15 \text{ L}} = 300 \text{ g/L}$$

- Un sérum physiologique contient 0,90 % de chlorure de sodium. Quelle est la concentration massique en chlorure de sodium de ce sérum en g/L ? Il y a 0,9 g de chlorure de sodium dans 100 mL de solution de sérum, ce qui équivaut à :

$$\text{Concentration} = \frac{0{,}9 \text{ g}}{100 \times 10^{-3} \text{ L}} = \frac{0{,}9 \text{ g}}{0{,}1 \text{ L}} = 9 \text{ g/L}$$

3 Dilution

La **dilution** est un procédé consistant à obtenir une solution finale de concentration, inférieure à celle de départ, soit par l'ajout de solvant, soit par prélèvement d'une partie de la solution puis en complétant avec du solvant pour garder le même volume.

Un **solvant** est une substance qui a la propriété de dissoudre, de diluer ou d'extraire d'autres substances sans les modifier chimiquement et sans lui-même se modifier. L'eau est le solvant le plus courant.

Exemple : vous diluez du sucre (soluté) dans un café (où l'eau est le solvant).

3.1 Dilution par ajout de solvant

Cela signifie ajouter du solvant à une solution déjà existante.

Solution	Est souvent appelée
État initial, solution de départ, solution initiale (avec concentration initiale et volume initial)	Solution « mère »
État final, solution après modification, solution finale (avec concentration finale et volume final)	Solution « fille »

Conséquence d'une dilution sur la concentration : la concentration massique de la solution fille est toujours inférieure à celle de la solution mère. C'est logique car en ajoutant du solvant, on augmente d'une part le volume de la solution mais on baisse d'autre part la concentration de la solution.

PROPRIÉTÉ IMPORTANTE

Lors d'une dilution, la masse de soluté dissout ne change pas, puisque l'on n'ajoute que du solvant.

Donc : $\textbf{masse}_{\textbf{mère}} = \textbf{masse}_{\textbf{fille}}$

et $\textbf{Concentration}_{\textbf{mère}} \times \textbf{Volume}_{\textbf{mère}} = \textbf{Concentration}_{\textbf{fille}} \times \textbf{Volume}_{\textbf{fille}}$

> **! Attention** Les unités de la concentration et du volume doivent être identiques de chaque côté de l'égalité.

Exemple : vous disposez de 250 mL d'une solution de vinaigre à 33 %. Trouvant que cette solution est trop concentrée, vous y ajoutez 500 mL d'eau. Calculez la concentration de la solution finale.

On connaît 3 paramètres, on veut calculer le 4e :

$C_m = 33\ \%$; $V_m = 250$ mL ; $C_f = ?$ et $V_f = 250 + 500 = 750$ mL

Bien entendu, le volume fille (V_f) est constitué du volume de départ (V_m) plus ce que l'on rajoute.

$$33 \times 250 = C_f \times 750 \Leftrightarrow C_f = \frac{33 \times 250}{750} = \frac{3 \times 11 \times 25}{3 \times 25} = 11\ \%$$

La concentration de la solution finale (solution fille) est de 11 %.

> **! Attention** Du côté mère nous avons la C_m en % et le V_m en mL, on doit retrouver ces mêmes unités du côté fille !

Augmenter un volume en le multipliant **n fois** fait baisser la concentration en la divisant **n fois**.

Exemple : reprenons l'exemple ci-dessus : le volume est passé de 250 mL à 750 mL, il a été multiplié par 3. La concentration va donc être divisée par 3 : 33 %/3 = 11 %.

Partie 3

3.2 Dilution par prélèvement

C'est ce que l'on appelle faire une dilution au 10e, au 100e, au 1 000e, etc. Diluer au 100e une solution consiste à diviser par 100 la concentration de la solution mère.

Exemple : vous devez réaliser la dilution d'une solution mère à $C_m = 1{,}25$ g/L afin d'obtenir une solution fille à $C_f = 0{,}0125$ g/L. Vous ne disposez que d'une fiole jaugée de 20 mL pleine de solution mère et d'une pipette graduée. 20 mL de cette solution mère. Comment procéder ?

La dilution sera de $C_m/C_f = 1{,}25/0{,}0125$ soit 1/100e. On prélève à la pipette 1/100e de la solution mère, c'est-à-dire 20/100 = 0,2 mL. On vide la fiole de solution mère, on introduit les 0,2 mL précédemment prélevés, puis on remplit d'eau distillée jusqu'à obtenir à nouveau un volume de 20 mL (il faut ajouter 19,8 mL d'eau distillée à 0,2 mL pour avoir 20 mL).

4 Calculs de doses

Ces calculs sont utilisés pour les prescriptions médicales. Il faut, quand c'est le cas, prendre en compte le poids du patient pour calculer la dose précise qu'il faut délivrer au patient.

Il y a deux types de calculs de doses : le débit d'une perfusion en fonction de la dose (à voir dans la fiche du débit) et le calcul de dose pour une prescription journalière, par exemple, par voie orale ou par injection (voie parentérale).

La règle de trois et la conversion sont primordiales.

Exemples :

- M.-J., 65 kg, doit recevoir un traitement par antibiotique 4 mg/kg/jour en deux injections intramusculaires. Calculer la quantité en mg reçue par M.-J. à chaque injection. M.-J. pèse 65 kg, avec la règle de trois, on va calculer la dose journalière d'antibiotique : dose journalière = 4 × 65 = 260 mg par jour. Par injection : 260/2 = 130 mg
- Une boîte de paracétamol dosé à 1 g est constituée de 8 comprimés. M. W. doit prendre 500 mg de paracétamol deux fois par jour.

a) Combien de comprimés lui donner à chaque prise ?

1 comprimé → 1 000 mg. **Cela fait 1/2 comprimé par prise**.

? comprimé → 500 mg

b) Quelle sera la durée de la boîte ?

500 mg × 2 = 1 000 mg/jour ou 1 comprimé/jour. La boîte contient 8 comprimés, sa durée sera de **8 jours**.

Entraînement

1. Calculez la quantité de produit actif, en gramme(s), contenue dans :

a. un flacon de 500 mL de sérum glucosé dosé à 2,5 % ;

b. un tube de 40 g de gel dosé à 2,5 %.

2. Vous disposez d'un flacon de N. de 1,5 ml contenant 75 mg de principe actif. Vous devez injecter 65 mg. Quel volume prélèverez-vous ?

3. Transformer les concentrations suivantes en g/L.

a. Du jus concentré à 25 %.

b. De l'eau sucrée à 14 %.

4. Transformer les concentrations suivantes en pourcentages.

a. 5 g/100 mL

b. 300 g/L

c. 40 mg/mL

d. 0,001 g/mL

5. Quelle masse de soluté doit-on utiliser pour faire 100 mL d'une solution concentrée à 25 g/L ?

❒ **a.** 0,025 g

❒ **b.** 0,25 g

❒ **c.** 2,5 g

❒ **d.** 25 g

❒ **e.** 1 g

6. Quel volume de solution obtiendra-t-on si l'on désire avoir une concentration de 50 g/L et que l'on utilise 5 g de soluté ?

❒ **a.** 0,001 L

❒ **b.** 0,01 L

❒ **c.** 0,1 mL

❒ **d.** 10 mL

❒ **e.** 100 mL

7. Un antibiotique est donné à Marie, 30 kg, à la dose quotidienne de 50 mg pour 5 kg de poids, répartie en 3 prises. Le médicament se présente sous la forme de comprimés dosés à 5 cg, conditionnés en boîtes de 20 comprimés.

Combien de comprimés lui donner à chaque prise ?

❒ **a.** 1

❒ **b.** 2

❒ **c.** 3

❒ **d.** 4

❒ **e.** 5

8. Vous devez administrer du R. à raison de 0,5 mg/kg/24 heures en 3 prises à M. Jean âgé de 18 ans et pesant 60 kg. Chaque comprimé est dosé à 10 mg.

A. Quelle quantité de R. ce patient reçoit-il par 24 heures en mg ?

❒ **a.** 30

❒ **b.** 300

❒ **c.** 3

❒ **d.** 0,3

❒ **e.** 0,003

B. Quelle quantité de R. en mg administre-t-on à chaque prise ?

❒ **a.** 0,01
❒ **b.** 0,1
❒ **c.** 0,5
❒ **d.** 1
❒ **e.** 10

C. Combien de comprimé administre-t-on à chaque prise ?

❒ **a.** 1/2
❒ **b.** 1
❒ **c.** 1,5
❒ **d.** 2
❒ **e.** 3

9. Une solution de potasse est concentrée à 60 g/L .Quel volume d'eau faut-il ajouter à 400 cm^3 de cette solution pour la diluer à une concentration de 18g/L ? Arrondir.

❒ **a.** 150 cm^3
❒ **b.** 633 cm^3
❒ **c.** 733 cm^3
❒ **d.** 833 cm^3
❒ **e.** 933 cm^3

10. Pour obtenir 150 mL d'une solution d'alcool à 6 % en volume, on utilise une fiole de 25 mL d'alcool de concentration inconnue que l'on dilue. Quelle est cette concentration ?

❒ **a.** 10 %
❒ **b.** 26 %
❒ **c.** 36 %
❒ **d.** 46 %
❒ **e.** 50 %

11. Prescription : 1 L de G5 % sur 24 heures avec 3 g de NaCl et 1 g de KCl par litre. Vous disposez de poches d'1 L de G5 %, d'ampoules de NaCl de 20 mL à 20 % et d'ampoules de KCl de 10 mL à 10 %. Combien prélevez-vous de NaCl et de KCl ? Calculer le débit de la perfusion en prenant en compte les électrolytes.

12. Une perfusion de 700 mL doit passer en 12 heures. Calculez le débit de celle-ci.

13. Mme P. doit prendre 3,75 mg par jour d'œstrogènes en 3 fois. Vous ne disposez pas de ce produit mais d'un produit de remplacement, qui se présente sous forme liquide, dosé à 0,625 mg d'œstrogènes pour 4 mL. Quel volume (en mL) devra-t-elle prendre à chaque fois ?

14. Mr D., diabétique insulinodépendant, reçoit chaque matin, avant son petit-déjeuner, 28 UI d'insuline. Cette insuline se présente sous forme de flacon de 10 mL dosé à 400 UI. Vous ne disposez que de seringues graduées en mL. Quel volume d'insuline reçoit M. D ?

15. Vous devez administrer un antibiotique à Guillaume, à raison de 100 000 UI/kg/jour, en 4 prises. Guillaume pèse 10 kg. L'antibiotique se présente sous forme d'une suspension buvable dosée à 250 000 UI/5mL. Quel est le nombre de cuillères à café données à Guillaume par jour et à chaque prise ?

Corrigés

1. **a.** 2,5 % : 2,5 g → 100 mL ; 2,5 × 5 = 12,5 g dans 500 mL.

b. 2,5 % : 2,5 g → 100 mL or 100 mL = 100 g donc 2,5 g → 100 g et dans 40 g il y aura (2,5 × 40)/100 = (80 + 20)/100 = 1 g.

2. 75 mg → 1,5 mL ; (65 × 1,5)/75 = (65 + 32,5)/75 = **1,3 mL.** 65 mg → ? mL.

3. **a.** 25 % : 25 g → 100 mL donc 25 × 10 = **250 g/L.**

b. 14 % : 14 g → 100 mL donc 14 × 10 = **140 g/L.**

4. **a.** 5 g/100 mL = 5 %

b. 300 g/L = 30 g/100 mL = 30 %

c. 40 mg/mL = 0,04 g/ mL = 4 g/100 mL = 4 %

d. 0,001 g/mL = 0,1 g/100 mL = 0,1 %

5. Réponse **c.** Avec la formule : C = m/V donc ici 25g/L = m/0,1 L.

On en déduit masse = 25 × 0,1 = 2,5 g.

Avec la règle de trois :

25 g	→	1 L	25 g	→	1 L	**25 × 0,1 = 2,5**
? g	→	100 mL	? g	→	0,1 L	

6. Réponse **e.** C = m/V donc V = m/C = 5/50 = 0,1 L = **100 mL.**

7. Réponse **b.** Attention dose quotidienne en fonction du poids.

Pour 30 kg, il faut administrer (30 × 50)/5 = 30 × 10 = 300 mg/jour.

En trois prises : 300/3 = 100 mg/prise.

5 cg = 50 mg ; 100/50 = 2 comprimés à chaque prise.

8. **A.** Réponse **a.** 0,5 × 60 = 30 mg/24h.

B. Réponse **c.** En trois prises, 30/3 = 10 mg.

C. Réponse **b.** 10 mg = 1 comprimé.

> **! Attention** Dans les exercices suivants, vérifiez que vous avez bien les mêmes unités de chaque côté de l'égalité. Si ce n'est pas le cas, faites la conversion appropriée.

9. Réponse **e.** État initial : C_i = 60 g/L et V_i = 400 cm^3. État final : C_f = 18 g/L et V_f = ?

$C_i \times V_i = C_f \times V_f$ donc $V_f = (C_i \times V_i)/C_f$ = (60 × 400)/18 ≈ 1 333 cm^3. Mais attention, ce n'est pas fini ! On a au départ 400 cm^3 et au final 1 333 cm^3, 1 333 – 400 = 933 cm^3 que l'on a rajoutés.

10. Réponse **c.** État initial : C_i = ? % et V_i = 25 mL. État final : C_f = 6 % et V_f = 150 mL. $C_i \times V_i = C_f \times V_f$ donc $C_i = V_f = (C_f \times V_f)/\ V_i$ = (6 × 150)/25 = 36 %.

Partie 3

11. Quantité de NaCl : 20 % → 20 g dans 100 mL, il nous en faut 3 g : 3 × 100/20 = 15 mL = 3/4 d'une ampoule.

Quantité de KCl : 10 % → 10 g dans 100 mL, il nous en faut 1 g : 1 × 100/10 = 10 mL = 1 ampoule

Le débit de la perfusion (D = Vol en gouttes/temps min) :

[(1 000 + 15 + 10) × 20]/(24 × 60) = 14 gouttes/min = XIV gouttes/min (par défaut).

12. D = (700 × 20)/(12 × 60) = 19 gouttes/min = XIX gouttes/min (par défaut).

13. Dose par prise : 3,75/3 = 1,25 mg ;

Produit de remplacement : 1,25 × 4/0,625 = 8 mL.

14. 28 × 10/400 = 0,7 mL

15. Dose quotidienne : 100 000 × 10 = 1 000 000 UI/j ;

Dose par prise : 1 000 000/4 = 250 000 UI. 1 cuillère à café par prise, soit 4 cuillères par jour.

Culture sanitaire et sociale

Partie **4**

1 Santé et santé publique

1 La « Santé »

Selon l'Organisation Mondiale de la Santé (OMS), la **santé** est « un état de complet bien-être physique, mental et social, et pas seulement l'absence de maladie ou d'infirmité ».

Pour être en bonne santé, **l'Homme a des besoins variés qui doivent être satisfaits**.

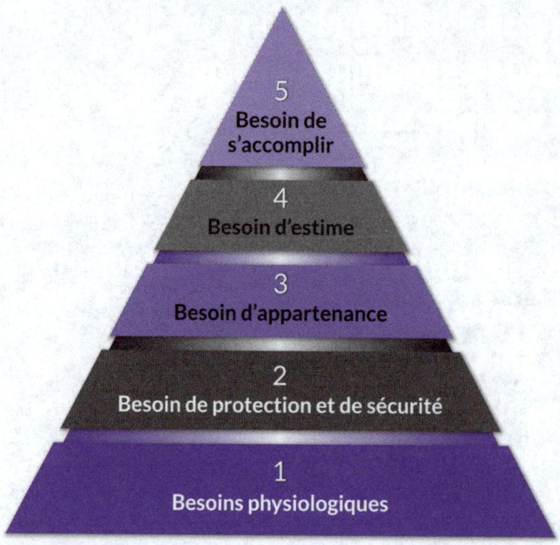

▶ « La pyramide de Maslow »

En France, l'Institut de veille sanitaire étudie l'état de santé de la population.

2 La « Santé Publique »

La **santé publique** est « la science et l'art de **prévenir les maladies**, de prolonger la vie et d'améliorer la santé physique et mentale à un niveau individuel et collectif. » (Organisation Mondiale de la Santé).

Les grands principes de la santé publique :

La santé est **un droit** garanti par l'État et les pouvoirs publics (**accès aux soins**).

Les pouvoirs publics identifient les besoins de santé de la population pour organiser les **politiques publiques** et **l'offre de soin**.

Les actions développées par la santé publique :

- assainir le milieu et lutter contre les maladies ;
- enseigner les règles d'hygiène personnelle ;
- organiser les services médicaux et infirmiers ;
- développer des mesures sociales en faveur de la santé.

En France, l'Institut de veille sanitaire étudie l'état de santé de la population.

3 Les déterminants de santé d'une population

La santé des individus est liée à leur environnement :

- Le **style de vie personnel** est influencé par la société et les contraintes financières.
- Le **lien social** permet de bénéficier d'un soutien (famille, amis…).
- Les **conditions de vie et de travail** : logement, travail (pénibilité, rémunération)…
- Le **contexte global** : conditions socio-économiques, politiques et environnementales du pays (niveau de vie de la population et les croyances culturelles).

▶ **Les déterminants de santé d'une population**

État de santé de la population	Santé globale : Physique mentale, psychosociale
Caractéristiques individuelles	Biologiques et génétiques Habitudes de vie et comportements
Milieu de vie	Familial, de travail, de logement…
Contexte global	Politique, Économique, Démographique, social…
Les systèmes	D'éducation, de santé, de solidarité (aides sociales)…

4 La prévention

La **prévention** recouvre les actions collectives visant à :

- **Protéger la santé des individus** en développant un environnement physique et social favorable à la santé : qualité de l'eau, de l'air, dépistages…
- **Promouvoir des comportements individuels responsables face à la santé** : incitation à l'activité physique, information sur les risques du tabagisme…

Partie 4

Prévention primaire = réduire l'apparition de nouveaux cas

- lutte contre l'apparition des maladies ;
- lutte contre le tabagisme, l'alcool, les drogues ;
- éducation alimentaire

Exemples :
- vaccination ;
- plan national « Nutrition santé » ;
- spots télévisés ; ...

Prévention secondaire = dépister les maladies au stade précoce

Les campagnes de dépistage précoce pour les cancers du sein chez la femme, les cancers colorectaux chez l'homme...

Prévention tertiaire = traiter les pathologies avérées

Le but est de sauver les malades, en réduisant les risques de rechute, d'incapacité, de handicaps, liés à la maldie

Exemples :
- chimiothérapie ;
- radiothérapie ;
- chirurgie ; ...

▶ **Les trois niveaux de prévention (OMS)**

En France, les dépenses de prévention représentent **6,5 % des dépenses totales de santé**.

4.1 Les priorités actuelles de la prévention

Depuis 2004, l'État a mis en œuvre des Plan Nationaux de santé Publique en faveur :

- de la lutte contre le cancer ;
- de la lutte contre les comportements à risque ou violent ;
- de la santé et de l'environnement ;
- de la recherche sur les maladies rares ;
- des soins des maladies chroniques.

Ces plans contribuent à réduire les inégalités de santé et la mortalité prématurée.

4.2 Les actions de prévention mises en œuvre

- L'**information sur la santé dans les établissements scolaires**.
- Le **développement de la prévention santé dans les espaces de travail** : visites médicales obligatoires, évaluation des risques d'accidents du travail…
- Le **développement de la prévention destinée aux personnes sans emplois**.
- L'**utilisation des médias** : campagnes de sensibilisation à la radio, à la télévision.
- L'**information des consommateurs** : slogans « ne mangez pas trop gras… »).

Entraînement

Sujet 1

Quelles sont les conséquences des troubles liés au sommeil sur la vie des individus ?

Sujet 2

Pourquoi la prévention santé doit viser prioritairement les enfants et les adolescents ?

Sujet 3

Santé publique France est l'agence nationale de santé publique, créée par la loi de modernisation du système de santé du 26 janvier 2016. Quelles sont les missions de cette agence nationale ?

Sujet 4

Les médecines alternatives : où en est la France ?

Partie 4

Corrigés

Sujet 1

Les troubles du sommeil sont très divers : insomnie, apnée du sommeil, troubles moteurs ou comportementaux. Ils ont, à court terme, des conséquences sur le quotidien des individus : difficultés de concentration, perturbations des apprentissages, etc. Chez les adolescents, un trouble important et durable du sommeil favorise l'échec ou le décrochage scolaire. Chez les adultes, ces difficultés de concentration au travail favorisent des accidents du travail (métiers du bâtiment, de la conduite routière…). Le manque de sommeil entraîne mauvaise humeur, irritabilité, ce qui perturbe les relations sociales des individus. Progressivement, les individus en manque de sommeil sont exposés à des troubles psychologiques et physiques plus importants : angoisses, sentiments de tristesse, dépression. Le risque d'une utilisation accrue des écrans est plus important. L'absence de sommeil favorise l'obésité et, donc, une mauvaise image de soi. Notre sommeil permet le maintien de nos défenses immunitaires. Le manque de sommeil favorise l'apparition du diabète et de l'hyper-tension. Les difficultés psychologiques telles que le stress sont souvent à l'origine de ces troubles et ne font que les aggraver.

Sujet 2

Actuellement, l'École joue de plus en plus un rôle central dans l'éducation à la santé, aujourd'hui inscrite dans le Socle Commun de connaissances et de compétences. Son inclusion dans les programmes scolaires permet de limiter les inégalités d'accès à l'information. Les ateliers de prévention santé permettent d'établir des liens avec les connaissances vues en classe, notamment en biologie. Autre élément non négligeable : l'influence des enfants sur leur cercle familial est très importante. Ils sont en capacité de restituer les informations à leurs proches et de les influencer par leur comportement. La santé des jeunes est préoccupante, particulièrement pour ceux issus de milieux défavorisés. Les axes forts de la politique actuelle sont : favoriser l'accès à une couverture santé complémentaire, définir les priorités concernant la santé des jeunes et augmenter le nombre de centres de santé dans les universités.

Sujet 3

Santé Publique France dispose de fortes compétences en épidémiologie, en prévention et dans l'intervention auprès de la population. Sa mission première est de protéger efficacement la santé de la population, sur l'ensemble des territoires français. Ainsi, elle assure la veille sur les risques sanitaires susceptibles d'altérer la santé des individus. Elle promeut la santé et la réduction des risques. Elle développe également des plans de prévention et d'éducation pour la santé. Enfin, elle assure la préparation des réponses aux menaces identifiées ou susceptibles d'apparaître. À ce titre, elle est chargée du lancement de l'alerte sanitaire.

Sujet 4

Le développement des médecines alternatives est lié à une envie de se soigner autrement, plus naturellement. Un tiers de la population française a déjà eu recours à un spécialiste non conventionné. Les individus ont moins confiance dans la médecine et dans les traitements industriels. L'OMS s'est prononcée en faveur de l'intégration de ces médecines dans les systèmes de santé des États. Ces médecines regroupent plus de 400 spécialités (homéopathie, acupuncture, ostéopathie…). Certaines spécialités sont reconnues par l'OMS.

Cependant, certains praticiens n'hésitent pas à profiter de la vulnérabilité des personnes malades pour leur prodiguer des soins onéreux et inefficaces. Actuellement, seule l'homéopathie et l'acupuncture sont réglementées et exercées par des médecins ayant suivi une formation complémentaire.

La santé de la population en France

2

La santé des Français a beaucoup évolué grâce aux progrès de la science et de la médecine, à l'amélioration des conditions de travail et au développement de la protection sociale.

1 Les indicateurs de santé

Les **indicateurs de santé** sont des éléments quantifiables qui permettent de comparer des informations sur l'état de santé des populations.

LES CATÉGORIES D'INDICATEURS DE SANTÉ

LES INDICATEURS DÉMOGRAPHIQUES
- la natalité
- la fécondité
- la pyramide des âges
- l'évolution de la population

LES INDICATEURS SANITAIRES
- l'espérance de vie
- la mortalité
- la morbidité

LES INDICATEURS DE BIEN-ÊTRE SOCIAL
- l'emploi
- les ressources économiques de la population
- l'accès à l'éducation
- l'accès aux soins
- le temps de loisirs

2 L'espérance de vie

L'**espérance de vie** est le nombre moyen d'année que vivra un individu, dans un contexte et un lieu précis (un pays, par exemple).

L'**espérance de vie en bonne santé** est le nombre d'année moyen qu'un individu vivra en bonne santé, c'est-à-dire, sans handicap, incapacité, dépendance…

En 2019, en France, les **femmes** vivent en moyenne **85,7 ans**, et les **hommes** **79,8 ans**. En 60 ans, l'espérance de vie a **progressé de 14 ans en moyenne**.

L'**évolution favorable** de l'espérance de vie est liée aux progrès de la médecine (traitements, innovations chirurgicales…), à l'amélioration du niveau de vie (logement, réduction du temps de travail…), à une meilleure couverture vaccinale, à la lutte contre les maladies infectieuses (antibiotiques, hygiène publique…), au développement de la prévention, des hôpitaux, de l'accès à la protection sociale…

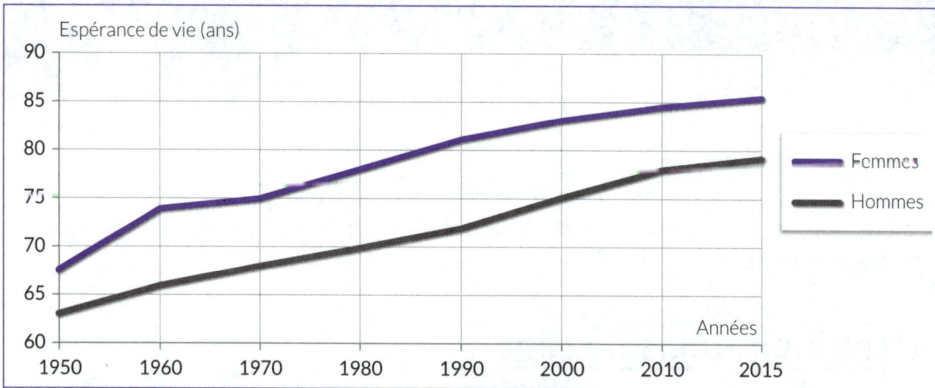

▶ **Évolution de l'espérance de vie en France depuis 1950**

L'écart entre les hommes et les femmes diminue : 8,3 ans en 1992 contre 6,1 ans en 2016. Cela s'explique par :

- des différences biologiques : les femmes vivent naturellement plus longtemps ;
- des conditions de travail plus supportables ;
- des modes de vie féminins plus proches de ceux des hommes (alcool, tabac).

3 La mortalité

Mortalité : nombre de décès au sein d'une population pendant une période donnée. **Mortalité prématurée** : mortalité avant 65 ans.

La **mortalité générale en France est faible**. Mais, la **mortalité prématurée** reste élevée : elle représente environ **20 % des décès**. Les hommes sont plus touchés, car ils sont davantage concernés par les accidents et les suicides, le sida, les pénibilités professionnelles, la consommation de drogues dures (overdoses, cancers…).

▶ **Les principales causes de mortalité en France**

Principales causes de décès dans la population totale	Principales causes de décès prématurés
Cancers : 157 400 décès en 2018	Cancers : 38 % des décès prématurés
Les MCV : 150 000 décès/an	MCV : 15 % des décès prématurés
Maladies respiratoires : 44 000 décès	Morts violentes : 20 % des décès prématurés
Les morts violentes : 43 000 décès/an	L'alcoolisme et le tabagisme

4 La natalité, la mortalité infantile et maternelle

Le **taux de natalité** est le nombre de naissance dans une population donnée.

4.1 Tendances et chiffres clés

La natalité	758 000 naissances en 2018, soit 1,87 enfant par femme Les naissances prématurées augmentent : 6 à 8 % des naissances Le nombre de grossesse tardive augmente
La mortalité infantile	La mortalité infantile recule : 3,8 naissances pour 1 000 en 2018.
La mortalité maternelle	Elle est rare : 85 décès par an environ.

4.2 Les naissances prématurées

La **prématurité** est une naissance avant le terme normal de la grossesse.

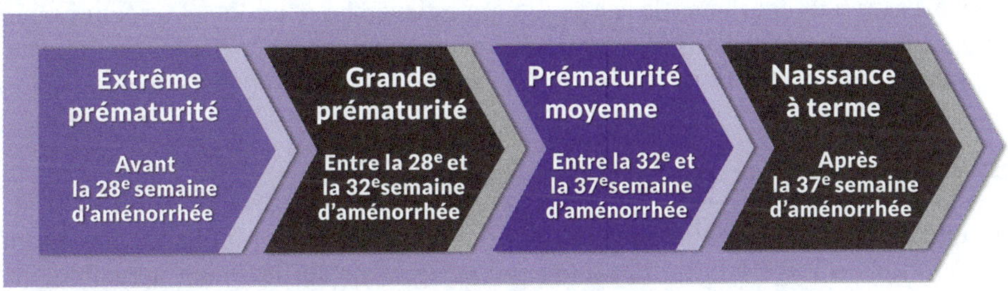
Extrême prématurité
Avant la 28e semaine d'aménorrhée
Grande prématurité
Entre la 28e et la 32e semaine d'aménorrhée
Prématurité moyenne
Entre la 32e et la 37e semaine d'aménorrhée
Naissance à terme
Après la 37e semaine d'aménorrhée

▸ **Les niveaux de prématurité**

Les causes des naissances prématurées sont nombreuses : antécédent d'accouchement prématuré ; grossesse multiple (jumeaux, triplés ou plus) ; maigreur ou l'obésité ; jeune âge (moins de 16 ans) ou grossesse tardive (plus de 35 ans) ; tabagisme…

Les risques liés à la prématurité sont : un petit poids de naissance (inférieur à 2,5 kg) ; une surexposition aux infections et aux problèmes de santé dans l'enfance ; un décès néonatal ; le risque de handicap ; le syndrome de détresse respiratoire ; des carences alimentaires ; l'impact émotionnel sur la famille.

4.3 Les grossesses tardives

Grossesse tardive : grossesse après 35 ans.

20 % des enfants nés aujourd'hui ont une mère âgée de 35 ans ou plus, contre 8 % en 1980. Le nombre d'accouchement après 40 ans a doublé en 20 ans.

Les femmes ont tendance à avoir des enfants de plus en plus tard, à cause de l'allongement de la durée des études et l'entrée tardive sur le marché du travail, et de la conciliation difficile entre vie professionnelle et vie personnelle.

Les grossesses tardives augmentent le risque de fausse couche (33 % à partir de 40 ans, 50 % après 45 ans) ; le risque de prématurité ; les risques de malformations, de trisomies 21, de petit poids de naissance, l'hypertension et le diabète chez la mère.

4.4 La mortalité infantile et maternelle

La **mortalité infantile** est le nombre de décès d'enfants de moins de un an.

La **mortalité maternelle** est la mort d'une femme pendant ou dans un délai de 42 jours suite à son accouchement.

La **mortalité maternelle en France** est de 85 décès par an en moyenne. La majorité des décès est due à des dysfonctionnements des institutions de soin. Le taux de **mortalité infantile en France** est de 4 pour 1 000.

Les causes les plus courantes de la moralité infantile en France sont les affections périnatales (durant la grossesse) ; les anomalies congénitales ; les maladies de l'appareil respiratoire ; la mort subite du nourrisson ; les maladies infectieuses et parasitaires.

5 La santé des enfants

La santé des enfants est extrêmement importante, car elle a une influence sur la santé des individus à l'âge adulte. Plusieurs préoccupations se dessinent actuellement :

- la **santé bucco-dentaire** ;
- le **surpoids** et **l'obésité** touchent plus les enfants, et de plus en plus tôt ;
- les **accidents de la vie courante** ;
- l'**asthme** touche environ 10 % des enfants.

6 Les personnes âgées

Le vieillissement entraîne un ensemble de problèmes liés à la santé :

- l'**ostéoporose** favorise les fractures. Les femmes sont davantage touchées ;
- les **accidents de la vie courante** : en 2010, 16 027 décès sont survenus chez les 65 ans et plus. Les chutes sont la cause la plus importante ;
- les maladies neurodégénératives (comme **Alzheimer** et **Parkinson**).

Les **maladies neurodégénératives** affectent le cerveau et le système nerveux. Les personnes malades perdent progressivement leur faculté (mémoire, mouvement…).

Le nombre de personnes atteintes d'**Alzheimer** et **Parkinson** est en augmentation. Les **hommes sont plus touchés** que les femmes. Les cas précoces sont en hausse : environ **20 % des patients sont touchés avant 65 ans**.

Entraînement

Sujet 1

Qu'est-ce que les maladies iatrogènes ? Comment les prévenir ?

Sujet 2

Comment lutter contre les déserts médicaux ?

Sujet 3

Un logement peut-il nous rendre malade ?

Sujet 4

Quels sont les enjeux de la santé auditive en France ?

Corrigés

Sujet 1

Les maladies iatrogènes sont liées à un traitement médical ou à une prise de médicament. Elles sont liées ou non à une erreur médicale. Les personnes âgées sont les plus exposées : les plus de 72 ans représentent 32 % des hospitalisations en urgence à cause des médicaments. L'iatrogène est responsable en France de 10 % des hospitalisations et 8 000 décès par an sont attribuables aux interactions médicamenteuses. Les hôpitaux très touchés par les infections nosocomiales.

Afin de limiter ces événements, il faut poursuivre le renforcement des contrôles d'hygiène et de sécurité dans les établissements de soin. Les pharmaciens doivent participer davantage à l'information des personnes. Les médecins doivent veiller à donner des indications claires et précises aux patients.

Sujet 2

Depuis 2012, le **Pacte Territoire Santé** vise à enrayer les déserts médicaux. Les étudiants de médecine sont dans l'obligation, depuis 2017, de réaliser un stage en médecine générale. La mise en place de Contrat d'engagement de service public (CESP) vise à promouvoir l'installation des internes dans des régions dépourvues de médecins. Les médecins signant un CESP bénéficient d'une bourse de 1 200 € bruts par mois, ainsi que d'un accompagnement dans leur installation et leur prise de fonction. Le contrat de praticien territorial de médecine générale (PTMG) a pour but d'encourager les praticiens diplômés à investir certains territoires.

Le Pacte Territoire Santé prévoit la création de 200 maisons de santé supplémentaires est prévue pour fin 2015. L'accès aux soins d'urgences est renforcé sur les territoires isolés par le déploiement de professionnels hospitaliers et salariés pouvant soutenir les structures ambulatoires. Enfin, les hôpitaux de proximité s'adaptent pour répondre aux besoins des territoires.

Sujet 3

Actuellement, près de 4 millions de logements vivent dans la précarité énergétique. La Fondation Abbé Pierre dénonce le fait que le logement « devient un risque aggravant pour la santé ». Les logements peuvent devenir de véritables facteurs aggravant notre état de santé physique et mental. L'humidité augmente les risques d'allergies et peut générer des problèmes respiratoires importants. L'apparition de moisissures est aussi très risquée pour la santé (irritations des muqueuses des voies respiratoires supérieures et symptômes d'allergie comme les bronchites ou l'asthme). Une majorité des ménages précaires utilisent des méthodes complémentaires pour se chauffer, tel que les poêles à pétrole…

Sujet 4

La santé auditive est souvent considérée comme une préoccupation touchant les personnes de 60 ans et plus.

La prévention alerte beaucoup les jeunes sur les risques de surexposition à la musique (discothèque, écouteurs, etc.). Mais la problématique de la santé auditive concerne tous les âges de la vie. Elle s'inscrit dans la valorisation d'une véritable hygiène de vie sur nos pratiques d'écoute. En effet, une altération de l'audition impacte la vie sociale, car la communication devient compliquée. L'enjeu est de parvenir à faire comprendre à la population l'importance de réaliser des bilans auditifs réguliers, de sorte à améliorer l'état de santé sans attendre le vieillissement. Ce dépistage de l'audition doit concerner toute la population. Chez l'enfant il permet de prévenir les troubles du langage et des apprentissages et d'engager si nécessaire un accompagnement médico-social adapté dès le plus jeune âge. L'enfant peut alors bénéficier rapidement d'appareillage et d'outils pédagogiques adaptés, facilitant son intégration. Chez l'adulte, l'atteinte de l'audition a un réel impact sur l'état de santé générale et sur l'équilibre psychologique de la personne. Cela peut aussi augmenter les risques d'accidents du travail et les ruptures familiales. Le risque d'altération de la vie sociale est une problématique récurrente.

Chez les séniors, la perte d'audition entraîne une modification des comportements et augmente le risque d'isolement, et contribue à accélérer le déclin physique et cognitif.

Surpoids, obésité et alimentation

3

L'alimentation est devenue une **problématique de santé publique** à l'échelle mondiale : l'hygiène alimentaire permet de préserver l'état de santé et le confort des individus. L'évolution de **notre alimentation est liée aux évolutions de la société**.

1 Surpoids et obésité

Le **surpoids** se définit comme l'accumulation anormale de graisse par le corps, lié à une alimentation déséquilibrée.

L'**obésité** constitue une véritable maladie, voire un handicap, car elle limite les possibilités de déplacements et d'activité physique des individus.

L'**indice de masse corporelle (IMC)** permet de mesurer le taux de surpoids d'un individu. *Le calcul de l'IMC = Poids/taille²*.

L'OMS définit :

- le surpoids comme un IMC égal ou supérieur à 25 ;
- l'obésité comme un IMC égal ou supérieur à 30.

1.1 État des lieux en France et dans le monde

L'obésité est une épidémie mondiale. L'obésité et le surpoids provoquent le décès de **près de 3 millions de personnes chaque année**.

En 2016, 39 % des adultes de plus de 20 ans étaient en surpoids dans le monde, et 13 % obèses (11 % des hommes et 15 % des femmes). 42 millions d'enfants de moins de 5 ans sont en surpoids ou obèse.

En France : **17 % des adultes sont concernés par l'obésité en 2019**, contre seulement 6,1 % en 1980. En 2015, **40 % de la population française est en surpoids**.

L'Amérique latine et l'Asie sont particulièrement touchées car elles ont connu l'**installation massive de la restauration rapide** aux dépens de l'alimentation traditionnelle plus saine. Les **espaces urbains sont plus touchés que les campagnes** : entre 1996 et 2006, le nombre d'obèses a augmenté de 156 %.

En 2006, près de **30 % des Asiatiques pratiquaient ce mode de restauration au moins une fois par semaine**. Le nombre de personnes en surpoids en Chine représente un quart de la population.

REPÈRES

Un problème de santé complexe pour les pays du Sud

Ils connaissent une hausse fulgurante du surpoids et de l'obésité, qui se cumule aux maladies infectieuses et à la dénutrition. Sur leur territoire, cohabitent des populations suralimentées et sous-alimentées.

1.2 Des causes multiples

- Les **facteurs génétiques** favorisent le surpoids chez certains individus. Cependant, en dehors d'une alimentation déséquilibrée, l'obésité ne peut exister.
- **Le manque d'éducation alimentaire :** Une partie de la population ne sait plus s'alimenter (trop de protéine animale et peu de fruits, légumes, produits laitiers).
- **L'intensification des rythmes professionnels** : Le temps de pause le midi diminuent et les individus se tournent vers la restauration rapide.
- La **sédentarisation** (baisse des activités physiques, hausse du travail de bureau…).
- Les **supermarchés** et de l'**industrie agroalimentaire.**
- La réduction **du temps consacré à la préparation et à la prise des repas**.
- La **précarité** : le nombre de personnes obèses est plus important dans les milieux défavorisés. L'écart entre les catégories sociales s'accroît.

1.3 Des conséquences désastreuses

Chez les populations ayant souffert de **carences nutritives**, comme dans les pays émergents, l'impact de ces pathologies sur la santé est décuplé.

Un IMC élevé augmente :

- Le **risque de maladies chroniques** : diabète, hypertension artérielle, maladies cardiovasculaires… L'apparition du diabète chez certains enfants est très inquiétante.
- Les **troubles musculo-squelettiques**, surtout l'arthrose.
- La **déformation du squelette**, surtout chez les enfants, peut être irréversible.
- Des **troubles respiratoires** (essoufflement, apnée du sommeil…).
- Des **dérèglements hormonaux**.
- Des **troubles digestifs**, des vomissements volontaires ou involontaires.
- Le risque de contracter des **maladies non transmissibles** (maladies infectieuses).
- Le **risque de décès prématuré et d'incapacité**.

REPÈRES

Conséquences du surpoids et de l'obésité sur la psychologie des individus

Les personnes en surpoids souffrent souvent d'une **forte dévalorisation** d'eux-mêmes. En milieu scolaire et professionnel, ils sont victimes de moqueries et de bizutages. Les **répercussions sur la santé mentale** peuvent être dramatiques : stress, angoisses, dépression, agoraphobie, voire suicide. Des **discriminations** existent, surtout dans certains métiers (esthétique, services, vente).

1.4 Les actions de prévention

- Limiter l'apport énergétique provenant des graisses et des sucres.
- Augmenter la consommation de fruits, de légumes, de céréales complètes.
- Valoriser l'activité physique régulière.

- La société doit permettre aux personnes d'avoir un mode de vie sain en :
  - développant l'information et la prévention ;
  - permettant l'accès aux plus pauvres à une bonne alimentation ;
  - incitant l'industrie agroalimentaire à jouer un rôle dans la prévention.

Depuis 2001, le **Plan National Nutrition Santé** a pour objectif prioritaire la lutte contre les inégalités sociales de santé.

1.5 Les traitements

L'**accompagnement médical** est indispensable pour les personnes obèses :

- traitements médicamenteux ;
- thérapie pour soutenir l'individu dans sa perte de poids ;
- reprise d'une activité physique régulière ;
- la chirurgie bariatrique, pour les cas les plus difficiles (anneau gastrique…).

2 Société et alimentation

2.1 Vers un épuisement des ressources alimentaires ?

La population mondiale va augmenter, principalement en ville. Des estimations montrent qu'une augmentation de la production agricole de 30 % d'ici à 2050 sera nécessaire pour couvrir l'ensemble des besoins de la population.

2.2 Le gaspillage alimentaire

Plusieurs causes expliquent ce gaspillage :

- l'**esthétique** : l'industrie alimentaire jette les fruits et légumes « laids » ;
- la **péremption** est due à l'achat de quantités trop importantes ;
- la **préparation des aliments en trop grande quantité** ;
- le **transport et le stockage des denrées engendrent des pertes**.

2.3 Industrialisation alimentaire, éthique et santé

- Les interrogations éthiques sont nombreuses car le **génie génétique** a envahi l'industrie agroalimentaire (Organismes Génétiquement Modifiés – OGM). Il est **impossible de différencier les produits** « OGM » des produits naturels.
- Les **scandales alimentaires se multiplient** (viande de cheval de Spanghero ; grippe aviaire ; etc.) et témoignent **d'une difficulté pour les consommateurs d'identifier la provenance de leur alimentation et d'en lire la composition**.

Partie 4

Entraînement

Sujet 1

Présentez le Plan National Nutrition Santé.

Sujet 2

Quelles formes pourrait prendre une « éducation à l'alimentation » à l'École ?

Sujet 3

Réagissez à l'affirmation suivante : En 2017, un français consomme en moyenne 35 kg de sucre par an contre environ 1 kg en 1850.

Sujet 4

Peut-on dire que l'obésité est une épidémie mondiale ?

Corrigés

Sujet 1

Le Plan National Nutrition Santé (PNNS) précise depuis 2001 les orientations et recommandations destinées à la population en matière d'alimentation et d'activité physique. Il a pour objectif de développer l'information et la sensibilisation sur l'alimentation saine et équilibrée. Le programme définit des objectifs pour 5 ans. Ces plans fixaient comme priorité la réduction de la prévalence du surpoids et de l'obésité chez l'enfant (augmentation de la consommation de fruits et de légumes et la réduction des aliments gras, salés et sucrés). Les préconisations 2018-2022 ciblent les adultes en intégrant la dimension des modes de vie pour prévenir la sédentarité. Le Plan incite à renforcer la consommation de produits céréaliers complets et de légumineuses. Ce nouveau plan intègre les constats liés à l'industrialisation alimentaire. Les objectifs d'ici 2022 sont d'amener les Français à réduire de 20 % leur consommation d'aliments transformés.

Sujet 2

L'éducation à l'alimentation doit commencer dès le plus jeune âge. Les jeunes enfants doivent être sensibilisés à l'équilibre alimentaire. L'école doit permettre aux élèves d'acquérir des habitudes alimentaires saines et adaptées à leurs besoins. Cet enseignement doit associer les dimensions nutritionnelles (équilibre alimentaire), sensoriel (éducation au goût), culturelle (étude de la gastronomie) et environnementale (prévention du gaspillage alimentaire). Cet enseignement doit associer l'équipe d'enseignants dans les collèges et les lycées (professeurs de sciences, EPS, etc.), les Conseillers d'éducation, infirmiers scolaires. Les acteurs de la restauration collective en milieu scolaire doivent être pleinement inclus à cette démarche : ils doivent être sensibilisés aux besoins alimentaires des enfants et tenter de proposer des produits sains, adaptés aux goûts des enfants. Ils doivent notamment respecter des tailles des portions et proposer des produits laitiers. Les personnels des cantines doivent également être associés à des événements (semaine du goût journée thématique sur l'alimentation).

Sujet 3

L'organisation Mondiale de la Santé recommande une réduction de notre consommation de sucre. La hausse de cette consommation est liée à l'industrialisation alimentaire, qui entraîne la transformation des produits (ajout de sucre, de sel, de matières grasses) visant le maintien du goût et/ou la conservation des aliments. Le sucre se dissimule : pizzas surgelées, jambon, maïs, sauces tomate, etc. L'augmentation de la consommation de boissons sucrées explique aussi ce phénomène : sodas, jus de fruits, etc.

La surconsommation de sucre favorise le surpoids et l'obésité. Elle engendre également le diabète et le cholestérol, certains cancers (côlon, estomac, pancréas), le risque d'hypertension et l'apparition de maladies cardiovasculaires.

Sujet 4

L'obésité est une problématique de santé publique mondiale. Les pays du Nord ont été les premiers à connaître ce phénomène. Depuis les années 1980, le nombre d'obèse dans le monde a doublé. Un français sur 10 est obèse et 40 % des adultes sont en surpoids. Les États-Unis, leaders mondiaux du phénomène, voient le nombre d'obèses s'élever à 35 %. Cependant, depuis 2013, la hausse du nombre d'obèses en Égypte et au Mexique les conduit à rattraper les États-Unis. Ce phénomène est lié à l'exportation du mode de vie américain à travers le monde. Certains pays du Sud, moins armés face aux risques de santé publique, sont envahis par les fast-foods, peu chers et attractifs pour leur population. Aujourd'hui, dans le monde, 3 individus sur 10 sont en surpoids et 1 sur 10 est obèse.

4 Les accidents et les conduites à risque

1 Les conduites à risque et les comportements ordaliques

> Les **comportements ordaliques** sont des pratiques, comportements et attitudes, dans lesquels un individu met sa santé, voire sa propre vie (ou celle de son entourage) en danger : expérimentation de sensations fortes, essai de substances psychoactives, conduite routière rapide et irresponsable… Ces comportements sont répétitifs et témoignent d'un malaise intérieur.

1.1 Place du risque dans la société actuelle

Le **risque** est envisagé comme quelque chose de louable, de grand, d'admirable : l'entrepreneur est celui qui prend des risques. On lui reconnaît une légitimité particulière. Il est une forme de valorisation sociale, car il est associé à la force, au courage, à l'héroïsme.

1.2 Jeunes et conduites à risque

Les adolescents/jeunes adultes construisent leur identité, identifient les groupes sociaux et choisissent leur appartenance. Les difficultés rencontrées par certains les incitent à expérimenter des « sensations ».

1.3 Prises de risque : le cas des accidents de la route

La conduite routière représente bien la banalisation des prises de risque par certains individus. En effet, l'analyse des causes d'accidents de la circulation met en lumière le fait que le **facteur humain se retrouve dans 90 % des accidents** :

- la conduite sous l'emprise de l'**alcool** est à l'origine de 30 % des décès sur les routes ;
- la conduite sous l'emprise de **stupéfiant** (14,5 % des décès). La conduite sous l'emprise de cannabis multiplie par 2 le risque d'accident mortel ;
- la **vitesse excessive** est constatée dans près d'un quart des accidents mortels ;
- les **distances de sécurité** sont souvent non respectées par les automobilistes, alors que les collisions par l'arrière génèrent 16 % des tués ;
- l'**absence de ceinture** ou de **casque** sur les deux roues, avec pour argument que « le trajet est relativement court », ou encore que « je n'ai jamais eu d'accident » ;
- le fait de **téléphoner au volant** augmente par 4 le risque d'accident mortel ;
- la **fatigue** et la **somnolence** restent l'un des principaux facteurs d'accident, de jour comme de nuit. La prise de certains médicaments peut provoquer un endormissement ;
- la **conduite sans permis**.

Les jeunes ne sont pas les seuls concernés. Les individus négligent ou minimisent les risques : la mère de famille qui prend des anxiolytiques, celui qui rentre en voiture après avoir mangé au restaurant et dépassé la limite d'alcool autorisée…

2 Les accidents de la vie courante (AcVC)

Les **accidents de la vie courante** se produisent au domicile ou à proximité. Ils touchent essentiellement les enfants de moins 15 ans, et les personnes de 65 ans et plus.

4,5 millions de recours aux urgences, 500 000 hospitalisations, 20 000 décès chaque année.

2 tiers des décès concernent les plus de 75 ans.

Les principales causes de décès : chutes, suffocations, noyades, intoxications, accidents causés par le feu, efforts excessifs et les faux mouvements, chocs accidentels, électrocutions et piqûres-morsures.

L'étouffement	Les enfants de moins de 6 ans sont les plus touchés : objets à la bouche, aliments (noyaux d'olive…). Les autres risques : ceintures, sacs plastiques…
Les brûlures	Four, gaz, aliments et liquides chauds (renversés sur le corps…), au bain (un enfant qui allume seul l'eau chaude), aux sèche-cheveux et plaques…
La noyade	Dans la baignoire, à la piscine, à la mer…
Les chutes	Tomber d'une chaise, dans les escaliers, par la fenêtre, de la table à langer… Obstacles au sol, sols glissants, manque d'éclairage…
L'électrocution	Les prises, fils électriques, appareils électriques, installations défectueuses…
Les chocs, pincements, coupures	Doigts coincés dans les portes, chute d'objets en hauteur, réalisation de travaux du quotidien (jardinage, bricolage…).
Les intoxications	Elles sont liées aux médicaments et à l'ingestion de produits toxiques.
Les incendies, les morsures, les défenestrations…	

Partie 4

Entraînement

Sujet 1

Quelles sont les tendances de la délinquance en France ?

Sujet 2

Comment s'organise la prévention des accidents de la vie courante en France ?

Sujet 3

Présentez 5 mesures permettant d'éviter les intoxications alimentaires.

Sujet 4

Quels sont les risques pris par les adolescents à scooter et comment les prévenir ?

Corrigés

Sujet 1

La délinquance correspond à l'ensemble des infractions constatées par les services de police et de gendarmerie. Chaque année, l'Observatoire national de la délinquance et des réponses pénales (ONDRP) réalise un rapport sur la délinquance en France. Les cambriolages, vols et tentatives de vols dans les résidences des ménages sont en hausse. Les vols de véhicules et les actes de vandalisme sur les voitures sont en baisse. Cependant, les vols de voiture et deux roues avec violence se banalisent, notamment avec le car-jacking. Une hausse de vols dans certains commerces de proximité : bureau de tabac, supérette, station-service, etc. Les pharmacies sont surexposées aux vols car les médicaments peuvent être revendus par des réseaux de trafiquants. La cybercriminalité est un phénomène récent, dont la progression se poursuit. Les violences aux personnes sont en stagnation. Les vols sans violence sont en hausse.

Sujet 2

L'État inscrit la prévention des accidents de la vie courante dans les objectifs de la loi relative à la santé publique du 9 août 2004. Il développe une politique interministérielle de prévention qui considère les comportements, les produits et l'environnement. Plusieurs acteurs sont associés à cette politique pour mettre en place des actions complémentaires : l'Institut de veille sanitaire et le ministère de la Santé et des Sports développent les connaissances sur les accidents ; l'Institut national de prévention et d'éducation pour la santé (Inpes) développe l'éducation de la population et la communication sur les risques et préventions.

Les axes clés de cette prévention sont la communication à visée préventive, le recueil des données épidémiologiques (comprendre l'origine et les types d'accidents), l'élaboration de recommandations et de normes pour organiser les espaces.

Sujet 3

Les intoxications alimentaires sont des infections digestives liées à l'ingestion récente d'aliments ou d'eau contenant des bactéries, parasites, virus, poisons ou métaux lourds. Cette ingestion peut provoquer des maux de ventre, des diarrhées, nausées et vomissements, de la fièvre. Les cas les plus graves peuvent provoquer le décès de la personne. Des mesures de prévention peuvent être mises en place :

- le lavage des mains, jusqu'au coude, avant toute préparation des repas ;
- le respect des dates limites de consommation ;
- le respect de la chaîne du froid (utiliser les bons emballages pour le transport des aliments) ;
- le nettoyage régulier du réfrigérateur, ainsi que l'emballage des produits avant toute mise au frais ;
- la vérification régulière du réglage des appareils frigorifiques pour maintenir les bonnes températures de conservation ;
- la limitation de la consommation d'aliments crus, surtout pour les enfants, les femmes enceintes et personnes immunodéprimées.

Sujet 4

En 2014, 5 % des tués sur la route sont des conducteurs de cyclomoteurs de 50 cm^3. Parmi eux, 42 % sont des adolescents. Ils adoptent souvent des comportements à risque : vitesse excessive, manque d'équipements, wheeling, non-respect du Code de la route. La prévention de ces prises de risque passe par l'établissement d'un contrat moral entre les parents et l'adolescent : le jeune doit prendre et tenir un ensemble d'engagements pour pouvoir continuer à conduire un scooter et les parents doivent contrôler le bon respect de ces règles. L'enjeu est de responsabiliser l'adolescent. L'engagement doit concerner en premier lieu le respect des règles du Code de la route. Ensuite, l'adolescent doit porter l'ensemble de l'équipement adapté à sa sécurité et veiller à l'entretien régulier de son scooter.

5 Le système sanitaire français

1 Organisation du système sanitaire en France

1.1 Les autorités administratives, agences et instituts

Les institutions au niveau national	Le ministère des Affaires Sociales, de la Santé et des droits des Femmes
	L'Assurance-maladie.
	La Direction générale de la santé (DGS)
	La Direction générale de l'offre de soins (DGOS)
	La Direction générale de l'action sociale (DGAS)
	L'Inspection générale des affaires sociales (IGAS) contrôle et évalue.
	La Haute Autorité de santé (HAS)
Les institutions décentralisées (région et département)	Les Agences régionales de santé (ARS)
	Les Maisons départementales des personnes handicapées
	L'Aide sociale à l'enfance (ASE).
	La Protection maternelle et infantile (PMI).
Les instituts et agences de sécurité et de contrôle sanitaire	L'Institut de veille sanitaire (InVS)
	L'Agence nationale de sécurité du médicament (ANSM)
	L'Institut national de prévention et d'éducation pour la santé (INPES)
	L'Institut national du cancer (INCa)
	Le Comité consultatif national d'éthique (CCNE)
	L'Agence de la biomédecine
	L'Établissement français du sang (EFS)

1.2 Le système de soin sur le territoire

Le **schéma d'organisation sanitaire (SROS)** précise l'offre de soin des territoires et la répartition géographique des établissements de soins.

Le **schéma régional d'organisation médico-sociale** assure les mêmes missions pour les établissements et services médico-sociaux (handicap essentiellement).

Aujourd'hui, cette offre de soin fonctionne en réseau :

- les **réseaux inter-établissements** (dans un même établissement de soin) ;
- les **réseaux intra-établissement** (entre établissements d'un territoire) ;

- les **réseaux thématiques** informent les acteurs sur une problématique, un thème ;
- les **réseaux de proximité** (entre professionnels de la santé sur un territoire).

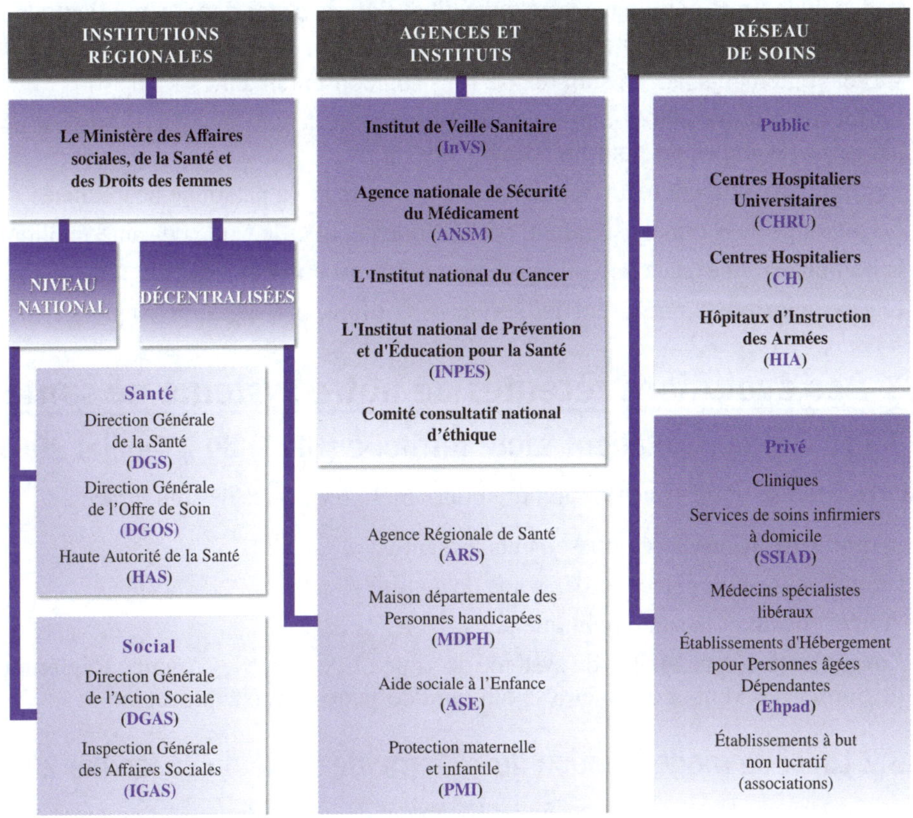

▶ L'organisation du système de santé en France

2 L'hôpital

2.1 Valeurs et missions

L'hôpital est un **service public**. Il répond donc aux **valeurs de service public** :

- l'**égalité** : l'accès aux soins doit être garanti à tous ;
- la **neutralité** : les soins sont donnés à tous, sans discrimination (religion…) ;
- la **continuité** : le système de soin est permanent, même en cas de grève ;
- l'**adaptabilité** : l'hôpital répondre aux besoins et garantit une qualité des soins.

L'hôpital est devenu un centre de soin au XXe siècle. Ses **missions** se sont diversifiées :

- la **prévention** : il associe les logiques curatives et préventives ;
- l'**enseignement** : les centres hospitaliers universitaires forment des étudiants ;
- la **recherche** : les CHU peuvent expérimenter des traitements ;
- la **qualité** : il est soumis à une démarche qualité (sécurité des soins…).

Partie 4

2.2 Droits et bien-être des patients à l'hôpital

- Les patients peuvent **déposer des réclamations auprès des hôpitaux**.
- Le Code de santé publique permet au patient **l'accès à son dossier médical**.
- Le **respect de la déontologie médicale** : information du patient sur sa pathologie, sur les traitements, aucun soin réalisé sans son consentement…
- La **loi du 4 mars 2002** précise qu'un patient peut demander à être assisté d'une personne de son choix pour prendre ses décisions.
- Les hôpitaux doivent mettre en place une « Charte de la personne hospitalisée »,
- Le secret professionnel est garanti par le Code pénal et le Code de santé publique.
- L'hôpital est un espace laïc : il laisse **une place au culte et à la religion**.
- Les **associations** y proposent des services : coiffure, massages, perruquerie…

3 Des évolutions récentes de notre système de santé

3.1 La loi Hôpital Patient Santé Territoire (HPST) du 21 juillet 2009

Elle réorganise notre système sanitaire pour améliorer l'offre de soin, grâce à :

- la **modernisation** des établissements de santé ;
- l'**amélioration** de l'accès à des soins de qualité ;
- la **prévention** et la santé publique ;
- l'**organisation territoriale** du système de santé : Elle a créé les **Agence Régionales de Santé (ARS)** pour décliner les politiques de santé dans chaque région.

3.2 La loi de modernisation du système de santé du 26 janvier 2016

La nécessité de réforme est liée au vieillissement de la population, à l'émergence de nouvelles maladies, et à l'inacceptable inégalité en matière de santé.

Les mesures sont :

- l'instauration d'une **médecine de proximité** pour limiter les déserts médicaux ;
- l'amélioration de la **prévention sanitaire et de l'éthique** ;
- la **transparence entre industrie pharmaceutique** et professionnels de santé ;
- l'expérimentation des **salles de consommation pour les toxicomanes** ;
- la suppression du **délai de réflexion** avant l'IVG ;
- la **généralisation du tiers payant** ;
- l'amélioration de l'**information nutritionnelle** ;
- l'extension des **tarifs sociaux** pour les lunettes, prothèses auditives et dentaires ;
- la **refondation du système hospitalier** ;
- l'amélioration de l'**accès aux données de santé**.

Entraînement

Sujet 1

Comment expliquer le développement du tourisme médical en France ?

Sujet 2

Expliquez en quoi consiste la télémédecine.

Sujet 3

Quelles sont les causes des difficultés d'accès aux soins ?

Sujet 4

Comment expliquer la méfiance de la population envers les vaccins ?

Corrigés

Sujet 1

L'accueil de riches patients étrangers dans nos hôpitaux se développe : c'est le phénomène du tourisme médical. Le 16 février 2015, les ministères des Affaires étrangères et de la Santé ont organisé un séminaire sur la « valorisation de l'expertise médicale française ». La prise en charge de patients étrangers permettrait d'engendrer un chiffre d'affaires de 2 milliards d'euros d'ici 5 ans, ainsi que la création de dizaine de milliers d'emplois. Ce business, il génère une polémique en France, notamment sur la question des inégalités.

Notre pays dispose de nombreux atouts pour s'imposer sur ce marché : formation médicale de grande qualité mise en œuvre « première, mondiale, » en matière d'opérations chirurgicales, tarifs de soins très compétitifs

Sujet 2

La télémédecine a été introduite par la loi Hôpital Patient Santé Territoire (HPST) de 2009. Elle consiste en la réalisation de consultation médicale par internet. Elle garantit à l'ensemble des patients un accès aux soins sur l'ensemble du territoire. Elle permet un suivi plus rapide des patients, notamment en prévenant les renoncements aux soins liés aux délais de consultation trop longs. Pour les patients porteurs de maladies chroniques, elle favorise un suivi plus efficace entre les consultations. Elle permet également d'éviter, pour les patients âgés, dépendants, en situation de handicap, ou présentant des pathologies affaiblissantes, des déplacements inutiles. Ce mode de consultation tend aussi à faciliter la coordination entre les professionnels de santé. Elle offre des possibilités d'organisation en réseau et garantit une permanence des soins. Dès 2019, notre système de soin devrait voir se développer la télé-expertise.

Sujet 3

Certains éprouvent des difficultés d'accès aux soins. L'absence de mutuelle est un véritable frein : près de 10 % des Français n'auraient aucune complémentaire santé. Le dispositif d'aide à la complémentaire santé de l'assurance maladie ne fonctionne pas, car le reste à charge pour les personnes reste trop lourd à assumer. Les dépassements d'honoraires pratiqués par les professionnels sont en augmentation depuis 15 ans. Les forfaits et les franchises sont aussi très lourds pour les plus modestes, notamment le forfait hospitalier de 18 euros par jour. Ces éléments génèrent des renoncements aux soins et ce tout particulièrement pour les soins dentaires, les lunettes, les prothèses auditives. Les personnes à faible ressource n'ont pas pour habitude d'avoir recours aux soins. Ils attendent généralement que leur santé soit dégradée avant de consulter. Leur observance est moins importante : non-réalisation des examens prescrits, interruption des traitements.

Sujet 4

Les premières vaccinations datent d'avant la révolution française. Elles ont permis l'éradication complète de certaines maladies. Cependant, la population est actuellement méfiante envers les vaccins et le nombre de vaccinés baisse chaque année : alors qu'en 2012 35 % des Français avaient l'intention de se faire vacciner contre la grippe, ils ne sont plus que 28 % en 2013. Une personne sur cinq estimait qu'il est plus dangereux de se faire vacciner que d'attraper la grippe. Au cours des 50 dernières années, plusieurs scandales ont éclaté concernant les vaccinations massives de la population. En 1994, Philippe Douste-Blazy, ministre de la Santé, fait vacciner contre l'hépatite B 175 000 enfants. Plusieurs années après, ce vaccin est accusé de causer des scléroses en plaque. Depuis 2013, c'est le vaccin Gardasil, contre le cancer du col de l'utérus, qui est au cœur des débats. Depuis 2007, une grande campagne de vaccination a été lancée auprès des jeunes femmes de 14 à 23 ans. Les plaignantes accusent le vaccin de provoquer de graves effets secondaires, dont la sclérose en plaque.

Les maladies cardiovasculaires (MCV) 6

Les **maladies cardiovasculaires (MCV)** sont l'ensemble des maladies liées au cœur et à la circulation sanguine.

Chiffres clés en France

- 150 000 décès par an soit une des toutes premières causes de mortalité.
- Les maladies cardiovasculaires sont la 1re cause de mortalité chez les femmes.
- 13 % des Français sont traités pour maladie ou risque cardiovasculaire.
- On recense chaque année 120 000 infarctus du myocarde.
- Les MCV coûtent 28,7 milliards d'euros par an (17 % des dépenses de santé)

1 Les principales MCV

1.1 L'infarctus du myocarde

L'**infarctus du myocarde**, couramment appelé crise cardiaque, correspond à la destruction d'une zone du muscle cardiaque. Un caillot de sang se forme dans une artère coronaire, et empêche le cœur d'être alimenté en sang et en oxygène.

Ils sont responsables de 27 % des décès cardiovasculaires. Ils touchent essentiellement les hommes de plus de 55 ans et les femmes de 65 à 70 ans.

1.2 Les accidents vasculaires cérébraux AVC

L'**AVC** est provoqué par un arrêt brutal de la circulation sanguine dans le cerveau.

Les AVC représentent 25 % des décès cardiovasculaires. En France, on recense en moyenne 1 AVC toutes les 4 minutes. L'âge moyen de survenue d'un AVC est de 70 ans chez la femme et de 76 ans chez l'homme.

2 Facteurs et conséquences

Les facteurs qui favorisent les MCV sont le tabac et l'alcool ; le diabète ; l'hypertension artérielle ; l'âge ; les antécédents familiaux ; le cholestérol ; le surpoids et l'obésité ; la sédentarité (manque d'activité physique) et le stress.

Les conséquences des MCV sont des risques d'insuffisances cardiaques ; un risque accru de mort subite ; des complications médicales, telles que l'accident vasculaire cérébral.

Entraînement

Sujet 1

En quoi l'activité physique régulière contribue-t-elle au bien-être et à la qualité de vie ?

Sujet 2

Pensez-vous que l'on puisse prévenir les maladies cardiovasculaires en prévenant le stress chez les individus ?

Sujet 3

Présentez 2 pathologies cardiovasculaires.

Sujet 4

Quelles sont les complications liées au diabète ?

Corrigés

Sujet 1

Le bien-être comprend le bien-être émotionnel (angoisse, énergie, émotions…), les perceptions de soi (estime de soi, image du corps…), le bien-être physique… L'activité physique participe au bien-être, car elle augmente le niveau d'estime de soi. Le sport améliore l'image de soi, amoindrit le stress, favorise les liens sociaux. Les activités physiques renforcent la motivation, facilite la socialisation. Elles permettent de partager des instants plaisants. Elles favorisent la « valeur physique » (compétence, force, apparence…) et l'estime de soi, qui dépend d'autres facteurs (liens sociaux, partage, plaisir, apprentissage…). Ces pratiques permettent l'intégration, le regard positif de l'autre sur soi, la satisfaction de son apparence physique et l'inscription dans la vie sociale. Enfin, l'activité physique a de nombreux effets mesurables sur notre santé et notre bien-être (maintient le capital osseux, prévient les maladies cardiovasculaires réduit le risque de développer un cancer).

Sujet 2

Le stress est un mécanisme adaptatif, qui facilite notre gestion des situations. L'exposition continue au stress peut constituer un stress chronique. L'état de stress stimule l'amygdale, qui elle-même entraîne une stimulation de la production de globules blancs pas la moelle épinière et les envoie dans les artères. Les globules blancs s'accumulent et forment progressivement des plaques, à l'origine de l'athérosclérose, qui augmente le risque d'accidents cardio-vasculaires. Le stress contribue à augmenter les maladies cardiovasculaires car il amène les individus à adopter des comportements à risque pour leur santé (consommation de substances apaisantes et/ou psychoactives).

Sujet 3

L'hypertension artérielle est une maladie chronique qui touche 10 millions de Français. Cette tension augmente fortement le risque de maladie cardiaque. Souvent, la personne ne présente pas ou peu de symptômes : maux de tête, difficultés de concentration, vertiges, essoufflement, troubles visuels (papillons devant les yeux), bourdonnements d'oreille, fatigue. L'âge, le sexe et l'hérédité sont des facteurs aggravants. Le mode de vie est très important (tabac, consommation de sel, surpoids).

L'accident vasculaire cérébral est la 3e cause de mortalité en France, la 2e cause de démence et la 1re cause de handicap. L'AVC survient lorsqu'une artère se bouche ou se rompt. Il peut provoquer une paralysie d'un ou plusieurs membres, des difficultés d'élocution et de compréhension, des troubles de la mémoire et de l'équilibre. L'AVC se manifeste par une faiblesse ou la paralysie brutale d'un membre (jambe, bras, visage…), des difficultés à parler et des troubles de la vision.

Sujet 4

Le diabète provient d'un taux élevé de sucre dans le sang pendant plusieurs années. En découle une atteinte progressive des artères et des petits vaisseaux de l'organisme. L'atteinte du cœur peut se manifester par une angine de poitrine, voire un infarctus du myocarde. La rétine n'est plus irriguée, ce qui peut conduire à la cécité. L'hypertension artérielle peut provoquer une mauvaise irrigation d'un membre et aller jusqu'à l'amputation. Le manque de sensibilité entraîne un risque plus important de blessures. Comme la circulation du sang est altérée, la cicatrisation devient difficile, ce qui peut causer des infections et des ulcérations. La mauvaise alimentation en sang de l'organisme peut provoquer une insuffisance rénale chronique.

7 Le cancer

1 Définition et chiffres

Cancer : prolifération anarchique de cellules anormales, à un endroit du corps.
Métastases : dissémination de ces cellules anormales vers d'autres organes.

Chiffres clés en France

- 382 000 nouveaux cas de cancer en 2018 en France métropolitaine (204 600 hommes et 177 400 femmes).
- 157 400 décès sont liés au cancer en 2018 en France métropolitaine (89 600 hommes et 67 800 femmes).
- L'âge médian du diagnostic est de 68 ans chez l'homme et de 67 ans chez la femme.
- 3 millions de personnes de plus de 15 ans ont eu un cancer au cours de leur vie en France.
- La prise en charge du cancer représente 5,349 milliards d'euros de dépense chaque année.

REPÈRES

Les conséquences du cancer pour les personnes

- 3 personnes sur 5 présenteraient des séquelles deux ans après le diagnostic.
- 9 % des personnes malades seraient touchées par le rejet ou la discrimination.
- Deux ans après le diagnostic, 25,1 % des personnes atteintes du cancer ont des revenus inférieurs au seuil de pauvreté.

2 Les principaux cancers

- Prostate : 1er cancer masculin : 50 430 nouveaux cas et 8 512 décès en 2015.
- Cancer colorectal : 3e rang des cancers les plus fréquents (3e rang chez l'homme 2e chez la femme). 43 336 nouveaux cas en 2018.
- Cancer du poumon : 4e rang des cancers en France (2e chez l'homme). 46 363 nouveaux cas en 2018, dont 71 % chez l'homme. 15 % sont liés à l'exposition professionnelle et plus de 70 % au tabac. 33 117 décès en 2018 (22 761 hommes et 10 356 femmes).
- Cancer du sein : 1er rang chez la femme (58 459 nouveaux cas en 2018 et 12 146 décès).

Le cancer chez les enfants et les adolescents

Le cancer touche 2 500 enfants et adolescents chaque année : 1 700 chez les moins de 15 ans et 800 chez les adolescents de 15 à 19 ans.

50 % des cancers de l'enfant surviennent avant 5 ans. Les principaux cancers chez les enfants de moins de 15 ans sont :

- les leucémies (28 % des cas) ;
- les tumeurs du système nerveux central (SNC) (25 %) ;
- lymphomes (11 %).

3 Les facteurs favorisant le cancer

Les facteurs internes :

- l'âge : le vieillissement surexpose au risque de cancer ;
- l'hérédité : certains gènes « mutés » se transmettent de génération en génération. 5 à 10 % des cancers sont liés au facteur d'hérédité.

Les facteurs externes :

- l'exposition à des produits industriels, des rayonnements... ;
- le mode de vie (alcool, tabac, drogue, alimentation...) ;
- des virus ou des bactéries : le cancer du col de l'utérus peut être lié au papillomavirus ; le cancer du foie peut être lié à l'hépathite B... ;
- l'exposition au soleil.

4 Les traitements

4.1 La chimiothérapie

Chimiothérapie : ensemble de traitements fabriqués chimiquement. Le traitement peut être réalisé par perfusion, ou par prise de médicaments (voie orale).

Les effets secondaires sont nombreux : nausées/vomissements, très grande fatigue, chute des cheveux, diarrhée, douleurs musculaires et articulaires...

4.2 La radiothérapie

La **radiothérapie** consiste à exposer la zone atteinte à des radiations, afin de détruire les cellules cancéreuses sans toucher les tissus seins de l'organisme.

198 168 patients atteints du cancer ont été traités par radiothérapie en 2014.

Les séances de radiothérapie sont réalisées en ambulatoire. Les effets secondaires sont moins importants que ceux de la chimiothérapie. Les patients peuvent cependant présenter des brûlures sur la peau à cause de l'agression des rayons.

4.3 La chirurgie

Elle est très souvent utilisée dans le traitement du cancer. Selon les cas :

- elle permet de poser le diagnostic : on parle alors de **chirurgie diagnostique** ;
- elle permet le retrait (**ablation complète**) de la tumeur ;
- elle permet de retrait partiel de la tumeur (**ablation partielle**) ;
- elle permet d'éviter des complications liées au cancer ;
- elle permet la réparation esthétique du corps du patient (prothèse mammaire…).

REPÈRES

Le plan Cancer 2014-2019

Depuis 2003, la France a mis en œuvre une succession de Plan cancer, fixant des objectifs sur une période de 5 ans. Actuellement, le Plan cancer 2014-2019 favorise un ensemble de mesures :

- Favoriser les diagnostics précoces en développant les dépistages systématiques.
- Développer la recherche et les innovations thérapeutiques.
- Développer la formation et les métiers de la cancérologie.
- Améliorer l'accompagnement des patients et la qualité des soins.
- Mettre en œuvre des mesures pour diminuer l'impact du cancer sur la vie des personnes.
- Prévenir les cancers liés au travail et à l'environnement (pollutions, substances...).
- Développer la prévention des comportements à risques (tabac, alcool, « mal-bouffe »...).

Entraînement

Sujet 1

Quelles sont les principales expositions environnementales susceptibles de provoquer des cancers ?

Sujet 2

En quoi consiste le droit à l'oubli pour les malades du cancer ?

Sujet 3

Quelle est l'influence de l'alimentation sur le développement du cancer ?

Sujet 4

Le dépistage organisé du cancer.

Corrigés

Sujet 1

5 à 10 % des cancers seraient liés à des expositions environnementales. La pollution de l'air surexpose à l'oxyde de carbone et aux particules, qui pénètrent dans les poumons et peuvent favoriser le cancer du poumon. L'air intérieur des maisons est également très pollué : les désodorisants, les colles, vernis et peintures polluent les espaces clos, dans lesquels nous passons 85 % de notre temps. Certains secteurs professionnels sont surexposés à des substances dangereuses : amiante, pesticides, caoutchouc, etc. L'eau et l'alimentation contiennent des substances servant au nettoyage des eaux usées. Ces produits de chloration sont des substances chimiques détruisant les bactéries et virus. La présence de pesticides dans l'eau et l'alimentation est également très problématique. Notre utilisation des matières plastiques, de cosmétiques, de produits phytosanitaires constitue également une source majeure d'exposition, car ils contiennent des perturbateurs endocriniens (Bisphénol A).

Sujet 2

Les personnes ayant été malades du cancer au cours de leur existence bénéficient d'une modalité de protection : le droit à l'oubli. Cette mesure consiste à les protéger et leur permettre de réaliser un emprunt bancaire. Le droit à l'oubli consiste en la non-déclaration de la maladie par en emprunteur à son établissement bancaire ainsi qu'à l'assurance du prêt. Pour bénéficier de ce droit, l'emprunteur doit :

- avoir été diagnostiqué avant ses 18 ans, et les traitements être terminés depuis 5 ans ;
- avoir été diagnostiqué après ses 18 ans, et avoir achevé son protocole thérapeutique depuis 10 ans, quel que soit le cancer dont il ait été atteint.

Sujet 3

L'alimentation est un facteur important sur lequel chacun peut agir pour prévenir la survenue des cancers. Les fruits et les légumes réduisent les cancers de la bouche, de l'estomac, et de l'œsophage, grâce à leur richesse en fibres et vitamines. De plus, ils sont peu caloriques ce qui réduit les risques de surpoids et d'obésité. Les produits laitiers préviennent le cancer colorectal : ils régulent la prolifération de cellules cancéreuses dans le colon et le rectum et protègent la paroi intestinale. Les viandes rouges apportent des protéines, du fer, du zinc, de la vitamine B12. Consommées avec excès, elles favorisent le cancer colorectal. Les apports en sel peuvent altérer la muqueuse gastrique et augmenter les risques de cancer de l'estomac.

Sujet 4

Le dépistage organisé du cancer a pour objectif de permettre de diagnostiquer les cancers à un stade précoce pour optimiser la prise en charge du patient et améliorer l'efficacité des traitements. En France, trois programmes nationaux de dépistage organisé sont mis en place.

Le dépistage du cancer du sein est proposé systématiquement tous les 2 ans aux femmes âgées de 50 à 74 ans (réalisation d'une mammographie et d'un examen clinique). Le dépistage du cancer colorectal est proposé tous les 2 ans à toutes les personnes de 50 à 74 ans (test de recherche de sang dans les selles).

Enfin, le dépistage du col de l'utérus concerne les femmes de 25 à 65 ans (réalisation d'un frottis cervico-utérin tous les 3 ans). En cas de détection d'une anomalie, le patient est invité à réaliser des examens complémentaires. C'est une seconde étape : le diagnostic.

Les maladies mentales ou troubles mentaux

8

1 Définitions et chiffres

Selon l'OMS, les **troubles mentaux** se caractérisent par une combinaison de pensées, d'émotions, de comportements, de rapports anormaux avec autrui.

Chiffres clés

- 1re cause d'invalidité en France, et second motif d'arrêt de travail.
- 19 % des Français (15 à 75 ans) font une dépression au cours de leur vie.
- 9 715 personnes se sont suicidées en France en 2012.
- 1 % de la population souffre de troubles bipolaires et 1 % de schizophrénie.
- Elle représente 8 % des dépenses de soins en France (13,1 milliards d'euros).

2 La dépression

La **dépression** se caractérise par un état durable et profond de tristesse et d'abattement, de perte de motivation, de désir de vivre

Les **troubles anxieux** sont une anxiété démesurée (sentiment de peur). Ils peuvent se transformer en dépression.

10 % des Français consomment des antidépresseurs.

22 % des 18-65 ans présenteront un trouble anxieux au cours de leur vie.

2.1 Les symptômes et causes

La dépression se manifeste par une grande irritabilité, une inquiétude profonde, une tristesse permanente, des troubles de l'appétit, du sommeil, une dévalorisation…

La dépression est essentiellement liée à :

- des **facteurs génétiques** ;
- des **facteurs psychologiques et sociaux** : événement traumatisant (agression…) ; événement douloureux (décès…) ; situations difficiles (chômage, maladie…) ; perte d'estime de soi (échecs professionnels, violence conjugale…).

2.2 Les conséquences pour la personne et son entourage

Le risque de suicide augmente avec la durée de la dépression. Les arrêts de travail, peuvent aller jusqu'à l'installation de la longue maladie. Les problèmes de sommeil entraînent un épuisement. La consommation de substances (alcool…) est plus importante. L'interruption des activités et loisirs provoque l'isolement et l'irresponsabilité.

3 Les troubles du comportement alimentaire

Les **troubles du comportement alimentaire (TCA)** sont des conduites alimentaires extrêmes, en lien avec l'image du corps.

L'**anorexie mentale** est un refus de s'alimenter liée à une profonde angoisse qui provoque une obsession du poids.

La **boulimie** est l'ingestion massive de nourriture, le jour et/ou la nuit.

L'anorexie touche 1,5 % des femmes et 0,3 % des hommes.

L'anorexie apparaît principalement entre 13 et 17 ans.

20 % des anorexiques présenteraient des conduites boulimiques.

La boulimie touche 1,5 % des 11-20 ans.

La boulimie apparaît principalement vers 20 ans.

3.1 Les signes de l'anorexie mentale et/ou de la boulimie

L'anorexie se manifeste par un discours obsessionnel sur la nourriture, le poids, la minceur ; le développement de stratégies pour refuser de s'alimenter ; une activité physique très intensive.

Pour la boulimie, l'entourage de la personne observe une prise de poids, mais ne la voit pas manger. La personne fait des « crises » au cours desquelles elle éprouve la sensation de perdre tout contrôle. Elle développe des comportements compensatoires extrêmes (prise de laxatifs, coupe-faim, vomissements, sport intensif…).

3.2 Facteurs favorisant les TCA

- Les facteurs génétiques.
- Les facteurs psychologiques : faible estime de soi, dépression, traumatismes…
- Les facteurs biologiques.
- Les facteurs socioculturels : certains sont plus exposés (mannequins…).

3.3 Les conséquences des troubles alimentaires

Les conséquences sur la santé sont nombreuses : ralentissement de la croissance ; aménorrhée (absence de règles), risques d'infertilité, problèmes dentaires et lésions digestives (à cause des vomissements répétés), troubles cardiaques ou rénaux, carences, perte des cheveux, anxiété, perte de l'estime de soi, dépression, isolement…

REPÈRES

La maigreur : critère de beauté actuel ?

Depuis plusieurs années, des scandales se sont succédé dans le secteur de la mode. Isabelle CARO, mannequin touchée par l'anorexie, avait créé la polémique en France en 2007, en posant entièrement nue pour exposer l'horreur de cette maladie. Ana Carolina Reston était également décédée en 2006 à São Paulo des suites de complications liées à son anorexie (40 kg pour 1,74 cm).

3.4 Prévention des troubles du comportement alimentaire

- Développer l'éducation pour la santé.
- Veiller à l'épanouissement des adolescents.
- Éviter de se focaliser sur l'apparence (mettre en garde contre les médias…).

4 Les troubles de la personnalité

Les **troubles de la personnalité** se manifestent par une altération de la personnalité de la personne. La schizophrénie est le trouble de la personnalité le plus connu.

6 à 12 % de la population seraient concernés par un trouble de la personnalité. La majorité d'entre elles ont connu des abus, négligences, violences, carences affectives dans l'enfance.

Les troubles de la personnalité se manifestent par des troubles du comportement, des difficultés à avoir des relations normales, un comportement défensif, un changement marqué de l'humeur, une impulsivité, une hypersensibilité et des pleurs.

5 Les traitements

- La psychothérapie permet à la personne de se sentir écoutée et soutenue, de travailler sur ses difficultés en comprenant les éléments déclencheurs de ses troubles.
- Les antidépresseurs et anxiolytiques redonnent de l'énergie, des pensées positives, et permettent de stabiliser l'humeur.
- Les mesures hygièno-diététiques permettent de stabiliser le mode de vie de la personne : sommeil, équilibre alimentaire, activité sportive…
- L'hospitalisation peut être nécessaire en cas de risque suicidaire.

Entraînement

Sujet 1

Qu'est-ce qu'un médicament psychotrope ?

Sujet 2

Comment améliorer le dépistage précoce des troubles mentaux ?

Sujet 3

Quels sont les dispositifs existants pour accompagner les usagers de drogues en France ?

Sujet 4

Le suicide en France : tendances actuelles et modalités de prévention.

Corrigés

Sujet 1

Les psychotropes sont utilisés pour soigner les troubles ou les dysfonctionnements psychiques. En effet, l'activité psychique fonctionne grâce à un ensemble de réactions biochimiques entre les neurones, qui synthétise des substances participant à l'équilibre psychique de la personne (dopamine, sérotonine, etc.). La présence de ces substances en quantité trop ou peu importante peut provoquer des pathologies. Les médicaments psychotropes rééquilibrent les substances et les réactions biochimiques entre les neurones. Les neuroleptiques sont utilisés pour traiter les psychoses (propriétés anti-hallucinatoires et anti-délirantes). Les antidépresseurs sont utilisés pour traiter les troubles dépressifs. Les régulateurs de l'humeur soignent les troubles bipolaires. Les anxiolytiques traitent les symptômes de l'anxiété, mais n'en guérissent pas la cause. Les somnifères régulent le sommeil.

Sujet 2

Le dépistage précoce des troubles mentaux évite le développement de pathologies psychiques chroniques.

La formation et la sensibilisation des parents et professionnels faciliteraient les observations et l'orientation des enfants vers des consultations et des soins adaptés.

La systématisation du dépistage grâce à des grilles d'observations standardisées permettrait de repérer les écarts chez certains enfants et envisager des prises en charge adaptées. Enfin, le développement de la prise en charge spécialisée dès la petite enfance faciliterait la précision des diagnostics, le suivi et l'accompagnement de l'enfant et des parents.

Sujet 3

La France a développé des alternatives aux poursuites : la thérapie et le soin. L'accès aux seringues permet aux usagers de drogues de limiter les risques de transmission du sida et de l'hépatite (espaces d'accueil et automates d'échanges de seringues, distribution par des associations). Les traitements de substitution, notamment des opiacés, permettent de traiter la dépendance. La méthadone est le principal médicament distribué en institution. Elle prévient les risques de crise de manque et favorise la baisse de l'usage par injection, voire permet un arrêt total de la consommation. Les centres d'accueil et d'accompagnement à la réduction des risques pour les usagers de drogues (CAARUD) accueillent, informent et aident à l'accès aux soins et aux droits. Les centres de soins d'accompagnement et de prévention en addictologie (CSAPA) accueillent, évaluent la situation de la personne et soutiennent la réinsertion sociale.

Sujet 4

En France, chaque année, environ 10 000 personnes mettent fin à leurs jours. Les hommes représentent 75 % des cas de suicides. Les femmes sont davantage concernées par les tentatives de suicide. Après 75 ans, le taux de suicides augmente. Le taux de suicide des agriculteurs est supérieur de 20 % à celui de la population générale. Les ouvriers de manufactures sont également très exposés. Les professionnels de la santé, de l'action sociale et de la police sont surexposés. Le programme national de prévention privilégie les actions auprès des personnes exposées au suicide et de leur entourage. Les lignes d'appel destinées aux personnes en risque se développent grâce à des associations comme Suicide Écoute, SOS Amitié. La prise en charge des personnes en risques suicidaires est améliorée grâce à un meilleur repérage (dépression, souffrance au travail, etc.). La formation des professionnels et l'information et la communication sur la santé mentale et le suicide sont des enjeux majeurs.

9 Les maladies infectieuses

Les **maladies infectieuses** sont causées par des micro-organismes pathogènes (bactéries, virus, parasites ou champignons). Elles sont contagieuses.

Les principales maladies infectieuses sont les virus d'hiver, la tuberculose, la pneumonie, les hépatites, les IST…

1 Les virus saisonniers d'hiver

Deux grands types de virus émergent principalement l'hiver : les virus responsables des **gastro-entérites et les virus respiratoires** (grippes, rhume, rhinopharyngite).

Ils sont très contagieux, et se diffusent par la **salive** (postillon, toux…), le **contact** avec les mains, les objets (chasse d'eau, jouets…) et l'**air** (transports en commun…).

1.1 Les grippes

L'épidémie de grippe survient chaque année de décembre à mars/avril. 2,5 à 3 millions de personnes sont touchées chaque année. 4 000 à 6 000 personnes en décèdent chaque année. 90 % des décès concernent des plus de 65 ans.

La grippe peut amener des complications liées à des surinfections, comme la pneumonie. Les personnes âgées et les enfants sont très exposés à ces risques. Le virus de la grippe est très contagieux et mute en permanence.

REPÈRES

Le vaccin contre la grippe

Chaque année, un nouveau vaccin est créé pour suivre les mutations du virus. Il est destiné aux 65 ans et plus, aux personnes malades et fragilisées par leur état de santé, aux femmes enceintes et à l'entourage des personnes.

1.2 La gastro-entérite

Les gastro-entérites sont très contagieuses. Les symptômes peuvent apparaître brutalement : nausées, vomissements, diarrhées… La déshydratation est très risquée.

1.3 Les mesures de prévention des virus d'hiver

- Le lavage des mains évite aux germes de rester sur la peau et sur les objets.
- Couvrir sa bouche en cas de toux, d'éternuement, porter un masque chirurgical.
- Éviter de serrer les mains, d'embrasser, les contacts avec personnes fragiles.
- Aérer, s'hydrater et adapter son alimentation.

2 La tuberculose

La **tuberculose** est due à une infection par la bactérie Bacille de Koch. Il existe deux types de tuberculose : la tuberculose pulmonaire (2 tiers des cas) qui est très contagieuse et la tuberculose extra-pulmonaire, qui atteint les reins, le cerveau, les os ou les ganglions, qui n'est pas contagieuse.

On recense environ **5 000 cas de tuberculose** chaque année en France

La tuberculose se manifeste par de la **fièvre**, une **toux** accompagnée de crachat pouvant contenir du sang, un **essoufflement** et des **douleurs** dans la poitrine et les articulations, une grande **fatigue**, une **perte de** l'**appétit** et des **maux de tête**.

2.1 Problématiques

L'Île de France, Mayotte et la Guyane sont les régions les plus touchées.

La tuberculose pulmonaire est **très contagieuse**. Les personnes les plus touchées sont les **personnes vulnérables** : SDF, migrants, personnes immunodéprimées (séropositive, traitées par chimiothérapie ou radiothérapie…), personnes âgées.

2.2 Solutions et traitements

La tuberculose se traite par antibiotique. La prise du traitement doit être longue pour que la bactérie disparaisse totalement. En cas de diagnostic d'une tuberculose pulmonaire, le patient est isolé 10 jours minimum à l'hôpital pour éviter toute contagion.

3 La pneumonie

La **pneumonie** est une infection des poumons liée à la bactérie appelée pneumocoque.

Les **personnes les plus exposées** à la maladie sont les personnes de plus de 65 ans, touchées par des maladies pulmonaires (asthme, mucoviscidose…), infectées par le VIH, soignées par chimiothérapie et corticothérapie, et les fumeurs.

Les risques de complications sont importants :

- La septicémie : le germe se répand dans le sang et contamine d'autres organes.
- L'abcès du poumon : le pus forme une cavité dans le poumon.

Entraînement

Sujet 1

Quelles sont les mesures prises par l'État pour limiter les risques d'épidémie grippale ?

Sujet 2

Nous sommes environ 7 milliards sur la planète. Quelque 6 milliards d'entre nous ont un téléphone portable, mais seulement 4,5 milliards d'êtres humains disposent de toilettes. Commentez cette affirmation.

Sujet 3

Paludisme, rougeole, Tuberculose, Choléra, Lèpre, Hépatites, Dengue, sida… Comment expliquer la surexposition des pays en développement à ces maladies ?

Sujet 4

L'hépatite : Maladie silencieuse ?

Corrigés

Sujet 1

Chaque année, la grippe touche 2,5 millions de personnes en France. C'est pourquoi l'État promeut la vaccination pour les personnes les plus exposées à des risques importants : les personnes de plus de 65 ans, les personnes porteuses de maladies chroniques et les femmes enceintes. Les soignants sont aussi incités à se vacciner, car ils sont en contact avec des personnes immunodéprimées et peuvent être contagieux. Depuis 2013, l'État a lancé des campagnes de vaccination à la radio et à la télévision. Les médecins, sages-femmes et infirmiers bénéficient d'outils permettant le conseil aux patients et la sensibilisation des personnes les plus vulnérables : livrets d'information, fascicules, mémos sur la vaccination.

Sujet 2

L'accès aux toilettes est un enjeu majeur de santé public dans le monde, car il garantit une bonne sécurité hygiénique. Il est aujourd'hui plus facile de posséder un téléphone portable que d'accéder à une installation adaptée pour faire ses besoins. L'Afrique subsaharienne et l'Inde sont les plus touchées par le phénomène. Au Soudan et au Niger, 75 % de la population défèque à l'air libre. L'absence de dispositifs d'évacuation efficace concernerait 1 tiers de la population mondiale. Les défécations humaines contiennent de nombreuses bactéries et virus, véhiculant des maladies (hépatite, polio, choléra). Les enfants de moins de 5 ans sont surexposés aux maladies diarrhéiques et aux risques de déshydratation.

Sujet 3

Les pays en développement sont surexposés aux maladies infectieuses. L'accès à l'hygiène et aux sanitaires est préoccupant. Les conditions de vie insalubres favorisent une grande promiscuité des habitants et la transmission des maladies. Les dispositifs d'accès aux soins sont insuffisants, ou trop onéreux pour la population (absence de système de sécurité sociale). Les personnels de santé sont peu nombreux et manquent de formation. La sous-alimentation et la malnutrition affaiblissent l'organisme, notamment des enfants. La population n'identifie pas les modalités de prévention efficaces (lavage des mains, utiliser un préservatif, etc.).

Sujet 4

L'hépatite est une inflammation du foie, causée par un virus ou une exposition massive et prolongée à une substance toxique comme l'alcool. Les patients infectés ne présentent pas toujours de symptômes. Dans le cas de l'hépatite aiguë, seulement 40 % des patients présentent des symptômes (fatigue, perte d'appétit, nausée, vomissement, douleurs abdominales). Dans 5 à 10 % des cas, l'hépatite devient chronique : les personnes apprennent parfois des années après qu'elles sont infectées par le virus. Elles développent alors d'autres symptômes, plus graves liés à un démarrage d'attaque du foie. La France doit considérer pleinement cette assymptomatie pour organiser les dispositifs de prévention : la population est relativement bien informée sur le VIH, mais on parle peu de l'hépatite. La France doit encourager au dépistage pour les virus du sida et les hépatites B et C. La vaccination est le moyen le plus efficace pour lutter contre l'hépatite B.

10 Les IST et le SIDA

1 Les infections sexuellement transmissibles (IST)

Les **IST** sont des maladies transmises lors de **rapports sexuels non ou mal protégés**, et par **voie sanguine**.

La **contamination** peut se faire selon différents modes : génital, oro-génital, ano-génital, oro-anal. Les **répercussions sur la santé** sont importantes : risque de stérilité, maladie chronique, décès de la personne contaminée. Les **symptômes** peuvent être très peu visibles ou virulents : pertes ou écoulements anormaux des voies génitales, sensations de brûlures, démangeaisons, plaies au niveau des organes génitaux, douleurs permanentes ou pendant les rapports sexuels.

2 Le virus d'immunodéficience humaine (VIH)

Le **VIH** est un virus qui perturbe l'ensemble du système immunitaire : il s'attaque aux cellules permettant la lutte contre les infections. Les porteurs du virus sont dits **séropositifs** (1er stade de la maladie). Dès que l'immunité est détruite, l'individu est porteur du SIDA (syndrome d'immunodéficience acquise).

- En 2018, 5,8 millions de tests de dépistage du VIH ont été réalisés.
- En 2018, 6 200 personnes ont découvert leur séropositivité.
- En 2013, 60 % des personnes diagnostiquées ignoraient leur séropositivité, et 25 % en avaient connaissance mais n'étaient pas traités par antirétroviral.

2.1 Symptômes et phases de la maladie

- **La première phase est dite asymptomatique (sans symptômes)** : la personne peut ignore pendant plusieurs années qu'elle est contaminée par le virus.
- **La seconde phase est dite chronique symptomatique** : Les signes de l'affaiblissement immunitaire apparaissent : fièvre, perte de poids, infections…
- **La phase d'apparition de la maladie est le SIDA** : les complications de santé deviennent plus graves : maladies infectieuses, cancers, atteinte du cerveau…

2.2 Tendance et problématiques

- 55 % des découvertes de séropositivité concernent les hétérosexuels.
- Les usagers de voies intraveineuses représentent 1 % des découvertes.
- Les personnes séropositives ne présentent aucuns symptômes.

- Les toxicomanes sont surexposées aux risques (échange de seringue).
- La baisse de la prévention a favorisé l'idée que le SIDA se soignerait.
- Les personnes les plus précaires sont moins bien informées.
- Les 15-24 ans et plus de 50 ans sont les plus concernés par la contamination.
- Actuellement, on estime que 150 000 personnes en France vivent avec le virus.
- 30 000 personnes ne seraient pas informées de leur contagion par le VIH.
- De nombreux préjugés génèrent la discrimination des personnes séropositives.

2.3 Traitement

Les **antirétroviraux** sont une association de médicaments empêchant la multiplication du virus. Ils ne guérissent pas, mais bloque la détérioration du système immunitaire, ce qui augmente l'espérance de vie et réduit le risque de transmission.

3 Les autres IST répandues en France

L'hépatite B	infection du foie par le virus VHB. Elle peut évoluer vers la fibrose hépatique voire la cirrhose, et dans 10 % des cas vers une forme chronique. Les risques de cancer du foie augmentent avec la maladie.
Les gonococcies	aussi appelées « chaude pisse » : l'individu présente une fièvre et des écoulements jaunes par la verge, le vagin ou l'anus. Chez la femme, l'absence fréquente de symptômes les rend dangereux, car ils entraînent la stérilité.
L'herpès génital	Des plaies ou petits boutons apparaissent sur les organes génitaux. Chez la femme, les douleurs en urinant sont très fortes et des sensations de brûlures perdurent. Une fois contracté, le risque de récidive est important.
Les papillomavirus	Ils provoquent des lésions et petites verrues sur les organes génitaux. La contamination augmente les risques de cancer du col de l'utérus.
Les chlamydias	Ils sont souvent asymptomatiques chez la femme. Elles favorisent les grossesses extra-utérines, la stérilité, et les cancers.
La syphilis	Elle provoque des éruptions sur la peau et les muqueuses. Elle peut entraîner des atteintes du cerveau, des nerfs et des yeux.

REPÈRES

Les partenaires multiples et autres risques

Depuis 1998, le nombre de contamination a augmenté. Les pratiques sexuelles dites « libérées », concernent davantage les adolescents et jeunes adultes. La circulation des IST est favorisée, d'autant plus que certaines personnes sont porteuses de maladies sans le savoir. Enfin, les rapports sexuels sous l'emprise de produits (alcool, drogues) favorisent les comportements à risque : l'individu développe des comportements irresponsables et peut être amené à accepter des relations sexuelles non protégées.

Partie 4

4 Les solutions

4.1 La prévention

- L'**éducation à la sexualité** est obligatoire dans les établissements scolaires. Elle dispense des connaissances sur les modes de transmissions des IST.
- Les **campagnes de prévention médiatiques** à la télévision, à la radio, dans les lieux publics... sont développées par l'INPES.
- La **mise à disposition de préservatifs gratuits** dans les établissements scolaires, associations, plannings familiaux...
- L'**installation de distributeurs de préservatifs** (pharmacies, discothèques...).
- Le **développement du dispositif Sida Info Service**.

4.2 Le dépistage

Il est conseillé de réaliser un dépistage pour les personnes :

- souhaitant ne plus utiliser de préservatifs dans le cadre d'une relation stable ;
- ayant des partenaires multiples ;
- utilisant des drogues par voies intraveineuses ;
- ayant eu plus d'un partenaire au cours des 12 derniers mois ;
- ayant eu des relations sexuelles « à risques » ;
- pratiquant la prostitution.

Il est possible de réaliser un dépistage dans :

- les centres de dépistage anonymes et gratuits (CDAG) ;
- les centres d'information, de dépistage et de diagnostic des IST (CIDDIST) ;
- les centres de planification et d'éducation familiale (CPEF) ;
- les laboratoires d'analyses privés (prescription du dépistage par les médecins).

REPÈRES

Depuis 2015, des autotests de dépistage du VIH, fiables à 99 %, sont en vente dans les pharmacies.

4.3 La vaccination

Depuis 2006, le **vaccin contre le papillomavirus** s'est banalisé : il est proposé par les médecins traitant aux adolescentes de 11 à 14 ans et en rattrapage aux jeunes femmes de 15 à 23 ans.

Entraînement

Sujet 1

6 000 personnes découvrent chaque année qu'elles sont porteuses du VIH. 1 quart d'entre elle l'apprend trop tard, à un stade avancé de l'infection. Comment expliquer ce phénomène ?

Sujet 2

Le dépistage systématique. Qu'en pensez-vous ?

Sujet 3

Atouts et limites du préservatif féminin.

Sujet 4

Présentez le Truvada, traitement de prévention de transmission du VIH.

Corrigés

Sujet 1

Les découvertes tardives d'infection au VIH concernent 25 % des découvertes : ces dernières ont déjà atteint le stade de sida. Parmi elles, 50 % déclarent n'avoir jamais été testées avant. Les découvertes tardives concernent principalement les personnes qui « ne se considèrent pas comme des personnes à risque » : adulte de 40 ans et plus, hétérosexuels, en couple, avec des enfants, etc. Malgré la prévention, les préjugés ont la vie dure : les personnes de 40 ans et plus se protègent moins, car elles pensent que la maladie concerne davantage les jeunes. En réalité les plus de 50 ans sont davantage exposés à des risques de transmission. Une partie de la population croit en des « idées reçues » (le « retrait » avant l'éjaculation protégerait du risque de transmission). Certains considèrent que seul le rapport génital ou ano-génital peut transmettre la maladie, alors que les pratiques oro-génitales et oro-anales présentent autant de risques.

Sujet 2

La notion de « dépistage systématique » est le fait de proposer systématiquement un dépistage à une certaine catégorie de la population. Le dépistage systématique permet de diagnostiquer les maladies le plus tôt possible de leur apparition. L'enjeu principal est de commencer la prise en charge du patient rapidement pour éviter les aggravations et améliorer les chances de guérison. Selon les pathologies, l'enjeu est aussi de prévenir les risques de transmission, en permettant au patient d'être informé de sa maladie. Le dépistage systématique peut cependant générer un stress chez les personnes, qui n'avaient pas pris conscience du risque qu'elles présentent de contracter certaines maladies. Les personnes issues des catégories sociales les plus défavorisées réalisent moins leur dépistage du cancer. L'État doit améliorer l'information sur les politiques de dépistage systématique pour en faciliter l'accès à tous.

Sujet 3

Le préservatif féminin fonctionne comme le préservatif masculin. Il s'insère dans le vagin et empêche le passage des spermatozoïdes. Il présente pour atout majeur le fait qu'il offre la possibilité aux femmes de se protéger lorsqu'un partenaire homme est réticent à le faire. Il permet aux femmes de prendre en charge leur prévention : elles peuvent s'équiper plusieurs heures avant et donc être protégé si le contexte s'y prête. Fait en nitrile, il a pour propriété de mieux laisser passer la chaleur des corps et d'assurer un certain confort lors des relations sexuelles. Les personnes allergiques au latex peuvent l'utiliser. Il présente aussi moins de risque de déchirure que le préservatif masculin.

Mais son coût élevé (7 à 9 euros pour 3 préservatifs) freine sa diffusion dans la population. Le préservatif masculin est aussi mieux identifié par la population.

Sujet 4

Le Truvada est un traitement préventif du sida. La France est le premier pays européen à l'autoriser (2015). Il permet aux personnes séronégatives de ne pas être contaminés en cas de relations sexuelles non protégées. L'Agence nationale de sécurité du médicament (ANSM) préconise son utilisation auprès des personnes présentant un haut risque de contamination du VIH (hommes ayant des relations sexuelles avec des hommes, les personnes en couple avec une personne séropositive). Il s'agit d'une association de deux antirétroviraux qui bloque la multiplication du virus à un stade précoce. Il réduit de 86 % le risque d'infection par le VIH. Actuellement, seuls les centres de dépistage et les hôpitaux peuvent prescrire ce traitement. Il est pris en charge à 100 % par la Sécurité sociale.

Les toxicomanies

11

Toxicomanie : « État de dépendance physique, psychique, ou les deux, vis-à-vis d'un produit s'établissant chez un sujet et à la suite de l'utilisation périodique ou continue de celui-ci. » (OMS).

Dépendance : incapacité à se passer d'une substance psychoactive sans ressentir un profond mal-être.

Addiction : dépendance aliénante pour l'individu.

1 Le tabac

- 16 millions de fumeurs en France, soit 34 % de fumeurs.
- 38 % des hommes fument contre 30 % des femmes.
- 40 % des 20-44 ans sont fumeurs.
- 32 % des 15-85 ans et 50 % des 18 à 34 ans consomment régulièrement.
- L'expérimentation du tabac augmente : 80 % des 15-75 ans l'ont essayé.
- Près de 60 % des fumeurs réguliers déclarent avoir envie de s'arrêter.
- À l'adolescence, les filles consomment autant de tabac que les garçons.
- 65 000 personnes décèdent chaque année de leur consommation de tabac.
- L'industrie du tabac tue 50 % des consommateurs des produits qu'elle fabrique.

1.1 Problématiques actuelles

a. Un fléau pour la santé publique

Le tabac est la 1re cause évitable de mortalité. Le monoxyde de carbone **diminue l'oxygénation des tissus**, le goudron favorise les **cancers**. Les agents irritants du papier provoquent des **bronchites chroniques** et des **infections respiratoires**. Le tabac provoque **troubles de l'érection**, **stérilité**, **vieillissement de la peau**…

b. L'augmentation de la consommation des femmes

Elles encourent des risques plus élevés (grossesses extra-utérines, ménopauses précoces, décalcifications osseuses…). La **pilule contraceptive** combinée au tabac favorise les risques d'AVC et d'infarctus. Chez la femme enceinte, les **risques de prématurité**, de **fausse couche** et de **mort subite du nourrisson** augmentent.

c. La consommation précoce

Les adolescents fument davantage. La dépendance est plus rapide et plus importante.

d. Le tabagisme passif

L'exposition à la fumée est très nocive. Chez les fumeurs passifs réguliers, les risques de cancer de poumons et de MCV augmentent de 25 %.

e. Les inégalités sociales en matière de consommation

Les personnes socialement précaires fument davantage que les catégories sociales aisées. Moins nombreux à déclarer vouloir arrêter de fumer, cela contribue à leur pauvreté.

f. L'industrie du tabac s'est tournée vers les pays du Sud

L'absence de contraintes réglementaires a permis son implantation massive. Les populations y sont peu informées sur les risques encourus, et leur état de santé est parfois fragilisé. Cela aggrave les dégradations sur leur environnement et leur pauvreté.

1.2 Solutions, dispositifs

a. Les mesures législatives contraignantes

La loi de 1976 limite la **publicité** et interdit de fumer dans certains lieux à usage collectifs. La mention « abus dangereux » devient obligatoire sur les paquets de cigarettes. La **loi Évin (1991)** renforce la lutte contre le tabac : hausse des prix, interdiction de fumer dans les lieux collectifs, de la publicité, de la vente aux mineurs. Depuis le 1er janvier 2007, il est totalement interdit de fumer dans les lieux publics. Depuis 2011, les paquets comportent des photos et slogans choquants.

b. L'aide et la prévention

Le gouvernement a développé une stratégie globale de lutte contre le tabac, fondée sur la prévention des comportements individuels grâce :

- au soutien aux fumeurs qui veulent arrêter (dispositif tabac Info Service).
- au développement et la diversification des modes de consultation.

c. Les traitements nicotiniques de substitution

Les **traitements de substitution** : patch, chewing-gum, inhaleur, ou prise médicamenteuse. La **cigarette électronique** a aussi fait son apparition.

2 L'alcool

- En 2019, 41 000 décès sont attribuables à l'alcool.
- 11,7 litres d'alcool pur sont vendus par habitant par an, en 2019.
- 20 % des adultes et 10 % des jeunes de 17 ans consomment régulièrement.
- 8 % des adultes ont des ivresses répétées (27,8 % des jeunes de 17 ans).
- En 2010, 4 millions de consommateurs à risque sont recensés en France.
- En 2019, 14 % des Français consomment de l'alcool quotidiennement.

2.1 Problématiques

L'ivresse entraîne **troubles digestifs**, nausées, vomissements, voire **coma éthylique**. À long terme, l'alcool entraîne des **risques de cancers** (œsophage), des maladies du foie, du pancréas, des troubles cardiovasculaires, de l'hypertension artérielle, et des **maladies psychiques** (dépression, troubles du comportement, angoisses). **Au cours d'une grossesse**, elle provoque prématurité, retards de croissance, malformations, troubles des fonctions cognitives… L'**alcool** favorise les **situations de violence**.

2.2 Solutions et dispositifs

La **loi Évin** encadre la consommation et la vente d'alcool : la publicité est autorisée, avec un message de mise en garde. La consommation d'alcool est interdite aux mineurs et les débitants de boissons doivent disposer d'une licence. Il existe des **centres de cure ambulatoire en alcoologie** ainsi qu'un dispositif **Alcool Info Service**.

3 Les drogues

- 41,5 % des jeunes de 17 ans ont déjà expérimenté le cannabis.
- 17 millions de personnes ont expérimenté le cannabis en France.
- 3 % des jeunes de 17 ans ont expérimenté la cocaïne.
- 1,9 % des jeunes de 17 ans ont expérimenté l'ecstasy.

3.1 Le cannabis

- 3,4 % des hommes consomment régulièrement du cannabis.
- 90 % des interpellations pour usages de stupéfiants concernent le cannabis.
- Le nombre de canabiculteurs est estimé à 80 000.

Le cannabis se consomme mélangé à du tabac, dans des préparations alimentaires ou des infusions. Il se banalise dans l'ensemble des milieux sociaux : 44 % des Français perçoivent son interdiction comme une atteinte à la liberté, et plus de 86 % déclarent préférables d'orienter les consommateurs vers des dispositifs de soins plutôt que des condamnations. Les effets du cannabis sur la santé et la société sont pourtant graves : accidents, décrochage scolaire, troubles psychiatriques… Une dépendance peut s'installer avec des symptômes de manque à l'arrêt (agitation, irritabilité, etc.).

3.2 Les drogues « dures »

La cocaïne et le crack	Elles se consomment par voie nasale, inhalation, injection. Elles procurent un sentiment d'euphorie. Les conséquences : perforation de la cloison nasale, infarctus, AVC, troubles psychiatriques…
Ecstasy et amphétamines	Ce sont des drogues de synthèse provoquant une accélération du rythme cardiaque et de la tension artérielle.
Les hallucinogènes	Ils sont présents dans des végétaux (« champignons hallucinogènes ») ou sont produits chimiquement (LSD, kétamine, GHB). Ils procurent des hallucinations, des sensations de bien-être et des modifications sensorielles.
Les opiacés	Ce sont des dérivés de l'opium (l'héroïne est le plus courant) qui procurent une sensation de transe. Les dépendances physiques et psychique sont très fortes.
Les nouveaux produits de synthèse (NPS)	Ils limitent les effets des autres produits illicites. Depuis 2010, une substance nouvelle est identifiée chaque mois. Les consommateurs diversifient les substances pour éviter la dépendance.

3.3 Problématiques actuelles

La **poly-consommation** est en hausse : les consommateurs cherchent à moduler les effets ressentis. Les **échanges de seringues** sont responsables de contaminations par le VIH, l'hépatite C… Le **développement des conduites dopantes** est lié à la recherche de performance individuelle. Le **décrochage scolaire** augmente chez les adolescents et jeunes adultes consommateurs. **La consommation de drogue favorise l'exclusion** : difficultés à trouver un emploi, à organiser sa vie

La drogue est à l'origine de situations de violence. Elle **accroît le risque de recourir des pratiques délinquantes** pour consommer (**prostitution**…)

3.4 Solutions

Les **médecins traitants** orientent vers des dispositifs de soins adaptés :

- Les **lieux pour les jeunes consommateurs.**
- Les **consultations en addictologie à l'hôpital**.
- Les **centres de soins, d'accompagnement et de prévention en addictologie**.

3.5 La prévention

Le gouvernement a développé un plan de lutte contre les drogues et les conduites addictives prévoyant :

- la formation à la prévention des professionnels au contact des jeunes ;
- la création d'une ligne téléphonique pour les parents ;
- le développement de lieux de parole pour les jeunes.

Entraînement

Sujet 1

Quels sont les avantages et les limites des « salles de shoot » ?

Sujet 2

Quels sont les axes forts du programme national de lutte contre le tabac 2018-2022 ?

Sujet 3

Qu'est-ce que les addictions sans drogues ?

Sujet 4

À 17 ans, l'alcool est la substance psychoactive la plus consommée. Qu'en pensez-vous ?

Corrigés

Sujet 1

Les salles de consommation permettraient un meilleur encadrement social et sanitaire des personnes. Les consommateurs de stupéfiants sont souvent éloignés du système de santé (grande précarité sociale, manque d'information sur les dispositifs, honte et isolement). Ces lieux facilitent leur contact avec les professionnels de santé et favoriseraient l'information sur les traitements de substitution, l'aide au sevrage et l'orientation des usagers vers des soins adaptés. Ils permettraient une baisse des infections par le VIH et l'hépatite C et des overdoses mortelles. L'espace public serait moins envahi par les seringues usagées. Cependant, certains craignent que cette mesure provoque des troubles à l'ordre public (trafic et hausse de la délinquance et des agressions aux alentours des salles). Elles constitueraient une incitation à la consommation, ce qui aggraverait leur dépendance.

Sujet 2

La lutte contre le tabac en France s'appuie sur 3 axes forts : les contraintes législatives, la prévention et l'aide au sevrage. Depuis 2007, l'interdiction totale de fumer dans les lieux publics incite les fumeurs à limiter leur consommation. Depuis 2011, des photographies choquantes et des slogans percutants ont été ajoutés sur les paquets de cigarettes. L'État a renforcé les remboursements des traitements de substitution.

Le programme national de lutte contre le tabac fixe des objectifs ambitieux d'ici 2032 : que les enfants nés depuis 2014 deviennent la première génération d'adulte non-fumeurs. Les mesures actuelles associent la protection des enfants et l'évitement de l'entrée dans le tabagisme, l'accompagnement des fumeurs vers le sevrage et l'action sur l'économie du tabac (hausse progressive du prix du paquet de cigarette, limitation des possibilités d'achats transfrontaliers entre les pays membres de l'Union européenne).

Sujet 3

Les addictions « sans drogues » sont appelées addictions comportementales : Il s'agit addictions à un objet externe banal. La personne ne parvient pas à résister à l'adoption d'un comportement et ressent une forte tension qu'ils soulagent par un passage à l'acte. L'objet de la dépendance est source de plaisir intense. La personne éprouve un sentiment de honte et de dépendance à l'objet de son addiction. Les principales addictions sont : le jeu pathologique (l'individu joue avec démesure, souvent de l'argent), les achats compulsifs (largement amplifié par les possibilités d'achats sur internet), l'addiction au sport (obsession pour l'exercice physique, pour l'image de son corps), l'addiction sexuelle (comportements sexuels compulsifs, hypersexualité), le travail pathologique.

Sujet 4

18 % des garçons et 7 % des filles de 17 ans déclarent consommer régulièrement de l'alcool. Le phénomène du *binge drinking* est en augmentation depuis 15 ans. 50 % des jeunes de 17 ans déclarent avoir été ivres au cours des 12 derniers mois. Les garçons sont plus nombreux que les filles à adopter ce mode de consommation excessive. Ce phénomène est lié à la recherche de sensations. Dans l'ensemble, la consommation des adolescents est festive (principalement le week-end, entre amis). Le phénomène de groupe incite à la consommation : elle permet de se sentir intégré en faisant « comme les autres ». Je pense que cette consommation est liée principalement à la recherche d'intégration, de sensations fortes et à la lutte contre le mal-être (opposition aux parents, difficultés à l'école, etc.). Cette alcoolisation « festive » peut cependant conduire les plus fragiles à un glissement progressif vers l'alcoolisme.

Les lois de bioéthique 12

1 Définition de la bioéthique

L'**éthique** est l'ensemble des principes moraux que l'homme doit appliquer pour mettre en œuvre « ce qui est bon pour lui ». Le mot « bio » désigne le « vivant ».

La **bioéthique** est donc le champ des questions éthiques et sociétales en lien avec les innovations médicales permettant une manipulation du vivant.

Face aux progrès de la science et des techniques, la loi doit garantir :

- La **dignité des personnes**.
- Le **respect du corps**.
- La **protection de l'embryon humain**.
- L'**intérêt de l'enfant**.

REPÈRES

Le **Comité international de bioéthique** s'interroge sur les enjeux juridiques et éthiques des progrès scientifiques dans le domaine des sciences de la vie et de la médecine. En France, le **Comité consultatif national d'éthique (CNNE)** a été créé en 1983.

2 Les lois de bioéthique

2.1 Les lois de 1994 et du 6 août 2004

Elles définissent les principes généraux de protection de la personne humaine.

- La **loi du 1er juillet 1994** définit les règles de traitement des données des personnes ayant pour but la recherche dans le domaine de la santé.
- Les **lois du 29 juillet 1994** énoncent les **principes relatifs au respect du corps humain** (inviolabilité, obligation de consentement, impossibilité d'être un objet évaluable en argent), **aux dons et à l'utilisation des produits du corps humain** (consentement nécessaire au diagnostic prénatal, gratuité, anonymat…).

La loi du 6 août 2004 complète et actualise les lois de 1994 :

- l'interdiction du clonage reproductif ou thérapeutique ;
- la création de l'Agence de la biomédecine et la création d'un « crime contre l'espère humaine » ;
- l'interdiction du diagnostic préimplantatoire, excepté dans le but d'apporter un espoir de traitement à un aîné atteint d'une maladie ;
- la priorité donnée à l'information et au consentement des personnes ;
- la révision de la loi par le Parlement tous les cinq ans.

L'enjeu est de **protéger** les personnes, sans **empêcher les avancées scientifiques**. Les recherches sur l'embryon et cellules embryonnaires doivent permettre des progrès majeurs et sont limitées à 5 ans. La révision tous les cinq ans permet de **suivre l'évolution de la recherche scientifique et d'intégrer les nouvelles interrogations** (élargissement de l'AMP, gestation pour autrui…)

2.2 La loi du 7 juillet 2011

Elle a été élaborée suite aux **États généraux de la bioéthique** (débat public pour recueillir l'expression de la population) :

- l'interdiction de la **gestation pour autrui** et de l'AMP pour les **couples homosexuels** ;
- l'instauration de **mesures préventives** contre le **tourisme procréatif** ;
- la possibilité pour les familles de juger si elles ont les moyens financiers de garder un enfant handicapé ou malade (en cas de diagnostic prénatal), la **surveillance des diagnostics prénataux et préimplantatoire** ;
- le maintien **total de la gratuité**, du **désintérêt** et de l'**anonymat** du don ;
- la **levée du secret médical pour la médecine prédictive** ;
- l'autorisation du **don croisé d'organe** en cas d'incompatibilité entre deux proches ;
- l'autorisation de la **vitrification ovocytaire** (congélation ultrarapide).

2.3 La loi du 16 juillet 2013

Depuis le 16 juillet 2013, la recherche sur l'embryon et les cellules-souches est autorisée en France sous **conditions** :

- la **pertinence** de la recherche, la **finalité médicale** ;
- l'**utilisation restreinte** aux embryons *in vitro* et non objet d'un projet parental ;
- le **consentement** écrit du couple dont les embryons sont issus, le respect d'un **délai de réflexion de 3 mois**.

2.4 Révision de la loi de bioéthique du 4 mars 2020

Le Sénat s'est prononcé en faveur de plusieurs apports :

- l'ouverture de la PMA aux couples de femmes et aux femmes seules, la mise en place d'une procédure d'adoption accélérée pour la mère d'intention ;
- l'articulation du droit au respect de la vie privée des donneurs de gamètes et l'accès aux origines de toutes les personnes issues d'un don, en interrogeant les donneurs sur leur volonté de communiquer ou non leur identité ;
- la création d'un statut de donneur d'organe ;
- la réaffirmation de l'interdiction du recours à la GPA ;
- l'interdiction des embryons transgéniques et chimériques ;
- la préservation de la technique du double diagnostic préimplantatoire permettant la naissance d'un enfant indemne d'une maladie grave et compatible pour une greffe avec un aîné malade ;
- la suppression d'une clause de conscience spécifique pour les professionnels de santé en matière d'interruption médicale de grossesse (IMG).

Entraînement

Sujet 1

Quel est le rôle de l'agence de la biomédecine ?

Sujet 2

Quel est le processus de révision des lois bioéthiques ?

Sujet 3

Qu'est-ce que les biobanques ?

Sujet 4

Quels ont été les thèmes débattus au cours des États Généraux de la bioéthique de 2017 ?

Corrigés

Sujet 1

L'Agence de la biomédecine a été créée en 1994. Ses compétences ont été étendues par la loi de bioéthique de 2011. L'Agence tente d'apporter des réponses à la population et au gouvernement sur les dimensions éthiques de la médecine et des progrès techniques. Elle encadre, accompagne, évalue et informe dans le but d'améliorer l'accès aux soins et la qualité de vie des personnes concernées par le don de sang, d'organe, la PMA et le génie médical. Elle assure la mise en œuvre d'une offre de soins sécurisée et de qualité sur tout le territoire pour les patients concernés par le prélèvement et les greffes d'organes et de tissus. Elle promeut un accès équitable à des soins de qualité dans le domaine de l'assistance médicale à la procréation. Elle poursuit également des objectifs plus transversaux. Elle encadre la recherche et forme les professionnels de santé.

Sujet 2

Les lois de bioéthique sont soumises à un processus organisé de révision : l'État seul ne peut pas s'engager dans une modification unilatérale de la loi portant. Ce processus de révision est défini dans la loi de bioéthique de 2011 : projet de réforme doit être précédé d'un débat public, sous la forme d'états généraux organisé par le comité consultatif national d'éthique.

Il s'agit d'interpeller la population sur les questionnements éthiques et de recueillir son avis. Les résultats de ce débat sont rendus publics sur internet. Les états généraux de la bioéthique ont lieu au moins une fois tous les 5 ans. Le parlement examine la loi de bioéthique tous les 7 ans pour pouvoir réaliser les ajustements nécessaires.

Sujet 3

Les biobanques rassemblent des échantillons de substances corporelles humaines (organes, tissus, sang, cellules, ADN). Elle recueille et répertorie des substances humaines collectées à l'hôpital, lors d'examen, sur accord du patient. À ces substances peuvent être associées des informations sur les caractéristiques de l'individu (âge, sexe, antécédents médicaux, etc.). L'objectif est de permettre aux chercheurs de disposer d'échantillon pour réaliser des recherches au service de l'innovation médicale. Ces échantillons sont anonymisés pour préserver toute confidentialité et protéger la vie privée du patient.

Sujet 4

Les points mis en débat lors des états généraux de la bioéthique 2017 sont les suivants :

- l'avancée de la recherche dans les domaines de la reproduction, du développement embryonnaire et des cellules-souches ; l'interdiction de la recherche sur l'embryon est confirmée ;
- les techniques de séquençage et d'ingénierie génomique et les prémisses d'une médecine prédictive ;
- les dons et transplantations d'organes ;
- les données de santé, notamment au regard du développement des objets connectés et des risques d'atteintes à la vie privée (informatisation des données des patients) ;
- l'intelligence artificielle et la responsabilité des professionnels de santé vis-à-vis de leur utilisation ;
- les neurosciences au regard du développement des techniques d'imagerie ;
- la relation santé-environnement, les responsabilités techniques de l'homme ;
- la procréation : ouverture de la PMA aux femmes seules et aux couples de femmes ;
- la fin de vie (assistance au suicide, soins palliatifs).

Les dons d'organes, de sang et les greffes 13

1 Les dons d'organes

Le **don d'organe** consiste à **prélever un organe sur une personne vivante ou décédée,** dans le but de le **transplanter** à une autre personne compatible. Le don **des tissus**, tels que la peau ou la moelle osseuse, est également possible.

En 2015, 57 171 personnes sont porteuses d'un greffon fonctionnel. Les greffes les plus fréquentes sont le rein, le foie, le cœur, et les poumons. Les greffes d'intestin, de cornée et de pancréas sont possibles mais restent rares.

En 2018, 5 805 personnes ont reçu une greffe, soit une **hausse de 23 %** en 8 ans.

1.1 Que dit la loi ?

- La **loi du 15 novembre 1887** autorise à faire don de son corps à la science.
- La **loi Lafay du 7 juillet 1949** autorisait le prélèvement *post-mortem* des yeux en vue de permettre des greffes de la cornée.
- La **loi Caivallet du 22 décembre 1976** est la 1re grande loi sur les prélèvements. Elle affirme le **principe du consentement présumé**.
- La **loi du 29 juillet 1994 relative au respect du corps humain** affirme la primauté et la dignité de la personne et proclame l'inviolabilité et la non-patrimonialité du corps : il ne peut faire l'objet d'un commerce.

Concernant les transplantations, **cette loi ainsi que la loi du 6 août 2004** précisent :

- L'**anonymat et la gratuité des dons**. Deux dérogations existent à l'anonymat :
  - la **nécessité thérapeutique** (les médecins ont accès aux identités) ;
  - le **prélèvement sur une personne vivante**, **autorisé pour un proche** (parents, frères, sœurs, grands-parents, cousins germains, conjoint, concubin sur preuve d'une vie commune d'au moins 2 ans).
- L'**instauration de garanties sanitaires** : sélection clinique des donneurs, sécurité des transports d'organes, tests de dépistages des maladies transmissibles.
- Les **conditions de prélèvements** :
  - le **consentement** du défunt est pris en considération ;
  - le constat de la **mort** ;
  - la **finalité thérapeutique** (en cas de nécessité médicale) ;
  - la **restauration complète du corps** après un prélèvement *post-mortem*.

Partie 4

- Les conditions de prélèvements **sur une personne vivante** :
  - le **consentement éclairé**, écrit devant le président du tribunal de grande instance ;
  - l'appartenance à la famille du receveur (ou le conjoint) ;
  - être **majeur**, excepté pour les dons de moelle osseuse ;
  - être **informé des risques**.

Pour garantir la non-partimonialité du corps, les lois **interdisent toute publicité « en faveur d'un don d'éléments ou produits du corps humain »**. La sensibilisation du public au don est possible, sous contrôle du ministère en charge de la santé.

L'**Agence française de sécurité sanitaire** contrôle la qualité des greffons.

Les patients en attente d'une greffe

La pratique des greffes d'organes nécessite l'inscription des patients sur une liste nationale établie par type de transplantation. [...]. Le principe de la liste nationale d'attente a été reconnu par un décret du 24 septembre 1990 relatif aux activités de transplantation d'organes [...]. La loi du 18 janvier 1994 [...] a confié à l'Agence de la biomédecine l'enregistrement de l'inscription sur cette liste et sa gestion. [...]. Afin de tenter d'homogénéiser les durées d'attente de greffe, et de respecter des principes d'équité, des règles de répartition des greffons ont été élaborées selon un système de score, tenant compte de critères tels qu'une menace vitale à court terme, l'âge, l'ancienneté d'inscription sur la liste [...]

https://www.france-adot.org/la-legislation-en-matiere-de-don-d-organes.html

1.2 Problématiques actuelles

a. Le manque de greffons

- En 2016, **5 891 greffes ont été réalisées.**
- Chaque année, **250 à 300 personnes meurent, faute de greffe.**
- 1 prélèvement possible sur 3 est refusé par la famille du défunt.

Le nombre de personnes greffées et le besoin de greffons augmentent car :

- les résultats sont de qualité (allongement de la durée et de la qualité de vie) ;
- le recours à la greffe concerne des situations de plus en plus diversifiées.

Le manque d'organe est lié à :

- la **rareté des états de mort encéphalique** à l'hôpital (1 % des décès), alors que cette source d'organe représente près de 93 % des greffes réalisées ;
- la **loi sur les dons post-mortem n'est pas véritablement appliquée** : certaines familles ignorent le souhait du défunt et préfèrent refuser le don d'organe ;
- **l'accompagnement des familles est insuffisant** : l'évocation d'un prélèvement d'organe peut apparaître d'une grande brutalité après un décès.

b. Les interrogations éthiques

- L'**augmentation des dons par des donneurs vivants** : comment assurer au donneur une véritable liberté de choix ? Il doit être informé des risques pour sa santé.
- L'**attribution des greffons en fonction d'un ensemble de critères** : Les critères d'attribution des greffons doivent être pensés au regard de l'éthique.
- L'**augmentation permanente du trafic d'organe et du « tourisme de transplantation** », surtout dans les pays pauvres.

1.3 Les mesures mises en œuvre

- La **sensibilisation** (écoles, internet) favorise meilleure connaissance de la loi.
- L'OMS a instauré la **Journée mondiale du don d'organes** (le 17 octobre)
- Les lois de bioéthiques ont mis en place un ensemble de mesures :
  - l'augmentation des centres équipés et habilités aux prélèvements ;
  - la hausse des prélèvements chez des donneurs âgés (plus de 65 ans) ;
  - l'autorisation du don croisé (2011) ;
  - l'autorisation du prélèvement sur un donneur vivant.
- La **lutte contre le trafic d'organe :** le Conseil de l'Europe a élaboré en 2015 le premier traité de lutte contre le trafic d'organes.

2 Les dons de sang

Le **sang** est un tissu vivant, composé de cellules baignant dans un liquide, appelé le plasma. Le sang comprend différentes composantes :

- le **plasma** (55 % du volume sanguin) contient les facteurs de coagulation ;
- les **globules rouges** transportent l'oxygène des poumons vers les tissus ;
- les **plaquettes** sont des cellules permettant de prévenir les hémorragies.

En 2016, 2 938 183 dons de sang total ont été effectués en France.

- Les dons sont utilisés pour soigner les maladies du sang, les cancers, les urgences.
- Toute transfusion sanguine doit respecter une compatibilité au groupe sanguin.
- Le don de sang est **anonyme** et **gratuit**.
- L'**Établissement français du sang (EFS)** est un service public créé en 1999. Il assure la gestion des dons de sang. Il repose sur le **volontariat** et la **générosité** des Français. Il doit **assurer l'autosuffisance du pays en sang**.
- Le scandale du sang contaminé a conduit à **renforcer les règles de sécurité**.

REPÈRES

La **journée mondiale des donneurs de sang** (14 juin), créée en 2004 par l'OMS, est utilisée pour communiquer et réaliser des collectes.

Partie 4

Entraînement

Sujet 1

Quels organes et tissus peuvent faire l'objet d'une greffe ?

Sujet 2

Quelles sont les stratégies adoptées par l'Établissement français du sang pour inciter la population à donner son sang ?

Sujet 3

Quelles préoccupations actuelles majeures soulèvent le don d'organe ?

Sujet 4

Quelles sont les conditions pour donner un organe de son vivant ?

Corrigés

Sujet 1

Le rein est l'organe le plus couramment greffé. Il peut être donné de son vivant. S'ensuivent le foie, le cœur, les poumons, le pancréas et des parties de l'intestin qui ne peuvent être donnés que par des personnes décédées. Les prélèvements et greffes concernent en réalité principalement les tissus humains : os, artères, veines, tendons, ligaments, cornée, peau et valves cardiaques. 96 % des prélèvements de tissus humains concernent la cornée.

Sujet 2

L'établissement français du sang développe des campagnes d'information sur les enjeux liés au don de sang qui permettent de sensibiliser la population à l'existence d'un déficit de sang. L'ESF met aussi des plaquettes d'informations et un site internet sur ses missions, pour que les personnes comprennent mieux comment se déroule le protocole de don. Il tente de développer l'information sur le devenir du sang et les typologies de bénéficiaires. Il cherche à faciliter l'information sur la localisation des centres de don, organise des campagnes mobiles dans les universités, les entreprises, dans des espaces fréquentés des centres-villes, etc. L'ESF peut lancer des campagnes exceptionnelles de don (avant l'été, car il s'agit d'une période particulièrement critique où les besoins en sang augmentent).

Des spots de prévention à la radio permettent d'informer massivement. Enfin, la journée mondiale des donneurs de sang créée en 2004 par l'OMS est l'occasion de mettre en place des événements.

Sujet 3

Les greffes soulèvent un ensemble de préoccupations médicales et éthiques. Le vieillissement de la population conduit également à une hausse de certaines maladies aboutissant à une greffe. Le manque d'organe est lié à la rareté des états de mort encéphalique à l'hôpital (1 % des décès), alors que cette source d'organe représente près de 93 % des greffes réalisées. La loi sur les dons post mortem n'est pas véritablement appliquée : malgré le consentement présumé, la décision de prélèvement est laissée aux proches.

Les interrogations éthiques sont nombreuses concernant le don par un donneur vivant : il doit disposer d'une véritable liberté de choix et être parfaitement informé des risques pour sa santé. L'attribution des greffons en fonction d'un ensemble de critères pose également de nombreuses questions. Les critères pour définir l'attribution des greffons doivent être évalués et questionnés au regard de l'éthique.

Sujet 4

Le don de son vivant ne peut se faire que si le candidat au don suit l'ensemble des conditions imposées par la loi. Le donneur doit passer un bilan médical très poussé pour éviter tout risque pour le donneur et le receveur et s'assurer de leur compatibilité. Ensuite, le donneur doit relever du cercle direct ou élargi du receveur, tel que l'impose la loi de bioéthique du 7 juillet 2011 (père, mère, descendant direct, membre de la fratrie, ascendant direct, oncle, tante, cousin ou cousine germain, conjoint). Ensuite, une procédure permet de s'assurer que le don est librement consenti par la personne et que ce dernier n'est soumis à aucune pression psychologique ou financière. Il est informé par l'équipe médico-chirurgicale de l'ensemble des risques et des complications éventuelles. Il doit exprimer son consentement devant un magistrat. Enfin, le comité donneur vivant se prononce ou non sur l'autorisation à réaliser le don.

14 Procréation, tests génétiques et clonage

Les **progrès scientifiques** offrent des possibilités nouvelles touchant la procréation et la manipulation du vivant.

1 La procréation médicalement assistée (PMA)

La **PMA** permet la rencontre entre les **gamètes** mâle et femelle, grâce à une **intervention médicale**. Elle offre à des couples présentant une **infertilité** ou une problématique de santé la possibilité d'avoir un enfant, ou d'éviter la transmission à l'enfant d'une maladie génétiquement transmissible. **Le gamète** est une cellule reproductrice (spermatozoïdes, ovocytes chez la femme).

2015 : **23 651 naissances** grâce la PMA en France, soit **2,9** % de l'ensemble des naissances.

Après un an de tentatives sans contraception, **18 % à 24** % des couples restent sans enfant.

Après deux ans, 8 % à 11 % des couples attendent encore une grossesse.

En 2018, 1 enfant sur 30 est conçu grâce à la PMA en France.

Les causes de l'infertilité sont variées : âge, maladies génétiques, facteurs psychologiques ou environnementaux, alcool, tabac, maigreur ou surpoids, drogues…

1.1 Les techniques de PMA

- L'**insémination artificielle** : Les spermatozoïdes sont récupérés auprès du conjoint ou d'un donneur, et sont déposés à l'intérieur de l'utérus.
- La **fécondation in vitro (FIV)** : les gamètes sont recueillis et mis en présence dans une éprouvette. Puis, l'embryon est implanté dans l'utérus de la mère. Cette technique est longue et contraignante : la femme doit recevoir un traitement hormonal préalable à la ponction des follicules contenant les ovocytes.
- Le **don et** l'**accueil d'embryons** sont possibles en cas d'une double infertilité ou d'un risque de transmission d'une maladie génétique à l'enfant. Lors du recours à la FIV, les embryons non implantés sont congelés. Quand le projet parental d'un couple abouti, il peut interrompre de la conservation des embryons, les donner à la recherche ou à un autre couple en difficultés pour procréer. Les principes qui encadrent cette pratique sont le **consentement/volontariat**, la **gratuité**, l'**anonymat**.

1.2 Débats éthiques actuels

Pour les partisans de l'**extension de la PMA aux couples homosexuels**, l'aboutissement du mariage homosexuel est inévitablement leur accès à la PMA. Mais la PMA n'a pas pour vocation de répondre à un désir d'enfant sans problème de stérilité avérée.

Au niveau psychologique, l'enfant a besoin **de la référence à la filiation biologique**.

2 Les tests génétiques et la manipulation du vivant

2.1 Le génie génétique

> Le **génie génétique** vise à isoler un ou plusieurs gènes d'un organisme pour en identifier la séquence et pouvoir le manipuler.

Le **génome humain** se compose de **30 000 gènes**. Les manipulations génétiques sont utilisées en agriculture (OGM), écologie (manipulations génétiques pour la restauration des écosystèmes)… Concernant l'homme, ces progrès ont permis d'**identifier les gènes responsables de certaines maladies** (myopathie, mucoviscidose, cancers).

2.2 Tests génétiques, diagnostics prénataux et préimplantatoires

> La **thérapie génique** vise à remplacer un gène muté par un gène sain pour tenter de guérir certaines maladies.

Les tests génétiques se sont développés et sont utilisés pour :

- le **conseil génétique** (risques de transmission d'une maladie héréditaire) ;
- les **diagnostics prénataux** (DPN) ou **préimplantatoires** (DPI) ;
- la **médecine prédictive** ;
- la **recherche de l'identification d'un individu** (justice, par exemple).

> Le **diagnostic prénatal (DPN)** consiste à réaliser des examens durant la grossesse pour déterminer si l'enfant présente une grave maladie ou une anomalie chromosomique (trisomie 21). Les parents peuvent alors choisir d'interrompre la grossesse.
>
> Le **diagnostic préimplantatoire (DPI)** est réalisé sur un embryon obtenu par FIV, avant l'implantation dans l'utérus de la mère.

Le DPI est autorisé en France depuis 1999 et est très encadré : Le couple doit présenter un risque avéré de transmission d'une maladie grave et incurable à son enfant.

Partie 4

2.3 Une pratique réglementée et encadrée

Les tests génétiques ne peuvent être réalisés **qu'à des fins médicales, judiciaires ou de recherche**, et uniquement dans des laboratoires autorisés à réaliser de tels tests.

Pour les tests à finalités médicales :

- aucun test ne peut être fait **sans l'accord de la personne** ou de ses représentants ;
- la personne **peut refuser d'en connaître le résultat** ;
- la personne est **obligée d'informer les membres de sa famille** s'il est diagnostiqué une anomalie génétique nécessitant prévention ou soins ;
- les tests ne peuvent être prescrits que par **les professionnels de santé** ;
- toute **manipulation visant à influer sur la descendance d'une personne**, ou à sélectionner les êtres humains **est interdite (eugénisme)**.

2.4 Débats éthiques actuels

a. Les risques de dérives eugéniques

> Les **recherches eugéniques** sont l'ensemble des pratiques cherchant à améliorer la race humaine (sélection des caractéristiques génétiques des individus dans le but de faire correspondre l'Homme à un certain idéal).

L'**ouverture du champ de la génétique au domaine commercia**l pourrait entraîner un tri d'embryons pour offrir la possibilité aux parents de « choisir » les caractéristiques de leur enfant (sexe, couleur des yeux, des cheveux…). Les techniques actuelles pourraient être mises au service d'idéologies politiques.

b. La commercialisation du génome humain et animal

Le développement du génie génétique permet de modifier **génétiquement des espèces vivantes** pour les commercialiser (commercialisation des « saumons OGM » aux États-Unis…) Quels sont les risques pour notre organisme et les écosystèmes ?

c. La vente de tests génétiques sur internet

La vente de tests génétiques sur internet explose. Certains sont des arnaques, mais d'autres sont valides. Le risque principal est la possibilité d'échapper à la loi française. Le recours à ces tests ne permet pas d'encadrement par un professionnel de santé.

3 Le clonage

> Le **clonage** est la **multiplication naturelle ou artificielle d'un être vivant à l'identique**. Des vrais jumeaux (monozygotes) sont des **clones naturels**.
>
> Le **clonage thérapeutique** consiste à cultiver des cellules-souches pour reproduire des tissus comme la peau, les muscles, le foie…

3.1 Les usages du clonage

Plusieurs usages du clonage sont utilisés actuellement :

- le **clonage thérapeutique** offre des perspectives en **médecine régénérative** ;
- le **clonage reproductif** est utilisé pour la recherche sur les cellules-souches, dans un but thérapeutique ;
- dans le **cadre de l'élevage**, la multiplication des « meilleurs animaux » permettrait un meilleur rendement et une meilleure qualité de la viande ;
- le clonage permettrait la **sauvegarde d'espèces** en voie de disparition.

REPÈRES

La Déclaration universelle sur le génome humain et les droits de l'homme, adoptée par l'Assemblée générale des Nations Unies en 1998, proclame le **clonage reproductif humain** « contraire à la dignité humaine ».

3.2 Débats éthiques actuels

La communauté scientifique s'accorde sur la condamnation du **clonage reproductif** :

- les risques de **dérives eugéniques** sont trop importants ;
- un clone serait **considéré comme une copie**, et non comme un individu original et singulier ;
- les parents ayant perdu un enfant pourraient lui « redonner vie » ;
- le clonage humain ouvrirait la porte à des folies : recherche d'atteinte d'une « immortalité », le développement de services commerciaux… ;
- le **clonage reproductif animal** pourrait être **destiné à l'alimentation** ;

En revanche, le **clonage thérapeutique** divise, car son développement permettrait :

- de **mettre fin aux problèmes de rejet de greffe et de réduire la pénurie d'organe** : les organes seraient reconstitués à partir de cellule-souche des receveurs ;
- de **mettre au jour de nombreuses découvertes** médicales.

La question du « **statut de l'embryon** » est importante, car les cellules-souches sont obtenues suite à la création d'un embryon. En effet, si l'on considère la cellule-œuf comme un être humain, alors, sa destruction pour obtenir des cellules-souches constitue un crime.

Entraînement

Sujet 1

Quels sont les enjeux éthiques de la médecine prédictive ?

Sujet 2

Donnez une définition de la thérapie cellulaire et proposez 2 illustrations de ses champs d'application.

Sujet 3

Quelles sont les dérives des tests génétiques vendus sur internet ?

Sujet 4

Qu'est-ce que le principe d'anonymat du don de gamètes ? Pourquoi fait-il débat ?

Corrigés

Sujet 1

La médecine prédictive est un ensemble de techniques permettant de détecter les probabilités, les prédispositions génétiques et les risques de développer certaines maladies. Mais, la population est consciente des risques liés aux tests génétiques. Les risques psychologiques sont importants : être informé d'un risque élevé de survenue d'une grave maladie peut générer une profonde angoisse chez l'individu. Autre risque : la fiabilité de certains tests est encore toute relative. La confidentialité est indispensable. L'absence de confidentialité pourrait générer de profondes discriminations (les assureurs pourraient faire fluctuer les primes d'assurance ; les entreprises pourraient sélectionner leurs candidats à l'embauche). L'enjeu pour limiter les dérives, est de garantir à chaque personne une liberté de réaliser ou non de tels tests, car chacun peut refuser de connaître les risques qu'il encourt d'avoir une maladie. En matière d'éthique, le constat est que la médecine prédictive est en train d'être accaparée par un marché de plus en plus important qui, sous couvert de prévention, développe les « autotests ». En revanche, la médecine prédictive présente de nombreux avantages. En informant les individus d'un risque accru de présenter une pathologie, elle leur donne la possibilité de la prévenir en modifiant leur mode de vie, par exemple.

Sujet 2

La thérapie cellulaire consiste à soigner un organe ou une partie d'un organe remplaçant des cellules malades par des cellules saines, grâce à la transplantation cellulaire. L'objectif est de soigner durablement le patient grâce à une injection unique de cellules thérapeutiques. Elle s'utilise actuellement dans le cadre de l'autogreffe, qui consiste à récupérer des cellules-souches présentes dans tout l'organisme (tissus adipeux, moelle osseuse, os, muscles, etc.) et à les greffer directement sur le patient. Les deux usages actuels de cette thérapie sont le traitement de la leucémie et le traitement des grands brûlés (autogreffe de cellules-souches cutanées, mais aussi de la cornée).

Sujet 3

Les tests génétiques sont à l'origine des dispositifs médicaux. Aujourd'hui, des entreprises peu scrupuleuses utilisent les innovations génétiques pour développer la vente de tests génétiques sur internet. Ces tests ne sont cependant pas utilisés dans un cadre médical : il s'agit d'une génétique récréative, qui séduit de nombreuses personnes à travers le monde, mais qui est peu fiable en réalité. Ces tests peuvent donner lieu à de nombreuses dérives. Par exemple, il est possible de prélever l'ADN d'une personne à son insu et de faire réaliser un tel test. Cela peut provoquer des drames familiaux (confirmation ou infirmation des liens de parenté).

Ces tests peuvent aussi avoir de lourdes conséquences sur la vie des individus, par exemple en dévoilant un risque élevé de contracter une certaine maladie. Les personnes peuvent se trouver confronter à des informations liées à des tests peu fiables. Enfin, les personnes n'ont généralement qu'une vague idée de la conservation et des usages qui peuvent être faits de leur matériel génétique par les entreprises.

Sujet 4

Des associations de personnes nées d'assistance médicale à la procréation revendiquent leur droit à connaître leurs origines et, donc, l'identité de leurs parents biologiques. Cela leur permettrait de construire leur identité. Cependant, la levée de l'anonymat pourrait générer une baisse du nombre de dons. En effet, le don recouvre une dimension altruiste. Les donneurs sont conscients que leur don pourra sans doute permettre à un couple en difficulté de devenir parents. La levée de l'anonymat serait donc contraire à la protection du donneur, qui ne s'engage pas dans cette démarche pour lui-même devenir parent. De plus, cela soulève la question de la préservation des données personnelles du donneur.

15 La fin de vie et l'euthanasie

1 Les soins palliatifs

Les **soins palliatifs** sont des « soins actifs, complets, donnés aux malades dont l'affection ne répond pas au traitement curatif. La lutte contre la douleur et les autres symptômes, ainsi que la prise en considération des problèmes psychologiques, sociaux et spirituels sont primordiaux. Ils ne hâtent ni ne retardent le décès. Leur but est de préserver la meilleure qualité de vie possible jusqu'à la mort. » (OMS). L'accompagnement en soins palliatifs concerne également les proches du malade.

Chaque année en France, **150 000 décès** interviennent à la suite d'une longue maladie, et auraient nécessité un accompagnement en soins palliatifs.

1.1 Cadre légal

La loi Léonetti du 22 avril 2005 énonce les droits du patient en soins palliatifs :

- **limiter l'acharnement thérapeutique (ou obstination déraisonnable)** : la mort ne doit être ni « précipitée », ni la vie prolongée de manière acharnée ;
- **renforcer la possibilité de refus de soins pour le patient**. Le médecin est obligé de respecter la volonté du patient, après l'avoir informée des conséquences ;
- permettre au patient d'écrire ses **directives anticipées** et de désigner une personne de confiance, dans l'éventualité où il deviendrait incapable d'exprimer sa volonté.

1.2 Avantages et limites des soins palliatifs

a. Avantages

- Les soins palliatifs améliorent la qualité des soins dispensés aux personnes en fin de vie, en proposant un **accompagnement global et adapté à leur situation**.
- Le patient et ses proches bénéficient d'écoute et de soutien psychologique.
- Le développement des soins palliatifs à domicile permet aux patients de décéder dans l'**intimité et la dignité**.

b. Limites

Les soins palliatifs ne sont pas adaptés à toutes les situations :

- ils permettent de soulager la douleur physique, mais pas toujours la douleur morale liée à la perte de ses propres capacités. La personne devient progressivement dépendante des soignants et de son entourage, et doit parfois supporter des traitements très lourds contre la douleur, qui favorisent l'anesthésie ;
- cette attente de la mort pose la question de l'euthanasie.

2 L'euthanasie et le suicide assisté

Euthanasie vient du grec « eu » (bon) et « thanatos » (mort). C'est l'**acte médical consistant à donner intentionnellement la mort à un patient**. Le « suicide assisté », consiste à donner la possibilité au patient de mettre fin à ses jours.

On distingue :

- l'**euthanasie active** qui consiste à administrer d'une dose létale au patient ;
- l'**euthanasie passive** qui consiste en l'arrêt des traitements et des réanimations.

Cette distinction fait débat : pour certains, l'euthanasie passive ne relèverait pas de l'euthanasie, car l'euthanasie consisterait uniquement à donner délibérément la mort ; pour d'autres, l'intentionnalité de précipiter la mort existe dans l'euthanasie passive.

Dans le cas du suicide assisté, le médecin participe indirectement à la mort de la personne : il lui fournit délibérément les moyens de mettre fin à ses jours. Dans l'euthanasie active, le médecin réalise l'acte, ce qui lui donne un pouvoir immense.

2.1 Cadre légal en France

En France, un premier projet de loi, déposé en 1978 par le sénateur Henri Caivallet. Bien que refusé en 1980, ce projet a permis l'ouverture d'un débat entre :

- le **respect total de la vie humaine**, sur laquelle l'homme ne doit pas intervenir ;
- le **droit de mourir dans la dignité**.

La loi Léonetti du 22 avril 2005 a permis des avancées : interdiction de toute « obstination déraisonnable » ou « prolongement artificiel de la vie du patient ».

Cependant, **l'euthanasie active est toujours interdite en France** :

- pour le Code pénal, elle est assimilée à un meurtre, voire à un assassinat (c'est-à-dire un meurtre avec préméditation).
- l'euthanasie s'apparente à l'infraction de non-assistance à personne en péril.

La position de la loi est très claire :

- l'euthanasie active est interdite ;
- le médecin se doit « d'éviter toute obstination déraisonnable » ;
- les soins palliatifs doivent préserver la dignité du malade, réconforter l'entourage.

2.2 Débats actuels

REPÈRES

Le cas Vincent Humbert, jeune homme devenu tétraplégique suite à un accident, avait relancé le débat sur l'euthanasie. L'affaire Chantal Sébire, atteinte d'un esthésioneuroblastome (tumeur rare des sinus et de la cloison nasale), avait aussi ému de nombreux Français.

a. Les arguments en faveur de l'euthanasie

- Le **respect de la vie humaine** : chaque personne doit pouvoir rester maître de son corps et de son esprit. Le patient doit disposer du pouvoir de décider de sa propre vie, mais aussi de sa mort, en cas de dépendance.
- Le **choix de la mort et la dignité humaine** : les médecins sont souvent peu « armés » pour considérer pleinement les souffrances psychologiques des personnes. Le sentiment d'abandon, de dépendance et de vision de l'avancée de la maladie serait contraire à toute dignité humaine.
- La **fin de la souffrance** : toute personne doit être libre d'interrompre les souffrances qu'elle endure. Cela correspond à sa liberté de choix.
- La loi aurait la **possibilité d'encadrer une telle pratique** et de la contrôler.
- L'interdiction de l'euthanasie est **contraire à la liberté individuelle** qui veut que chacun puisse décider ce qu'il veut faire de son corps et de son esprit.

b. Les arguments contre l'euthanasie

- Les **dérives de l'euthanasie active** sont trop difficiles à juger et donc à encadrer.
- Une **personne malade peut avoir des variations intenses de l'humeur**, ce qui la situe entre espoir et désespoir, passant nécessairement par des phases de dépressions profondes. Certains peuvent donc être amenés à demander la mort, mais il est très difficile pour une équipe médicale d'évaluer la gravité de l'état psychologique d'un patient.
- La demande de la mort peut aussi signifier le souhait d'être considéré et reconnu en tant que personne vivante.
- Légaliser l'euthanasie **reviendrait à légaliser le meurtre**. Les médecins disposeraient d'un véritable pouvoir de vie ou de mort.
- **Pour les religions, le suicide est interdit**, car la vie est un don.
- Les **risques de dérives concernant les plus pauvres peuvent apparaître** : face au coût élevé des soins, des pressions peuvent être faites de manière insidieuse pour influencer un patient vers l'euthanasie.
- L'affaiblissement de certains patients peut les **inciter à laisser leur proche prendre pour eux une telle décision.**
- Aujourd'hui, les **progrès pour lutter contre la douleur** et les maux rendent inutile l'euthanasie.
- Enfin, **l'euthanasie est contraire au serment d'Hippocrate** : « Je ne provoquerai jamais la mort délibérément ».

Entraînement

Sujet 1

Quel est le positionnement de la France sur le suicide assisté ?

Sujet 2

Présentez le comité national consultatif d'éthique.

Sujet 3

Quelles sont les différences entre sédation et euthanasie ?

Sujet 4

En quoi consiste la rédaction des directives anticipées concernant la fin de vie ?

Corrigés

Sujet 1

Le suicide assisté est autorisé en Suisse. L'accès à cette pratique soulève cependant de nombreuses interrogations éthiques. En effet, cet acte est payant (plus de 9 000 €). Depuis plusieurs années, le constat est pourtant sans appel : le nombre de personnes demandant une mort aidée ne cesse d'augmenter. Ainsi, la Suisse accueille aujourd'hui des patients de l'Europe entière, qui veulent en finir avec la souffrance. Face à ces chiffres, les pro-euthanasie insistent sur la nécessité de faire évoluer la loi française sur la fin de vie. Mais, malgré les tentatives de projet de loi en faveur du suicide assisté, l'assemblée parlementaire rejette systématiquement les propositions.

Quoi qu'il en soit, la France tient à préciser qu'en cas d'autorisation d'une telle pratique, les associations de droit privé n'auraient pas la possibilité de réaliser un tel acte et la pratique ne serait en aucun cas payante afin d'éviter toute dérive. À l'heure actuelle, certains médecins Suisse dénoncent le système du suicide assisté, car selon eux, certains patients en auraient bénéficié alors qu'ils n'étaient pas incurables. Ils dénoncent également l'émergence progressive d'un véritable tourisme de la mort.

Sujet 2

Le comité national consultatif d'éthique a été créé le 23 février 1983 par François Mitterrand. Sa vocation est de soulever les enjeux des avancées des connaissances scientifiques dans le champ du vivant.

Ainsi, le CCNE est au cœur des débats de société sur les techniques, la médecine, la manipulation du vivant, etc. Son objectif premier est de faire participer les citoyens à la réflexion éthique que soulèvent les avancées scientifiques. Depuis 2011, il a la mission d'organiser le débat public sous la forme d'états généraux.

Le CCNE produit aussi de la connaissance : il émet des avis sur les problèmes d'éthiques et les questions de société liées aux domaines de la biologie et de la médecine.

Sujet 3

La sédation est introduite par la loi Claeys-Leonetti (2016) créant de nouveaux droits aux personnes malades en fin de vie. La sédation profonde et continue consiste à arrêter l'hydratation et l'alimentation et à plonger le patient dans un endormissement permanent, jusqu'au décès.

La loi impose de différencier la sédation palliative et la sédation terminale. La sédation palliative consiste à diminuer la vigilance du patient pour rendre ses symptômes supportables. Elle est donc réversible. Le patient peut continuer à être alimenté et à s'hydrater. La sédation terminale est profonde et continue jusqu'au décès.

L'euthanasie consiste à donner intentionnellement la mort au patient qui le demande.

Ainsi, la sédation profonde et continue est un compromis politique vis-à-vis de l'euthanasie : elle serait le dernier rempart et le premier pas vers la légalisation de l'euthanasie en France.

Sujet 4

Les directives anticipées sont la possibilité, pour toute personne majeure, de rédiger des directives anticipées concernant sa fin de vie, pour le cas où elle serait un jour hors d'état d'exprimer sa volonté. Ces directives sont contraignantes et opposables au médecin. Elles s'appliquent dans le cas où la personne est en fin de vie, c'est-à-dire atteinte d'une affection grave et incurable, en phase avancée ou terminale. La personne peut y faire connaître ses souhaits sur la limitation ou l'arrêt des traitements, le transfert en réanimation, la mise sous respiration artificielle, les interventions chirurgicales, le soulagement des souffrances.

Les directives anticipées doivent prendre la forme d'un document écrit sur papier libre, daté et signé. Le médecin peut conseiller la personne. En cas d'incapacité d'écrire, ces directives peuvent être rédigées par 2 témoins, dont une qui soit la personne de confiance désignée.

Les directives ont une durée illimitée. Elles peuvent être modifiées ou annulées à tout moment.

Ces directives doivent être facilement accessibles et il est préférable d'informer le médecin et les proches de l'existence de ces directives et de leur lieu de conservation. Elles peuvent aussi être enregistrées directement dans le dossier médical partagé du patient.

Le handicap

16

1 Une reconnaissance progressive de la personne handicapée

Les personnes handicapées étaient qualifiées d'« attardés », d'« inadaptés », d'« infirmes ». Aujourd'hui, chacun prend conscience qu'il peut être touché par le handicap. La personne en situation de handicap a acquis un véritable statut social.

1.1 Définition actuelle du handicap

> La définition actuelle du **handicap** est celle de la loi de 2005 : « Constitue un handicap [...] toute limitation d'activité ou restriction de participation à la vie en société subie dans son environnement par une personne en raison d'une altération substantielle, durable ou définitive d'une ou plusieurs fonctions physiques, sensorielles, mentales, cognitives ou psychiques, d'un polyhandicap ou d'un trouble de santé invalidant » (Art. L 114 du 11 février 2005).

Cette définition instaure une **reconnaissance** des facteurs d'inégalité. Le refus de la ségrégation des personnes handicapées passe par leur inclusion dans la société.

1.2 Les types de handicap

- Les handicaps **physiques** : amputations, déficience motrice, tétraplégie, etc.
- Les handicaps **mentaux** : déficience mentale légère, moyenne ou profonde.
- Les handicaps **sensoriels** : surdité, cécité, déficience visuelle ou auditive.
- Les handicaps **cognitifs** : troubles de l'apprentissage et de la communication.
- Le **polyhandicap** : il s'agit de la combinaison de plusieurs handicaps.

> Les **handicaps « acquis »** sont liés à des facteurs variés (toxicomanie, accidents de la route, du travail, maladies cardio-vasculaires, paraplégie, etc.)
>
> Les **handicaps « innés »** sont liés à des facteurs génétiques (trisomie 21, etc.), à la transmission de maladies infectieuses à l'enfant pendant la grossesse (rubéole), à l'accouchement (prématurité).

L'**intensité du handicap** est évaluée grâce à :

- l'évaluation de la **déficience** ;
- l'évaluation de l'**incapacité** ;
- l'évaluation du **désavantage** : identification des difficultés de l'individu en comparaison des personnes de même sexe, âge, profession, etc.

2 La loi du 11 février 2005 pour l'égalité des chances

Cette loi garantit aux personnes en situation de handicap une égalité des droits et des chances dans la société : elles sont reconnues comme de véritables **citoyens**. Le **principe de non-discrimination** oblige la collectivité à garantir des conditions d'accès aux droits.

▸ **Les principes de la loi et les actions mises en œuvre**

Principes de la loi	Actions développées
La compensation du handicap : l'environnement s'adapte à la personne	La prestation de compensation du handicap (aide financière) L'aménagement de l'environnement et l'équipement de la personne : ordinateur pour communiquer, aménagement du logement… Aides humaines pour les déplacements, le ménage, les soins…
Le principe d'accessibilité généralisée	Accès aux transports en commun, aux bâtiments… Accès aux loisirs : aménagement des accès (cinémas…) Accès à l'enseignement : établissements spécialisés… Accès à l'emploi : Obligation pour les entreprises de recruter un taux de travailleurs handicapés…
La participation à la vie sociale	Le maintien en milieu ordinaire est priorisé pour la scolarité et l'emploi. Les droits fondamentaux doivent être garantis.

2.1 La scolarité et l'accès à l'apprentissage

Dès que le handicap le permet, l'enfant est scolarisé en milieu ordinaire. **L'accès aux apprentissages est une priorité** : ils garantissent l'accès à la citoyenneté, et au monde professionnel quand le handicap de la personne le permet.

2.2 Le travail

L'objectif est d'inciter les entreprises à recruter des travailleurs en situation de handicap. La loi de 2005 réaffirme l'obligation d'embauche d'au moins 6 % de travailleurs handicapés les entreprises de plus de 20 salariés, sous peine de sanctions financières.

3 Problématiques actuelles

3.1 Une hausse préoccupante des handicaps lourds

Les évolutions de notre société favorisent une **hausse progressive et régulière des handicaps lourds** :

- les grossesses tardives augmentent : elles favorisent la survenue de handicaps mentaux lourds et de déformations physiques ;
- les comportements à risque des femmes au cours des grossesses (alcoolisme, tabagisme) sont également des facteurs de risques lourds ;
- les accidents de la route peuvent avoir pour conséquences des handicaps physiques ainsi que la perte des capacités intellectuelles liées aux chocs ;

- l'augmentation de l'espérance de vie fait progresser le nombre de personnes âgées dépendantes.

3.2 Handicap et exclusion sociale

Les **comportements sociaux** témoignent d'une méconnaissance du handicap :

- attitudes malsaines, réaction d'intolérance, etc ;
- grand nombre de personnes handicapées **peinent à avoir un emploi stable et valorisant**, ce qui entraîne leur **précarité** ;
- **l'accessibilité reste problématique** : transports en commun inadaptés, bâtiments non équipés (absence d'ascenseurs, couloirs et portes étroites, etc.) ;
- **l'accès aux apprentissages et à la scolarisation est parfois difficile à mettre en œuvre** : éloignement des établissements scolaires, manque de personnel, de formations, nombre de places insuffisantes en établissements spécialisés, etc ;
- les **discriminations** favorisent l'exclusion sociale.

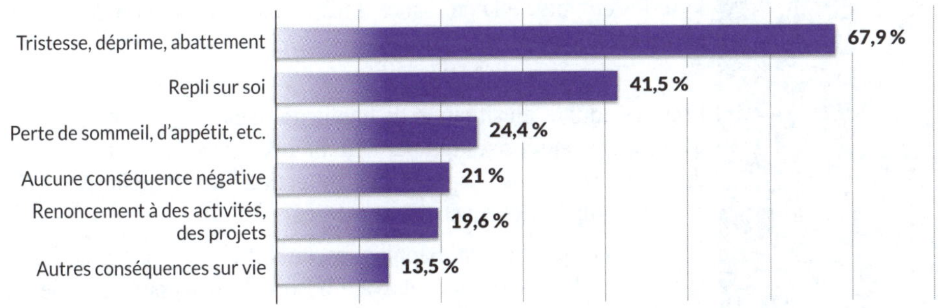

▶ **Conséquences des discriminations chez les jeunes repérés en situation de handicap**

4 Dispositifs de prise en charge et solutions

4.1 La prévention

Le dispositif de prévention des handicaps congénitaux permet :

- de renforcer la surveillance des grossesses ;
- d'inciter les femmes à réaliser l'ensemble des rendez-vous gynécologiques ;
- de proposer le diagnostic prénatal aux futurs parents présentant des risques de transmissions génétiques de certaines pathologies.

Partie 4

La lutte contre la prématurité est favorisée par :
- le respect des congés maternités ;
- la mise en place d'accouchements sécurisés.

La prise en charge précoce des handicaps, grâce au développement d'établissements spécialisés pour les enfants en situation de handicap.

4.2 Les associations

Les établissements spécialisés : les associations détiennent la majorité des établissements d'accueil spécialisé pour les personnes en situation de handicap.

▶ Exemples d'établissements spécialisés pour personnes en situation de handicap

IME (Institut Médico-Éducatif)	Pour enfants de 6 à 21 ans présentant un handicap mental moyen ou lourd. Ils proposent des soins et une scolarisation adaptée
CAMSP (Centre d'Action Médico-Sociale Précoce)	Pour les enfants de la naissance à 6 ans. Ils proposent un dépistage et une rééducation médicale.
ESAT (Établissement et Service d'Aide par le Travail)	Pour les adultes en situation de handicap mental. Ce sont des entreprises qui permettent aux personnes de travailler dans des conditions adaptées à leur situation et de bénéficier d'un accompagnement social et médical.
Les Maisons d'Accueil Spécialisées	Pour adultes lourdement handicapés, en difficultés pour assumer les actes de la vie courante et ayant besoin d'un accompagnement médical.

Le **développement d'association de loisirs adaptés** témoigne d'une prise en conscience de la dimension identitaire des personnes handicapées et de la nécessité de considérer leur bien-être.

4.3 Les aides pécuniaires

Des aides financières peuvent être attribuées en fonction de chaque situation. Parmi les principales, nous pouvons citer l'allocation adulte handicapé (AAH), l'allocation personnalisée d'autonomie, ainsi que l'allocation d'éducation de l'enfant handicapé.

Entraînement

Sujet 1

En quoi le handisport permet-il de renforcer l'intégration des personnes en situation de handicap ?

Sujet 2

Loi du 11 février 2005

« Constitue un handicap, au sens de la présente loi, toute limitation d'activité ou restriction de participation à la vie en société subie dans son environnement par une personne en raison d'une altération substantielle, durable ou définitive d'une ou plusieurs fonctions physiques, sensorielles, mentales, cognitives ou psychiques, d'un polyhandicap ou d'un trouble de santé invalidant. »

Sujet 3

Si vous étiez au gouvernement, quelles mesures proposeriez-vous pour améliorer la condition des personnes en situation de handicap en France ?

Sujet 4

En quoi le cinéma permet-il de faire évoluer la vision de l'opinion sur le handicap ?

Corrigés

Sujet 1

Tout le paradoxe de la fonction intégrative du sport pour les personnes handicapées réside précisément dans l'entre soi. En effet, cet « entre soi » est « volontaire » : les personnes acquièrent une reconnaissance de soi, un sentiment d'appartenance, une visibilité sociale, mais également une participation à une entreprise collective. Cela participe à ce qu'ils se construisent une identité sociale positive, en ayant des pratiques similaires à tout citoyen. Le handisport renforce donc l'intégration car les personnes, largement stigmatisées, dépassent les préjugés que la société véhicule.

Sujet 2

La loi du 11 février 2005 constitue un changement important dans la vision du handicap. L'enjeu est de permettre aux personnes d'accéder à la vie en société. Toute personne présentant une altération d'une ou plusieurs fonctions peut bénéficier d'adaptation dans son environnement de vie (domicile, travail, école…).

La loi réaffirme le droit à l'École et aux apprentissages, les enfants peuvent bénéficier d'une scolarisation dans un établissement spécialisé. Les entreprises sont incitées à recruter des personnes en situation de handicap (aides pour la formation et l'équipement matériel adapté à la personne). Enfin la loi oblige les administrations et les lieux accueillant du public à réaliser les adaptations nécessaires (rampes, ascenseurs, etc.). La reconnaissance par la loi de la grande diversité des handicaps (physique, sensoriel, mental, cognitif ou psychique) permet de considérer la singularité de chaque personne.

Sujet 3

Premièrement, je proposerais une réévaluation des sanctions financières contre les employeurs qui ne respectent pas le quota d'embauche (6 % de travailleurs handicapés), prévu par la loi de 1987 : en 2006, seulement la moitié des entreprises de plus de vingt salariés respectait ce dispositif.

Deuxièmement, je proposerais de renforcer les moyens engagés pour garantir l'intégration scolaire des enfants handicapés. En effet, près de 15 000 enfants handicapés ne sont pas du tout scolarisés. Par conséquent, je proposerais de recruter davantage d'auxiliaires de vie et de mettre en place des instituts spécialisés supplémentaires.

Troisièmement, je proposerais l'organisation d'une réflexion d'ensemble sur l'image de la personne handicapée dans la vie quotidienne. La télévision publique pourrait contribuer à une meilleure compréhension des handicapés.

Sujet 4

Le cinéma offre une vision de plus en plus juste et réhumanisante du handicap. Le ton des films peut être très différent : humoristique, dramatique, sentimental, etc. Forest Gump présente le monde dans les yeux d'une personne autiste, traversant malgré lui des étapes de vie extraordinaire. *Intouchables*, sur un ton alliant humour et réalisme, rend visible la dimension de la dépendance dans les actes de la vie quotidienne. Il illustre avec justesse la possibilité d'être handicapé et épanoui. Le film amène même la question de la vie affective de la personne handicapée.

Plus autobiographique, « Patient » de Grand Corps Malade, met en scène le parcours de vie d'une personne victime d'un handicap acquis. Ce film amène à une prise de conscience de la possibilité pour chacun, au cours de son existence, d'être victime d'un accident ou d'une maladie provoquant un handicap.

La maltraitance 17

L'État a mis en œuvre des dispositions pour prévenir les maltraitances dans les établissements d'éducation et de soin.

La **maltraitance** est extrêmement complexe et recouvre de nombreuses formes :

- la **maltraitance physique** (coups, brûlures, pincement...) ;
- la **maltraitance psychologique** (insultes, dévalorisation, dénigrement, refus de tendresse, ignorance de la personne, regards menaçants, chantages) ;
- la **maltraitance sexuelle** (viols, attouchements, atteintes sexuelles, obligations à certaines pratiques non désirées, inceste) ;
- les **situations de privation** (de nourriture, d'argent, de soins, d'affection).

1 Violence ou maltraitance ?

Attention Violence et maltraitance sont deux notions différentes :
Le concept de **maltraitance** recouvre des réalités plus variées que la violence.

La **violence** est de contraindre une personne à faire des choses qu'elle ne souhaite pas. « **Traiter** » signifie « mener difficilement », « toucher souvent ».

La maltraitance considère les négligences, les ambiances, les absences d'actes, tout autant que les violences. L'aspect diffus de la maltraitance peut la rendre invisible.

2 La maltraitance faites aux enfants

40 000 à 50 000 mineurs seraient maltraités, et 700 à 800 décéderaient chaque année des suites de maltraitances.

- **Un enfant identifie mal ce qui est normal et ce qui ne l'est pas** : Il peut s'écouler plusieurs années avant qu'un jeune ne dénonce les sévices subis.
- Les **parents maltraitants** ont souvent eu une histoire personnelle difficile. Ils éprouvent une dépréciation personnelle, des difficultés affectives...
- Les **enfants victimes de maltraitances psychologiques** présentent essentiellement des troubles du comportement.

Ces abus se produisent majoritairement dans un cadre très familier pour l'enfant.

Les **abus sexuels sur mineur** se définissent comme toute participation d'un enfant ou adolescent à des activités sexuelles (stimulations, visionnage d'images pornographiques, masturbations, viols…) qu'il ne peut pas comprendre, car non-adaptées à son développement, et qu'il subit sous la contrainte ou la séduction.

REPÈRES

Les signes d'alerte chez l'enfant : troubles du sommeil, douleurs physiques, difficultés scolaires, troubles de l'alimentation, de la conduite et du comportement, fugues, etc.

3 La maltraitance faites aux adultes vulnérables

- Ils subissent davantage des **maltraitances psychologiques et financières**
- **Les femmes âgées sont davantage victimes** (75 %), surtout les veuves.
- **La moyenne d'âge des victimes est de 79 ans.**

REPÈRES

Dans près de 50 % des cas de maltraitance, le bourreau est un membre de la famille ; les professionnels soignants dans 20 % des cas.

4 Les maltraitances institutionnelles

Les « **maltraitances institutionnelles** » sont produites par les institutions et/ou se déroulent dans l'institution : humiliation, dégradation, atteinte à la dignité humaine (ramassage d'excréments, privations de repas, dévalorisation, insultes, etc.).

Dans les établissements de soins, les maltraitances peuvent être :

- des limitations de mouvements : maintien forcé de l'individu dans un lit, etc ;
- une négligence de l'hygiène de la personne ;
- un langage inadapté (parler à un adulte comme à un enfant), etc ;
- des violences physiques, verbales, sexuelles : coups, étranglements, insultes…

Les secteurs du social et de la santé présentent un risque particulier d'émergence de ces violences à cause :

- de la dépendance aux professionnels des personnes vulnérables ;
- des difficultés d'accompagnement, des émotions, de l'épuisement professionnel.

Entraînement

Sujet 1

Quelles sont les missions de l'Observatoire National de la protection de l'Enfance ?

Sujet 2

Décrivez les orientations prioritaires de la politique nationale de lutte contre les maltraitances envers les personnes vulnérables.

Sujet 3

La fessée. Pour ou contre ?

Sujet 4

Quelles sont les conséquences des humiliations répétées infligées aux enfants ?

Corrigés

Sujet 1

L'observatoire national de la protection de l'enfance a été créé en 2004. Son objectif est d'améliorer les connaissances en matière de protection de l'enfance. Il développe des études et recherches et réalise le recensement statistique des violences pour améliorer la connaissance sur ces violences. Il recense les pratiques de prévention de la violence envers l'enfant, assure le dépistage des violences et prend en charge les enfants en risque ou en danger. L'ONED est un soutien pour les acteurs de la protection de l'enfance.

Sujet 2

L'État conduit une politique nationale de lutte contre les maltraitances envers les personnes vulnérables. Le premier axe consiste à faciliter le signalement des faits de maltraitance pour les personnes qui en sont victimes ou témoins. Un protocole de signalement a été développé dans les établissements. Un numéro d'écoute national (le 39 77) a été mis en place depuis février 2008, associé à un relais de proximité pour accueillir les personnes appelantes.

Le second axe consiste à renforcer les contrôles opérés dans les établissements de soin et d'accueil social. L'État peut venir inspecter les établissements pour vérifier que les conditions d'accueil et de prise en charge respectent la santé, la sécurité et le bien-être des personnes. En cas de non-respect de la loi, l'inspecteur peut prononcer des sanctions contre l'établissement.

Le troisième axe consiste à prévenir les risques et accompagner les établissements et professionnels dans la mise en place des mesures préventives. Depuis 2007, l'État développe et promeut une « culture de la bientraitance » des personnes dans les établissements (formation des professionnels à la bientraitance, guides à l'attention des professionnels).

Sujet 3

La fessée serait une humiliation gratuite, préjudiciable au bon développement de l'enfant et néfaste pour sa santé. La violence éducative est inutile. Elle est banalisée, mais de nombreuses recherches en psychologie et en éducation démontrent que la fessée ou la gifle ne ferait que rendre l'enfant plus craintif. Ce dernier ne serait pas capable de comprendre son acte et pourrait reproduire cette violence.

Les personnes contre l'interdiction de la fessée craignent que l'État ne se mêle de l'éducation de leurs enfants : l'État s'imposerait comme « le détenteur » de la bonne manière d'éduquer et stigmatiserait les parents qui useraient de la fessée. Ces derniers deviendraient des « criminels », alors que la fessée ne constitue pas forcément une maltraitance. C'est le geste qui a une portée éducative, pas le fait de « faire mal ».

Sujet 4

L'humiliation consiste en un rabaissement de l'autre : elle constitue une atteinte à la fierté et a la dignité de la personne.

L'enfant a des besoins qui doivent être respectés pour qu'il puisse se construire de manière équilibrée : il a besoin de se sentir valorisé et aimé. Les humiliations peuvent avoir de graves conséquences sur le développement psychoaffectif. Elles vont en effet affecter l'estime de soi. Un enfant subissant ces humiliations intériorisera les paroles et actes répétés qu'il aura subis. Une fois adulte, son équilibre psychologique est relativement fragile : certains adolescents ou adultes ressentent des angoisses pouvant les conduire à des dépendances (alcool, drogues, tabac), éprouvent des difficultés à entreprendre des études ou à se stabiliser dans un emploi. Cet état va altérer leurs relations aux autres, même une fois devenus adultes.

La protection sociale en France

18

> La **protection sociale** est l'ensemble des moyens qui permettent aux personnes de se protéger contre les risques sociaux : perte d'emploi, vieillesse, maladie…

Nous sommes dans un **État-providence** : la protection sociale est développée par l'État. Notre **système de Sécurité** sociale a été créé par Pierre Laroque en 1945.

1 Notre système de protection sociale

1.1 Les domaines de la protection sociale

- Le **risque Vieillesse-survie** est la branche qui regroupe le plus de dépenses, car le vieillissement démographique a généré une forte augmentation des dépenses de retraites et de la prise en charge des personnes âgées dépendantes.
- Le **risque Santé** comprend la maladie, les accidents du travail, l'invalidité.
- Le **risque Maternité-famille** inclut toutes les prestations « jeune enfant » et les allocations familiales.
- Le **risque Emploi** comprend les indemnisations chômage et des aides à la réinsertion professionnelle.
- Le **risque Exclusion sociale** regroupe les prestations de revenu minium comme le Revenu de Solidarité Active.

1.2 Les « logiques » de notre système de protection sociale

Plusieurs logiques se combinent dans notre système de protection sociale :

- la **logique d'assurance** couvre les individus en cas de perte de revenu (chômage, maladie, vieillesse et accident du travail) ;
- la **logique d'assistance** instaure une solidarité entre les individus pour lutter contre la pauvreté ;
- la **logique de protection universelle** couvre certaines dépenses pour l'ensemble des individus (les prestations familiales, par exemple).

1.3 Les différentes prestations sociales

a. À destination des familles

La protection des familles regroupe une vingtaine de prestations.

- **Compenser les charges des familles** : allocations familiales, complément familial, allocation parentale d'éducation, etc. Ces prestations viennent soutenir les premières années de la vie parentale, notamment en compensant une interruption de l'activité professionnelle pour un des parents.

- **Aider les familles modestes** : des aides sont attribuées sous conditions de ressources pour le logement, les parents isolés, la prise en charge du handicap.
- **Prendre en compte des évolutions des familles** : des prestations récentes visent à permettre une meilleure conciliation entre vie familiale et professionnelle (les aides à la garde de l'enfant) et un partage des responsabilités parentales (congés paternité).

b. L'assurance chômage

Notre système d'assurance chômage est destiné aux salariés ayant suffisamment cotisé pour y prétendre. Il a été réformé en 2000, puis de nouveau en 2013 et 2014 : les demandeurs d'emploi trouvant un emploi ponctuel ont la possibilité de « recharger » leurs droits, car avant, une partie des cotisations pouvait être perdue.

c. Les retraites

En 2018, le **régime général des retraites** couvre 7 actifs sur 10.
- 14,3 millions de personnes sont retraitées du régime général en 2018.
- 1 Français sur 4 est retraité en 2016.

Notre système de retraite est fondé sur la répartition : les actifs financent les retraites des retraités actuels, et cotisent pour leurs futurs droits.

Mais, l'arrivée des enfants du baby-boom à la retraite fait que le nombre d'actifs par rapport au nombre de retraités met en danger notre système. Plusieurs réformes ont été engagées, comme le passage de l'âge légal de départ en retraite à 65 ans.

Selon le métier exercé, les actifs cotisent dans des caisses différentes :
- le **régime général des retraites** correspond à la retraite de base des salariés des commerces, des services et de l'industrie. 90 % des Français y ont cotisé, y cotisent ou y cotiseront ;
- les **régimes complémentaires obligatoires** correspondent à des cotisations complémentaires pour les salariés du secteur privé ;
- les **régimes particuliers** sont destinés à certaines professions (fonctionnaires, agriculteurs, etc.).

2 Les problématiques actuelles

2.1 Un système « en crise »

Notre système de protection sociale fait débat car :
- les **dépenses sont trop importantes** :
  - les nouvelles pauvretés entraînent une hausse des besoins sociaux,
  - le nombre de retraités augmente ;
- notre **modèle serait inefficace**, car les inégalités ne cessent d'augmenter ;
- les **valeurs individualistes** s'opposent à ce système de protection universel.

En parallèle, on assiste à une **montée de la privatisation du risque via des assurances**, vers lesquelles se tournent les plus favorisés se tournent vers des assurances privées.

2.2 Des réformes nécessaires

En 2004, l'**assurance-maladie** a été réformée pour préserver les piliers fondamentaux de notre système :

- l'**égalité** d'accès aux soins ;
- la **qualité** des soins ;
- la **solidarité** (chacun contribue au système en fonction de ses moyens, et peut en bénéficier en fonction de ses besoins).

Plusieurs mesures ont été mises en œuvre :

- le choix du médecin traitant, permettant une coordination du parcours de soins ;
- le dossier médical personnel, contenant toutes les informations sur la santé ;
- la carte Vitale avec photographie, pour limiter par exemple les prêts de cartes à des personnes non assurées.

> En 2010, le **déficit** de la Sécurité sociale atteint 29,8 milliards d'euros, soit 1,5 % de notre PIB. Le déficit s'est réduit à 1,2 milliard d'euros en 2018.

Plusieurs causes sont à l'origine de ce déficit massif :

- le ralentissement de la croissance ;
- l'augmentation du nombre de bénéficiaires ne cesse d'augmenter ;
- l'allongement de l'espérance de vie ;
- les progrès scientifiques et médicaux entraînent des dépenses de santé plus importantes ;
- les générations en âge de travailler ne sont plus assez nombreuses pour financer le fonds de solidarité vieillesse.

2.3 Du RMI au RSA

Le Revenu minimum d'insertion est devenu le 1er juin 2009 le **Revenu de solidarité active**. Alors que le RMI constituait un assistanat pour les individus, le RSA a pour vocation de favoriser un **retour à l'emploi**, en incitant les personnes démunies à reprendre une activité, même partielle. Pour cela, les individus ont la possibilité de cumuler le RSA à des revenus d'activités à temps partiel. Le second objectif est de prendre en considération la diversité des situations, en créant plusieurs types de RSA : le RSA jeune, le RSA socle, le RSA activité, et le RSA majoré.

2.4 La prime d'activité

Créée par la loi n° 2015-994 du 17 août 2015, elle remplace le RSA activité et la prime pour l'emploi. Elle permet aux personnes ayant une activité professionnelle faiblement rémunérée de bénéficier d'un complément de ressources versées par la CAF.

Entraînement

Sujet 1

Donnez une définition des notions suivantes : Intégration, lien social, solidarité et cohésion sociale.

Sujet 2

En quoi consiste la dématérialisation ? Quels sont ses avantages et ses inconvénients ?

Sujet 3

Comment s'organise le dispositif d'aides au logement en France ?

Sujet 4

Comment s'organise la lutte contre le racisme et les discriminations en France ?

Corrigés

Sujet 1

L'intégration est l'ensemble des processus par lesquels l'individu participe à la vie sociale. C'est donc le fait que les individus se reconnaissent comme appartenant à un même ensemble. Pour se sentir intégré, un individu doit être en relation avec les autres membres de la société : partager des valeurs, des pratiques sociales, des idées, des droits et de devoirs.

Le lien social consiste à partager une culture commune (croyance, sentiments, valeurs, etc.), des buts collectifs (rendre l'éducation universelle et accessible…) et à se sentir appartenir à un groupe, une société.

La solidarité est « le sentiment d'avoir un devoir moral envers les autres membres d'un groupe » (Larousse). La Cohésion sociale est la nature et l'intensité des relations qui existent entre les membres d'une société.

Sujet 2

La dématérialisation consiste à inciter, voire obliger les personnes à réaliser leurs démarches administratives sur internet. Elle est un levier pour l'accès aux droits pour tous : elle permet aux particuliers de limiter leurs déplacements vers des administrations situées loin de leur domicile et ouvertes pendant leurs horaires de travail. Elle permet de simplifier les démarches et de raccourcir les délais de traitement des demandes. Cependant, Elle ne doit pas remplacer les services publics disparus dans certains territoires. Il faut aussi tenir compte des difficultés que peut rencontrer une partie de la population, certains usagers ne savent pas utiliser un ordinateur ou internet (personnes âgées, illettrées ou malades, par exemple). Ne pas prendre en considération les difficultés rencontrées par ces personnes provoquerait un renforcement des inégalités.

Sujet 3

La France a développé, après la seconde guerre mondiale, un important dispositif d'aide au logement. Ces aides soutiennent plus de 6,5 millions de ménages, pour un coût d'environ 16 milliards d'euros en 2019. Il existe trois types d'aides personnelles au logement :

- l'allocation de logement à caractère familial (créée en 1948) est accessible au locataire ou à l'accédant à la propriété ayant contracté un prêt ;
- l'allocation de logement à caractère social (créé en 1971) aide les personnes âgées, handicapées, moins de 25 ans, étudiants et personnes particulièrement exposées à la pauvreté ;
- l'aide personnalisée au logement (créée en 1977) concerne toutes les personnes, y compris les accédants à la propriété.

Toutes ces aides sont délivrées sous condition de ressources. Elles sont financées grâce à la contribution des employeurs et des salariés aux régimes de prestations familiales.

Sujet 4

Depuis 1989, la protection contre toutes les discriminations est inscrite dans la Déclaration des droits de l'homme et du citoyen de 1789. L'enjeu majeur est de prévenir ces comportements : l'Éducation nationale est largement mobilisée pour limiter les dérives communautaires, réaffirmer le principe de laïcité, insister sur le devoir de mémoire. Plusieurs lois constituent le dispositif de lutte contre les discriminations. La loi du 29 juillet 1981 sanctionne les propos publics discriminatoires. La loi du 3 juillet 2003 aggrave les peines pour infractions à caractère raciste, antisémite ou xénophobe. La loi du 9 février 2004 fait de tout acte raciste ou antisémite, précédant une infraction, un facteur aggravant. Des dispositifs institutionnels mettent en œuvre cette lutte : le Cilra (Comité de Lutte contre le Racisme et l'Antisémitisme), créé le 8 décembre 2003 ; la Halde (Haute Autorité de Lutte contre le Racisme et pour l'Égalité), créée en 2005 accompagne les personnes victimes de discriminations. De nombreuses ONG œuvrent également : MRAP (Mouvement contre le Racisme et pour l'Amitié des Peuples) ; Licra (Ligue internationale contre le racisme et l'antisémitisme) ; Amnesty International.

19 Les inégalités homme/femme

Le **sexe biologique** est différent du **sexe social ou genre**.

Le **genre est une construction sociale des différences** entre les filles et les garçons, au cours de l'éducation : c'est l'**identité sexuée**.

1 Les causes des inégalités homme/femme

1.1 Stéréotypes et préjugés

Les **stéréotypes** sont des jugements et idées reçues sur un groupe social.

Les **préjugées** sont des opinions qui ne se fondent sur aucunes informations concrètes et vérifiables. Ce sont des généralisations hâtives.

- Les stéréotypes et préjugés sont tenaces : « les femmes sont plus douées pour le ménage » ; « c'est un métier d'homme »…
- La **répartition des rôles sociaux** est différente entre les hommes et les femmes.
- L'**image de la femme traditionnelle perdure** : elle évolue dans la sphère domestique, et est attentive aux besoins de sa famille. Son rôle est d'éduquer, de soigner, de gérer les tâches domestiques…

1.2 Socialisation et identité sexuée

Les **instances de socialisation** sont la famille, l'École, le travail, le groupe de pairs et les communications dans l'espace public (médias, internet, publicité, musique, etc.). Elles contribuent à reproduire les inégalités homme/femme.

a. L'éducation familiale

La socialisation primaire reproduit les rôles sociaux : les filles intériorisent leur identité de femme, intègrent leurs futures contraintes pour trouver un équilibre entre vie familiale et professionnelle.

Dans la famille, il existe une différence dans l'éducation des filles et des garçons :

- **les filles sont moins valorisées**, leurs capacités sont davantage sous-évaluées ;
- les parents insistent plus sur la **réussite professionnelle des garçons**, l'ambition, la compétition, l'affirmation de soi et la virilité, tandis que **pour les filles, ils valorisent la réussite domestique**, le rôle de mère, l'attention à l'autre.

b. L'institution scolaire

Les enseignants sont plus critiques et plus exigeants envers les garçons et adoptent une attitude plus conciliante avec les filles. Ils attendent des garçons qu'ils soient logiques, sûrs d'eux, indépendants et dissipés ; et des filles qu'elles soient calmes, dociles, attentionnées et persévérantes. Cela a des conséquences sur les choix d'orientation : les filles choisissent les filières les moins prestigieuses (tertiaire) ; les garçons, les grandes écoles et les voies scientifiques.

c. Les médias

Les publicités utilisent les stéréotypes et préjugés sur les filles et les garçons. Les jouets proposés aux enfants s'appuient sur l'imitation des adultes (dînettes, poupées, voitures, jeux de construction…). La publicité surexploite la représentation du corps féminin au service du fantasme masculin de la **femme objet**.

Les modèles développés par les médias incitent les jeunes filles à adhérer aux standards de la mode, à attirer l'attention des garçons, à veiller au succès de la relation amoureuse. Les émissions de téléréalité véhiculent des stéréotypes de sexe très forts, et les publicités destinées aux filles les confinent dans leur rôle de séduction.

2 Des inégalités généralisées ?

Malgré de nombreuses avancées, les femmes restent largement discriminées.

2.1 Dans le système scolaire

Bien que les filles soient plus nombreuses à obtenir un baccalauréat et à poursuivre des études supérieures, les choix de **filières** présentent encore des écarts important :

- les filles représentent 70 % des étudiants en lettres et sciences humaines ;
- elles représentent moins de 30 % des étudiants en sciences fondamentales ;
- elles sont 25 % à obtenir un diplôme supérieur contre 20 % pour les hommes ;
- elles représentent 75 % des élèves de classes préparatoires littéraires, contre 30 % pour les classes préparatoires scientifiques.

Partie 4

2.2 Dans le monde professionnel

Les **écarts salariaux** restent préoccupants :

- les femmes touchent 24,5 % de moins que les hommes, 14 % de moins si l'on considère uniquement les temps complets ;
- à poste et expérience équivalente, les femmes touchent 9 % de moins ;
- l'inégalité salariale est plus forte chez les cadres : les femmes cadres touchent en moyenne un salaire inférieur de 30 % à celui des hommes cadres ;
- en 2011, 8 % des femmes sont en situation de temps partiel subit, contre 2,8 % des hommes.

La **ségrégation professionnelle** : les femmes occupent des emplois dans les secteurs où les salaires sont bas (services, commerce, aide à la personne). Certains secteurs restent peu ouverts aux femmes : ingénieur de l'industrie, architectes, cadres du BTP, cadres de la logistique.

REPÈRES

Une diminution de la ségrégation professionnelle

La **mixité** professionnelle progresse en France. La part d'hommes dans les métiers très féminins progresse : l'entretien, la vente, la petite enfance, l'accueil de caisse. Le taux de femme a augmenté parmi les cadres commerciaux, formateurs et professionnels du droit.

Les **discriminations à l'embauche** : pour certains employeurs, une femme constitue un risque car elle est susceptible d'interrompre son activité en cas de grossesse et d'avoir à assumer sa double responsabilité de mère et d'employée.

2.3 Dans la vie domestique

Les femmes consacrent 3 h 33 par jour aux **tâches domestiques et à l'éducation des enfants**, contre 1 h 15 pour les hommes.

En plus de leur journée de travail, les femmes cumulent de nombreuses activités qui se superposent dans le temps (supervision des devoirs des enfants tout en cuisinant, faire les courses en allant chercher les enfants à l'école, etc.).

3 Problématiques actuelles

- Les femmes **plus touchées par la précarité et l'exclusion** : La majorité des emplois à temps partiel est occupée par des femmes et elles investissent des champs professionnels peu valorisés (services à la personne, etc.). Leur plus grande implication dans la vie de famille (congé parental, temps partiel, renoncement à des promotions) complique leur évolution professionnelle.
- Le problème de la **dépendance des femmes** : âgées, elles sont exposées à la dépendance. Même jeunes, elles sont davantage dépendantes des aides sociales à cause de leur difficile condition de travail : près de 70 % des troubles musculo-squelettiques concernent des femmes ; 1 femme sur 3 subit un stress intense au travail (contre 1 homme sur 5).

Parmi les 3 millions de personnes âgées de plus de 80 ans, 70 % sont des femmes.

- Les femmes sont **davantage victimes de violences** : agressions verbales, notamment dans leur contexte professionnel, les transports en commun…

Chaque année, près de 20 % des femmes déclarent subir des comportements humiliants et rabaissant au travail, tels que l'attribution de tâches pénibles et dont personne ne veut, des critiques répétées et infondées ou encore des formes d'isolement diverses.

Entraînement

Sujet 1

Donnez une définition des notions de genre et d'identité sexuée. Expliquez et illustrez votre propos.

Sujet 2

Présentez 3 inégalités persistantes entre les hommes et les femmes.

Sujet 3

Quelles sont les évolutions introduites par la loi du 4 août 2014 sur l'égalité réelle entre les femmes et les hommes ?

Sujet 4

Quelles sont les inégalités entre les hommes et les femmes dans les domaines de la politique, du sport et de la culture ?

Corrigés

Sujet 1

Le sexe biologique est à différencier du sexe social ou genre, qui est culturellement imposé à la femelle et au mâle. Le genre est une construction sociale des différences comportement entre les hommes et les femmes. Chaque sexe se voit attribuer une fonction dans la société, qui nécessite certaines caractéristiques et compétences. L'image de la femme traditionnelle perdure : aimante, elle évolue dans la sphère domestique et est attentive au confort et aux besoins de sa famille, elle éduque les enfants, soigne gère les tâches domestiques. Au XXe siècle, on assiste à la professionnalisation des métiers du soin et des services. Une transposition des tâches domestiques féminines vers le monde professionnel s'effectue. Les femmes exercent encore majoritairement dans ces secteurs.

Sujet 2

Les femmes sont plus exposées à la violence conjugale et sexuelle (109 décès en 2017, contre 16 hommes). Au cours de leur vie, 15 % des femmes sont victimes d'au moins une forme d'agression sexuelle contre seulement 4 % des hommes. Les violences verbales sont également davantage dirigées vers les femmes.

Les femmes subissent une inégalité salariale persistante : leur revenu est inférieur de 24 % à celui des hommes. L'inégalité est plus marquée parmi les cadres et les hauts revenus. Les emplois féminins sont plus fréquemment à temps partiel, ou moins valorisés car dans des secteurs peu rémunérateurs. À poste équivalent, une inégalité de 10 % perdure.

Enfin, l'organisation familiale reflète les inégalités entre les femmes et les hommes. La répartition des tâches dans le foyer reste très inégale. Les femmes consacrent en moyenne 4 h 38 par jour aux tâches ménagères et à l'éducation des enfants, contre 2 h 26 pour les hommes.

Sujet 3

La loi du 4 août 2014 pour l'égalité réelle entre les femmes et les hommes s'articule autour de 5 priorités :

- l'égalité professionnelle : la loi a modifié les congés parentaux en le raccourcissant pour chacun des parents pour encourager son partage entre les deux parents ;
- la création d'une garantie publique contre les impayés de pensions alimentaires (améliorer la situation des femmes qui élèvent seules leur enfant) ;
- la lutte contre les violences faites aux femmes : la loi donne la priorité à l'éviction du conjoint violent du domicile ;
- les stéréotypes sexistes (réglementation des concours de mini-miss, obligations des chaînes de télévision renforcées) ;
- la généralisation de la parité dans tous les secteurs de la vie sociale.

Sujet 4

Les femmes ne représentent que 26,2 % des députés à l'Assemblée nationale et sont minoritaires dans les exécutifs locaux. Sur 100 départements, 8 sont présidés par des femmes. Elles subissent aussi les comportements insultants de leurs confrères masculins.

Le sport professionnel est surreprésenté par les hommes. 2 400 femmes et 4 600 hommes sont officiellement sportifs de haut niveau. Une footballeuse professionnelle touche en moyenne 3 500 euros contre 12 000 pour un homme.

Dans la culture et les médias, seulement 15 % de femmes figurent « à la une ». Les prix littéraires (Goncourt, Renaudot, Prix de l'Académie française, etc.) sont remportés par les hommes. Au cinéma, les femmes sont principalement actrices, rarement réalisatrice. En 79 éditions, le Festival de Cannes a été remporté une seule fois par une femme (Jane Campion).

Les violences conjugales 20

La lutte contre les violences faites aux femmes a été **grande cause nationale en 2010**.

> En 2019, 146 femmes ont été tuées par leur compagnon ou ex-compagnon.
> - 149 meurtres par conjoints ont été recensés en 2018 (121 femmes et 28 hommes).
> - 25 enfants ont été tués dans le cadre de ces violences au sein du couple.

1 Définir les violences conjugales

La **violence conjugale** est un processus de domination. L'agresseur utilise la force et la contrainte, pour maintenir l'autre sous son emprise. Cette violence est parfois invisible.

Psychologique et verbale

- **La violence verbale** s'exerce à coup de dévalorisations réccurrentes, menaces, insultes, hurlements... portant atteinte à l'estime que la victime a d'elle même et favorisant un climat quotidien de terreur.

« T'es bonne à rien » ; « Si tu me quittes tu te retrouveras seule » ...

Économique et contrôle du temps

- **La violence économique** consiste à priver l'autre de ses ressources.
- **Le contrôle du temps** consiste à l'empêcher d'organiser librement son emploi du temps.

Exiger un rendu de monnaie au centime près, confisquer ses moyens de paiement, exiger de la personne d'être systématiquement à la maison à 18h...

Physique

- **La violence physique** porte atteinte à l'intégrité corporelle de la victime et cause des blessures ; elle peut être exercée en utilisant des objets.

Cracher, pousser, jeter des objets, frapper, tirer par les cheveux, traîner au sol...

Sexuelle

- **La violence sexuelle** prend des formes variées : viols ou sévices sexuels, coups sur les parties génitales, pornographie.

Imposer à la victime de poser pour des photos ou des vidéos à caractère pornographique, d'accepter des pratiques sexuelles dégradantes...

▸ **Diversité des violences conjugales**

Partie 4

REPÈRES

Comprendre l'escalade de la violence conjugale

Dans la majorité des situations de **violences conjugales**, les conjoints ont partagé de nombreuses années de vie commune, sans violence. Le comportement violent du conjoint s'aggrave avec le temps : l'installation de la violence est progressive. La violence psychologique est la première étape. La violence économique et le contrôle du temps s'inscrivent dans la continuité des premières violences psychologiques. Le passage à la violence physique peut se faire après plusieurs années de violences psychologiques. L'homicide est le stade ultime de la violence conjugale : le conjoint ne maîtrise plus la force des coups.

Les violences conjugales **relèvent de sanctions pénales** et sont considérées comme des **violences volontaires**, et sont un délit. Le fait qu'elles soient commises par un proche constitue une **circonstance aggravante**.

2 Ampleur du phénomène en France

En 2000, **l'enquête nationale de la violence envers les femmes en France** (ENVEFF) a permis d'avoir les indications les plus précises sur ce phénomène. Cette enquête révèle **qu'au cours des 12 derniers mois** :

- **1 femme sur 10 a été victime** de violence de la part de son conjoint ;
- les **violences psychologiques sont les plus répandues** (37 % des violences), suivies des **violences verbales** (4,3 %), des **agressions physiques** (2,5 %) puis **sexuelles** (1 %) ;
- les **jeunes de 20 à 24 ans sont les plus touchées** ;
- peu de victimes entreprennent des démarches : 24 % des victimes se tournent vers leur médecin traitant ; 13 % des victimes ont énoncé les faits à la police ou la gendarmerie, dont **seulement 8 % ont déposé une plainte**.

3 Problématiques actuelles

3.1 La difficile dénonciation des violences psychologiques

- La violence psychologique est un harcèlement qui peut générer de **graves troubles sur la santé des victimes** : dépression, dévalorisation, consommation d'alcool, suicide. Les victimes sont trop affaiblies pour entreprendre des démarches.
- **L'aspect diffus de ces attaques rend difficile la dénonciation** : tout dépôt de plainte doit s'appuyer sur des **scènes concrètes** et des preuves.

3.2 Le viol entre conjoint

> Les viols conjugaux constituent 20 % de l'ensemble des viols (enfants et hommes compris), soit **40 000 chaque année**. Seulement 52 condamnations par an concernent des viols entre époux.

Les violences sexuelles au sein du couple se déroulent dans l'intimité. La **honte** éprouvée par les victimes est un frein à l'engagement de démarches pénales. Le « **devoir conjugal** », **en vigueur depuis 1810, n'a été remis en cause qu'en 1990** avec la pénalisation par le droit français du viol entre époux. La loi du 9 juillet 2010 supprime enfin la présomption de consentement des époux à l'acte sexuel.

3.3 Répercussions sur la santé des victimes et leur entourage

> Selon l'OMS, la prise en charge d'une femme victime de violence coûte **deux fois plus cher** que celle d'autres femmes. Une femme battue perd 1 à 4 années de vie en bonne santé.

Les enfants des mères violentées ont plus de chance dans leur vie future, d'adolescent puis d'adulte, d'être eux-mêmes violentés ou de reproduire ce schéma de violence sur leur conjoint.

les violences conjugales coûtent chaque année **1 milliard d'euros** à l'État : les victimes consultent davantage leur médecin traitant, sont davantage hospitalisées.et prennent plus de médicaments.

- Les **répercussions sur la santé physique et mentale sont nombreuses** : dépression, état de stress post-traumatique, abus de substances diverses…
- Les violences ont tendance à **débuter ou à redoubler pendant les périodes de grossesse**. Les risques pour la femme et l'enfant sont importants : hypertension artérielle, prématurité, saignements vaginaux…
- Les **enfants témoins des violences**, voient leur santé se détériorer : troubles de la conduite, état dépressif, angoisses…

3.4 Le manque de formation des professionnels

Les médecins généralistes sont peu informés de l'ampleur du phénomène. Les professionnels sont en détresse pour soutenir les patientes victimes : démunis, isolés, ils ont peur d'aggraver la situation, et craignent des retombées judiciaires.

4 Les plans interministériels

L'État met en œuvre depuis 2005 des plans interministériels de lutte contre les violences faites aux femmes. Le 5e plan (2017-2019) prévoit :

- une amélioration des dispositifs de recueil de la parole des victimes grâce à la présence des intervenants sociaux dans les commissariats et la formation des médecins, policiers, pompiers ;
- un renforcement de l'offre d'hébergement d'urgence pour les victimes ;
- une offre de soins psycho-traumatiques et un accompagnement à l'insertion professionnelle ;
- une meilleure prise en charge des enfants témoins/victimes.
- une mobilisation globale contre le sexisme (campagnes de lutte contre les stéréotypes).

Partie 4

Entraînement

Sujet 1

Pourquoi certaines femmes victimes de violences conjugales ne portent-elles pas plainte ?

Sujet 2

Décrivez le dispositif « téléphone grave danger » destiné aux femmes victimes de violences conjugales.

Sujet 3

Expliquez en quoi consistent les bracelets anti-rapprochement dans le cadre de la violence conjugale.

Sujet 4

Quelles sont les mesures introduites par la loi renforçant la prévention et la répression des violences au sein du couple du 4 avril 2006 ?

Corrigés

Sujet 1

La violence conjugale est un processus de domination. L'agresseur conserve son emprise sur le conjoint. Cette violence est parfois invisible : la violence psychologique est la plus utilisée pour procéder à une manipulation (menaces et dévalorisations répétées). La violence verbale (hurlements, vociférations, insultes), provoque un climat de peur et d'insécurité, maintenu quotidiennement par une répétition de ces agissements.

Ces agressions sont difficilement identifiables par la victime au début d'une relation. L'aspect diffus de ces attaques en rend difficile la dénonciation : tout dépôt de plainte doit s'appuyer sur des scènes concrètes et étayées si possible de preuves. La victime perd souvent toute considération d'elle-même et n'a plus l'énergie nécessaire pour agir.

Sujet 2

Le téléphone grave danger est une mesure mise en place par la loi du 4 août 2014 pour lutter contre les violences faites aux femmes. Le procureur de la République peut attribuer aux victimes de violences conjugales ou de viol un téléphone grave danger pour une durée de 6 mois renouvelable. Ce téléphone est un système de téléprotection qui permet d'alerter les forces de l'ordre en cas de danger. Le but est de prévenir les nouvelles violences que pourrait subir la victime. Celle-ci peut prévenir à tout moment la téléassistance. Ce téléphone grave danger permet la géolocalisation du bénéficiaire. Actuellement, 600 victimes ont bénéficié de ce téléphone. En 2016, les forces de l'ordre ont été sollicitées 222 fois.

Sujet 3

L'Espagne a déjà mis en place le dispositif des bracelets électroniques anti-rapprochement. Certains procureurs demandent au gouvernement français de se lancer dans l'expérimentation de ce dispositif. Il s'agit de placer sous surveillance les hommes violents. La victime et les forces de l'ordre peuvent être prévenues de leur présence dans un périmètre déterminé. Ce dispositif permet de sanctionner les agresseurs ne respectant pas les mesures d'éloignement prononcé par la justice et également d'assurer la protection des victimes. Il serait plus efficace pour éviter les agressions ou les meurtres : la victime peut se mettre à l'abri bien avant qu'elle ne voie son agresseur.

Sujet 4

La loi du 4 avril 2006 élargit le champ d'application de la circonstance aggravante aux auteurs pacsés et « ex-conjoint ». Elle facilite également l'éloignement de l'auteur de l'infraction du domicile de la victime. Le juge aux affaires familiales peut statuer sur l'attribution du domicile conjugal et décider l'éloignement du conjoint dès le premier acte de violence. Elle introduit la reconnaissance du vol entre époux. Alors que le Code pénal précise que le vol commis au préjudice de son conjoint ne peut donner lieu à poursuites pénales, la loi du 4 avril 2006 prévoit que ces modalités ne s'appliquent pas lorsque le vol porte sur des objets ou documents indispensables à la vie quotidienne de la victime (documents d'identité, moyens de paiement, titre de séjour, etc.). La loi ajoute la notion de respect à la liste des devoirs et droits respectifs des époux.

21 Sexualité, contraception et IVG

1 La sexualité

Selon l'OMS, « La **santé sexuelle** est un état de bien-être physique, émotionnel, mental et social associé à la sexualité. Elle ne consiste pas uniquement en l'absence de maladie, de dysfonction ou d'infirmité. »

L'âge du 1er rapport sexuel en France est en moyenne à 17 ans.

La sexualité ne se limite pas au fait d'avoir des rapports sexuels. Elle englobe :

- le fait d'avoir des relations sexuelles en toute sécurité, sans contrainte, discriminations ou violence, et qui apportent du plaisir ;
- des aspects identitaires, car elle comprend le sexe biologique, l'intimité, la reproduction, l'orientation sexuelle, le genre… ;
- les pensées, fantasmes, désirs, croyances, pratiques, et les relations.

Les hommes et les femmes n'ont ni la même vision ni les mêmes attentes de leur sexualité. **La sexualité des Français est liée à des stéréotypes de genre très forts** :

- une partie des hommes considère qu'une fois le consentement de leur partenaire acquis, il n'a plus à être questionné ;
- 73 % des femmes considèrent que les hommes auraient plus de besoins ;
- les hommes sont plus nombreux que les femmes à réaliser des actes sexuels « sans sentiment ».

2 La contraception

La **contraception** est l'ensemble des moyens utilisés pour provoquer une infécondité temporaire ou permanente.

2.1 Les méthodes contraceptives

Les **méthodes progestatives** contiennent une hormone, et les **méthodes oestroprogestatives** en contiennent deux. Certaines contraceptions sont sans hormones.

Les méthodes contraceptives sont très nombreuses :

- la **pilule contraceptive** : Prescrite par un médecin, elle est la méthode la plus connue par les femmes. Il s'agit d'un comprimé à prendre quotidiennement, pendant 21 ou 28 jours selon les types de pilules ;

- la **pilule du lendemain** est une contraception d'urgence, utilisée en cas d'oubli de pilule ou de rupture du préservatif ;
- le **dispositif intra-utérin (DIU), aussi appelé stérilet**, est placé directement dans l'utérus. Certains peuvent contenir des hormones. L'avantage de cette méthode est sa longue durée d'action (4 à 10 ans) ;
- le **patch contraceptif** se colle directement sur la peau, et se change chaque semaine, excepté la 4e, au cours de laquelle se déclenchent les règles ;
- l'**implant contraceptif** est placé sous la peau et peut être laissé en place 3 ans ;
- l'**anneau vaginal** se place dans le vagin pour une durée de trois semaines. Il s'agit d'une méthode oestroprogestative, prescrite par un médecin ;
- le **diaphragme** est une capsule en silicone qui se place à l'intérieur du vagin avant le rapport sexuel. Le dôme recouvre le col de l'utérus pour empêcher la fécondation. Il est indispensable de le garder 8 heures après le rapport. Cette méthode est non remboursée, ce qui la rend peu accessible, notamment aux jeunes ;
- le **préservatif féminin et masculin**, en latex ou polyuréthane, est à la fois un moyen de contraception et la seule protection contre les IST et le VIH. Le préservatif masculin est beaucoup plus répandu.

2.2 Problématiques actuelles

- De nombreux modes de contraception restent méconnus d'un grand nombre de femmes, surtout des adolescentes, ce qui expose les femmes à des grossesses non désirées.

> Les grossesses d'adolescentes sont une réalité. On parle de grossesse adolescente entre 13 et 19 ans. Chaque année, 4 500 naissances d'enfants de mère mineure sont recensées. 3 adolescentes sur 5 avortent.

- De nombreuses femmes prennent la pilule contraceptive sans considérer les risques qu'elle peut entraîner : la pilule a fait débat suite à des accidents vasculaires cérébraux chez des adolescentes et jeunes femmes. Certains médecins sont également peu regardants : la pilule multiplie le risque d'AVC chez les fumeuses.
- Certains professionnels de santé dénoncent des prises régulières de cette contraception d'urgence par des adolescentes.
- Les jeunes sont mal informés sur la contraception, et les garçons se sentent peu concernés par le sujet.

3 L'interruption volontaire de grossesse (IVG)

L'article L.2212-1 du Code de la santé publique permet à toute femme enceinte qui ne veut pas poursuivre une grossesse de demander à un médecin l'interruption de celle-ci, qu'elle soit majeure ou mineure.

3.1 Les grandes dates de l'IVG en France

- 1975 : l'IVG est autorisée en France depuis 1975 par la **loi Veil**.
- 1982 : La **loi Roudy** permet le remboursement de l'IVG par la Sécurité sociale.
- 1990 : L'IVG médicamenteuse est autorisée en milieu hospitalier depuis.
- 1999 : La pilule du lendemain est en vente libre dans les pharmacies.
- 2001 : Le délai légal pour avorter est allongé en 2001 de 10 à 12 semaines de grossesse. Les mineures ont le droit d'avorter sans autorisation parentale, mais doivent toutefois être accompagnées par un adulte référent, depuis 2001.
- 2002 : La pilule du lendemain est gratuite pour les mineures.
- 2004: L'IVG médicamenteuse est autorisée en médecine de ville.
- Mars 2013 : L'IVG est remboursée à 100% pour toutes les femmes.
- Janvier 2014: la notion de «détresse» est supprimée.

Avant la loi du 4 août 2014, la femme devait estimer que son état la plaçait dans une « situation de détresse ». Mme Najat Vallaud-Belkacem, alors Ministre des droits de la Femme, a supprimé cette notion de détresse : seule la femme peut apprécier subjectivement les motifs de sa demande.

REPÈRES

Les méthodes d'IVG

Il existe 2 méthodes d'IVG : l'IVG instrumentale (chirurgicale) pratiquée en établissement de santé ; l'IVG médicamenteuse pratiquée en établissement de santé, en cabinet de ville, en centre de planification ou en centre de santé.

3.2 État des lieux

- 220 000 IVG sont pratiquées chaque année, soit pour 1 grossesse sur 5.
- Le nombre d'IVG est en baisse depuis 10 ans, grâce à l'accès à la contraception.
- Les IVG chez les jeunes femmes ont augmenté.
- Les femmes avortent en moyenne à 27,5 ans : elles se sentent plus libres de décider de ne pas poursuivre une grossesse imprévue, car les mentalités évoluent.
- 33 % des femmes avortent au moins une fois dans leur vie.
- Le nombre de femmes ayant recours à l'IVG plusieurs fois dans leur vie augmente.

Entraînement

Sujet 1

Commentez l'affirmation suivante : l'éducation à la sexualité doit associer les dimensions psycho-émotionnelle, biologique et sociale.

Sujet 2

Quelles peuvent être les conséquences psychologiques de l'avortement ?

Sujet 3

Quelles sont les missions du planning familial ?

Sujet 4

Selon vous, l'image de la sexualité véhiculée par les médias constitue-t-elle un frein à l'égalité des rapports hommes/femmes ?

Partie 4

Corrigés

Sujet 1

La dimension biologique de l'éducation à la sexualité permet de connaître et comprendre les mécanismes biologiques du corps humain, chez l'homme et chez la femme (reproduction humaine, puberté, fonctionnement de l'appareil reproductif). Cela permet de prendre conscience des modes de transmission liés à la vie sexuelle (IST, sida, etc.) pour prévenir les comportements à risque. La dimension psycho-émotionnelle concerne la construction de l'identité, de l'estime de soi. Il s'agit de parler de ses relations aux autres, des émotions et des sentiments. Cela permet de prendre conscience de ce qu'est l'identité sexuée et de sensibiliser à la tolérance (homosexualité, etc.). La dimension sociale développe les connaissances sur l'environnement social, les préjugés, les représentations. Elle rappelle les lois (l'interdiction des violences, des discriminations, etc.). L'enjeu actuel est notamment de développer l'éducation aux médias et à l'information (publicité, pornographie, réseaux sociaux, etc.)

Sujet 2

L'avortement peut avoir des conséquences psychologiques. Le soulagement est souvent le premier ressenti, mais il se mêle à différentes formes de souffrance comme le déni. La colère est marquée, surtout dans le cas où les proches auraient incité à cet avortement. À cela se mêle le doute d'avoir fait le bon choix. Ce doute peut durer de nombreuses années (la femme imagine ce qu'aurait été sa vie si cet enfant était né). La culpabilité est liée au sentiment d'avoir « interrompu la vie ». Certaines femmes peuvent développer des angoisses profondes voire des dépressions. Cela peut se traduire par une anorexie ou une boulimie, une hyperactivité, une perte d'estime de soi, des attitudes agressives. L'avortement est une épreuve qui nécessite un soutien psychologique important.

Sujet 3

Le Planning familial a été créé en 1956, sous le nom de « La maternité heureuse ». Son objectif premier était de faire changer la loi de 1920 interdisant l'avortement et de permettre l'utilisation et la diffusion des modes de contraception. Le planning familial est un mouvement militant qui défend le droit à l'avortement et à la contraception. Son action s'étend aussi à l'éducation à la sexualité, à la lutte contre les IST, les violences, les discriminations et inégalités sociales (accompagnement des femmes au choix de leur contraception, l'écoute et l'orientation des personnes faisant le choix de l'IVG, la dénonciation de toutes formes de violences au sein du couple, de la famille, etc.).

Le Planning familial se compose de 150 lieux d'information et de 29 centres de planification dans lesquels se déroulent accueil du public, consultations médicales, groupes de parole et sessions de formation.

Sujet 4

Les modèles sexués véhiculés dans les médias ont une influence sur la société. La publicité surexploite la représentation du corps féminin au service du fantasme masculin de la femme objet. La dictature de la mode et la sexualisation des modèles conditionnent les jeunes filles et leur font intérioriser ce rôle de femme-objet. La facilité d'accès à des sites pornographiques semble entretenir une sexualité violente et stéréotypée, contribuant à la définition des rapports sociaux de sexe. La sexualité est omniprésente à la télévision. Les modèles développés par les médias incitent les jeunes filles à adhérer aux standards de la mode, à attirer l'attention des garçons, à veiller au succès de la relation amoureuse. La téléréalité véhicule des stéréotypes de sexe très forts.

L'enfance et l'adolescence 22

1 L'enfance

> L'**enfant** est « celui qui ne parle pas » (*infans* en latin) : il n'est pas assez mature, expérimenté et développé pour être totalement autonome.

Les parents et les institutions éducatives jouent un rôle prépondérant dans l'éducation.

1.1 Développement de l'enfant

Le **développement** de l'enfant associe :

- la **croissance physique** ;
- le **développement cognitif** (les capacités psychologiques et intellectuelles).

Le stade sensori-moteur : 0 à 2 ans	Le stade pré-opératoire : 2 à 7 ans	Le stade des opérations concrètes : 7 à 12 ans	Le stade des opérations formelles : 11 à 15 ans
• L'enfant comprend le monde avec ses 5 sens • Apparition de conduites structurées • L'enfant n'a pas l'accès au langage, et n'est pas capable de structurer sa pensée	• L'enfant acquiert le langage : la capacité de réflexion apparaît • Les gestes sont plus coordonnés • L'enfant prend conscience des notions de quantité, d'espace, du temps...	• L'enfant parvient à classer les objets • Il a aquis la connaissance des notions de l'espace et du temps • Il devient plus autonome dans son quotidien : hygiène, habillement, déplacements...	• La pensée se rapproche de celle de l'adulte • L'enfant développe sa pensée abstraite : capacité à réfléchir sur des réalités virtuelles et développer un raisonnement logique

▶ **Les stades du développement de l'enfant selon Jean Piaget**

1.2 Les structures d'accueil du « petit enfant »

Actuellement, la massification du travail féminin nécessite l'ouverture de structures de garde des enfants. Les possibilités d'accueil de la petite enfance sont variées : crèches, micro-crèches, jardins d'enfants, halte-garderie, assistantes maternelles…

Les établissements peuvent relever du secteur public, associatif, mais aussi d'entreprises privées à but lucratif.

Le **coût élevé de la garde** est souvent problématique pour les jeunes parents. Les **assistantes maternelles** ne sont pas assez nombreuses pour couvrir les besoins actuels.

1.3 Éducation et sanction

> La **sanction** correspond à une peine ou une récompense (sanction positive) visant à l'apprentissage des normes sociales et au respect des règles communes à tous. Elle est indispensable dans l'éducation.
>
> La **socialisation** est l'apprentissage des codes sociaux. Cet apprentissage permet à l'enfant de se construire une identité et de pouvoir vivre avec les autres.

Pour être efficace, une sanction doit :

- se fonder sur le **droit** : la sanction est posée en cas de non-respect de la Loi ;
- être proportionnelle à la **gravité de l'acte** (elle doit être cohérente) ;
- permettre la **compréhension** par l'enfant : sa vocation est de le **responsabiliser** ;
- instaurer une **privation** et générer de la **frustration** : l'enfant apprend qu'il ne peut pas tout obtenir.

1.4 L'enfant Roi ?

La place donnée à l'enfant dans notre société a changé :

- l'enfant est considéré comme une personne à doter d'une personnalité, d'une capacité d'exprimer ses goûts, ses choix… ;
- le développement de l'individualisme a favorisé l'idée d'autonomie de l'enfant.

La conséquence de cette évolution est la confusion des places de l'enfant et de l'adulte. Mais, si l'enfant a des droits, il ne doit pas être considéré et traité comme un adulte car s'il n'apprend pas à gérer sa frustration, il « pique des crises » régulièrement. Adolescent, il persiste dans son irresponsabilité : refus d'aider aux tâches ménagères, difficulté à réaliser le coût du quotidien, manque d'autonomie… Il développe un égocentrisme important, qui rend difficile ses relations aux autres.

2 L'adolescence

> L'**adolescence** est la période intermédiaire entre l'enfance et l'âge adulte. Elle commence vers 11-13 ans chez les filles, et vers 12-14 ans chez les garçons. C'est une période de bouleversements profonds : transformation physique, psychologique et sociale. C'est une phase d'émancipation.

2.1 La puberté

> La **puberté** désigne les transformations physiologiques qu'un individu connaît lors de sa croissance (maturation sexuelle).

Les adolescents connaissent des transformations physiques majeures :

- **chez les filles** : croissance hormonale, développement de la poitrine, de la pilosité, et survenue des premières règles ;
- **chez les garçons** : croissance soudaine, apparition d'une pilosité importante, mutation de la voie et survenue des premières éjaculations.

2.2 Les transformations psychologiques

- La **prise de conscience de sa personnalité et de son identité**. Les adolescents développent des codes qui montrent leur identité : tenue vestimentaire, orientation politique, musicaux, affirmation de certains comportements…
- Les **difficultés d'estime de soin** : Les adolescents sont souvent relativement « laids » : acné, cheveux gras… Ils ont souvent peur du regard des autres.
- Le **développement de la sexualité** : Les adolescents sont remplis d'interrogations concernant ces nouvelles expériences.
- La **compréhension du monde et de ses réalités** : Les adolescents découvrent le fonctionnement des rapports humains, des règles sociales, et se heurtent à l'injustice, l'intolérance, etc.

2.3 Une période de conflit ?

Le conflit semble nécessaire à l'acquisition de l'autonomie, à la construction de l'identité et à l'adaptation sexuelle :

- l'adolescent a besoin de rechercher **en dehors du cercle familial des « modèles »** auxquels il pourra s'identifier, pour composer sa propre personnalité ;
- **la bande de copains devient prépondérante** : l'adolescent va s'identifier à un groupe partageant des goûts, une vision du monde… ;
- **les parents sont rejetés** : ils sont considérés comme incapables de comprendre leur ressenti, émotions et préoccupations. Ils sont ceux qui imposent des règles strictes et freinent la liberté à laquelle aspire l'adolescent ;
- les modifications affective et émotionnelle de l'adolescent font qu'**il se sent déstabilisé** : il rejette avec agressivité son milieu familial pour s'en détacher.

Entraînement

Sujet 1

Comment lutter contre le harcèlement à l'école ?

Sujet 2

Décrivez les modes de garde de l'enfant de 2 mois et demi à 3 ans et les aides sociales proposées aux familles.

Sujet 3

Les enfants grandissent et les séniors retrouvent une deuxième jeunesse. Peut-on parler aujourd'hui d'un «brouillage» des générations ?

Sujet 4

Les parents qui postent des photos de leurs enfants sur les réseaux sociaux ont-ils conscience des risques ?

Corrigés

Sujet 1

Le harcèlement à l'école s'est banalisé, ce qui a conduit à mettre en œuvre des mesures de lutte associant prévention et vigilance. 12 % des élèves du CE2 à la 3e sont victimes de harcèlement. 1 élève sur 5 a connu la cyberviolence. Des mesures de lutte ont été mises en place. Depuis 2011, des spots publicitaires sont diffusés pour sensibiliser les parents, les élèves et les professionnels. Depuis 2013, un plan de prévention du harcèlement est mis en place dans les écoles. Des référents « harcèlement » ont été nommés dans les établissements. Des séquences ont été animées en classe grâce à la conception d'un ensemble de supports pédagogiques. Depuis le 4 août 2014, un nouvel article reconnaissant le harcèlement moral comme un délit a été introduit dans le Code pénal. Les familles des élèves peuvent maintenant déposer une plainte directement au commissariat ou à la gendarmerie.

Sujet 2

Les modes de garde des enfants âgés de 2 mois à 3 ans sont nombreux :

- la **crèche parentale,** où les parents assurent par roulement la garde des enfants ;
- la **crèche collective,** qui est tenue pas la mairie ou le département ;
- la **crèche familiale,** qui est tenue par la commune, elle emploie des assistantes familiales ;
- la **crèche d'entreprise** (dans certaines grandes entreprises) ;
- la **microcrèche,** qui accueille maximum 10 enfants ;
- la **halte-garderie,** qui accueille les enfants 3 demi-journées par semaine maximum ;
- l'**assistante familiale,** qui accueille les enfants dans son logement ;
- la garde d'enfant à domicile, éventuellement par un jeune au pair.

La Caisse d'allocations familiales offre la prestation « complément de libre choix du mode de garde », qui permet aux familles de bénéficier de la prise en charge d'une partie des dépenses liées à la garde de leur enfant.

Sujet 3

Notre société de consommation survalorise l'apparence et les standards de beauté : nous sommes dans l'ère du « jeunisme ». Les évolutions chirurgicales permettent de repousser toujours mieux les effets du temps (chirurgie esthétique, botox, etc.). Avec la mode, la standardisation est de plus en plus importante et la différenciation physique entre les générations est plus difficile.

Les repères censés baliser les différentes générations et correspondre à des étapes de l'existence sont de plus en plus confus. Même les grands-parents peuvent aller en boîte de nuit, ouvrir un compte Facebook ou encore commander leurs achats sur internet. Cette standardisation intergénérationnelle peut provoquer la dérive du « parent-copain », incapable d'affirmer son autorité sur sa descendance.

Sujet 4

Les parents veulent souvent montrer à leur réseau de contact l'évolution de leur enfant, ses exploits, ses vacances… Cependant, la publication de ces photographies présente des risques souvent mal évalués par les parents. Tout d'abord, les risques de moqueries et de harcèlement à l'école sont bien réels. Mais il faut prendre conscience que les photos de profil publiées sur Facebook restent dans Google Images, même si elles sont changées par l'utilisateur du compte. Il n'est plus rare de constater des jeunes filles de 10-14 ans mettre des photos « aguicheuses » d'elle sur le net, parfois même avec un encouragement de leurs proches. Avec les réseaux sociaux, certaines personnes peuvent partager nos publications et il peut être difficile de faire disparaître une photo de nous ou de nos enfants. Plusieurs cas d'abus sexuels, de dissimulation d'identité, d'utilisation des contenus et photos ont déjà été mis au grand jour. Aujourd'hui, la « googlisation » devient une pratique répandue avant une embauche, mais aussi dans le cadre de relations amicales ou amoureuses ! Le problème, c'est que les publications d'éléments sur les enfants sont faites à leur encontre et il se peut que dans le temps ils ne souhaitent pas laisser d'empreinte sur internet. Le contrôle de l'image va de plus en plus loin et Facebook a annoncé son programme de reconnaissance faciale « deepface », ce qui pourrait faciliter les problématiques de menaces et autres dérives. Ainsi, avec les réseaux sociaux, les parents se doivent de jouer un rôle d'information auprès de leurs enfants. Ils doivent rester méfiants et faire preuve de discrétion en ce qui concerne leurs enfants. Pour partager des photos avec certains de leurs proches, il est par exemple préférable de créer un groupe privé.

Vieillesse et vieillissement 23

L'amélioration des conditions de vie et les progrès de la médecine ont favorisé l'émergence d'une nouvelle classe d'âge : les « retraités ». Dans les pays développés le nombre de personnes âgées ne cesse d'augmenter : c'est le **vieillissement démographique**. La vieillesse entraîne une dégradation générale de l'état de santé.

1 Vieillesse et société

Le nombre de personnes âgées de 65 ans et plus est en augmentation

L'allongement de l'espérance de vie est **dépeint comme un problème social** :

- dans la société de consommation, les personnes âgées sont considérées comme ayant achevé leur rôle social principal : le travail ;
- dans notre idéal de jeunesse, les « vieux » représentent le déclin des capacités physiques et intellectuelles ;
- le départ en retraite peut engendrer une exclusion de la vie économique, un sentiment d'inutilité et une perte progressive des liens sociaux ;

Le « bon vieux » est représenté comme le retraité actif, s'impliquant dans la vie sociale : bénévolat, participation à l'éducation des petits-enfants…

Les médias véhiculent un idéal de jeunesse et de beauté : avec les biotechnologies, la science semble en capacité de ralentir le vieillissement physique (chirurgie esthétique, botox, crèmes, etc.). Mais cette illusion fait disparaître les questions spirituelles et existentielles.

2 Problématiques actuelles

2.1 La maladie

Avec l'âge, notre corps subit un ensemble d'évolutions. La taille diminue d'en moyenne 10 cm entre 20 ans et 80 ans. La peau perd de son élasticité. Les fonctions cognitives s'altèrent. L'énergie physique diminue.

Les personnes âgées connaissent des problèmes de santé réguliers et durables :

- l'**affaiblissement des défenses immunitaires** surexpose à des maladies graves : cancers, maladies cardiovasculaires, Alzheimer et Parkinson ;
- le **handicap** augmente : baisse de la vision, de l'audition et altération des fonctions motrices nécessitent des appareillages ou des interventions chirurgicales.

Les coûts de santé concernant les personnes âgées sont très importants.

2.2 La dépendance et l'isolement

Les incapacités entraînent la **dépendance et** l'**isolement** :

- difficultés à assumer les tâches ménagères et domestiques comme les repas, les courses, le traitement du courrier ;
- difficultés à assumer son hygiène et ses soins quotidiens ;
- la perte de leur rôle familial (notamment de grand-parent « actif » dans l'éducation des petits-enfants) peut les mène à la solitude ;
- leurs proches, exerçant une activité professionnelle ou habitant loin de leurs parents, ne peuvent assurer un accompagnement régulier ;
- les femmes âgées subissent davantage la solitude à cause du veuvage.

REPÈRES

En 2003, la canicule avait entraîné le décès prématuré de plusieurs centaines de personnes âgées isolées. Les pouvoirs publics avaient entrepris une sensibilisation en faveur de l'isolement des personnes âgées.

2.3 La précarité des plus âgés

- 1 185 000 personnes âgées de 60 ans et plus sont reconnues dépendantes et sont bénéficiaires de l'allocation personnalisée d'autonomie (APA).
- 2,7 % des 60-79 ans sont dépendants, soit 273 000 personnes.
- 11,2 % des 80 ans et plus sont dépendants (soit 277 000 individus) et 2,5 % sont fortement dépendants (62 000 individus).

Depuis les années 1960, les personnes vieillissantes sont exposées à la précarité :

- le taux d'emploi des séniors (55-65 ans) en France est l'un des plus faibles d'Europe (38 % environ), à cause des discriminations ;
- les femmes âgées bénéficient parfois d'une pension de réversion, mais cela ne couvre par leurs besoins ;
- le coût des prises en charge en maison de retraite est élevé ce qui en limite l'accessibilité pour les plus démunis.

2.4 Les retraites

Notre système de retraite a récemment été réformé : un **allongement de la durée de travail** est instauré afin de permettre le maintien de notre couverture retraite.

Les retraites d'aujourd'hui sont financées par les actifs d'aujourd'hui : le nombre de personnes âgées ne cessant d'augmenter, les actifs ne pourront plus supporter à eux seuls l'ensemble des besoins.

REPÈRES

Depuis 1993, notre système de retraite est réformé : la durée des cotisations augmente. En 2013, le Premier ministre Jean-Marc Ayrault a poursuivi cette réforme pour économiser 7 milliards d'euros : la durée de cotisation est passée à 43 ans.

3 Solutions et dispositifs de prise en charge

Depuis 2001, l'APA est mise en place pour soutenir les personnes de 60 ans et plus en perte d'autonomie.

- Les **prises en charge à domicile**, grâce aux services de soins infirmiers à domicile (SSIAD) et aux hospitalisations à domicile (HAD), permettent le maintien de la personne dans son environnement, et un coût réduit pour la Sécurité sociale.
- Des **aides à domicile sont proposées** (portage de repas, aide ménagère, soins infirmiers, médicaux…). Un plan de développement des services à la personne a favorisé ces emplois : auxiliaire sociale, aides médico-psychologiques.
- Les **maisons de retraite** assurent hébergement, soutient social et médical.
- Les **foyers-logements se développent** : ils proposent des appartements indépendants dans une structure adaptée et dotée en personnel soignant et éducatif.
- Les filières de **soins gériatriques** se multiplient.
- Le **dépistage précoce** est renforcé pour Alzheimer et Parkinson.
- Les services de **soins palliatifs** se sont répandus.
- Les **associations de 3e âge** proposent des activités culturelles et sportives.

REPÈRES

L'allocation de solidarité aux personnes âgées

Elle remplace, depuis le 1er janvier 2006, le « minimum vieillesse ». Accordée sous condition de ressources, elle assure un minimum de revenus aux personnes d'au moins 65 ans. Une partie de l'ASPA peut être récupérée au moment du décès du bénéficiaire et réduire d'autant les biens transmis aux héritiers.
(Source : www.social-sante.gouv.fr)

Partie 4

Entraînement

Sujet 1

Quelle est l'importance de la solidarité familiale face à la dépendance ?

Sujet 2

Quels sont les défis actuels soulevés par le vieillissement démographique ?

Sujet 3

Quels peuvent être les différents besoins d'un patient dépendant souffrant de maladie d'Alzheimer ?

Sujet 4

La gérontotechnologie est-elle une solution à la dépendance ?

Corrigés

Sujet 1

50 % des 50-64 ans ont un proche dépendant, qu'ils aident plus ou moins régulièrement : ce sont les aidants-familiaux, principalement les conjoints et les enfants. Les plus de 65 ans sont 71 % à soutenir un proche dépendant. Eux-mêmes âgés, ils éprouvent de grandes difficultés pour soutenir leur proche. Ils ont souvent une activité professionnelle, à laquelle s'ajoute la gestion des courses, de la cuisine, de l'entretien du domicile de leur proche. Avec l'augmentation de l'espérance de vie, certains sont âgés de 60 ou 70 ans et aident leurs parents âgés de 90 voire 100 ans ! Les petits enfants entrent parfois dans la course des « aidants », pour soutenir leurs parents aidant leurs grands-parents… Plus de 36 % des aidants se font eux-mêmes aider par d'autres membres de la famille. Même dans le cas d'une hospitalisation ou d'une prise en charge en établissement spécialisé, les proches sont largement mobilisés : lavage du linge, compagnie et présence, soutien dans la prise de décision…

Sujet 2

Le vieillissement démographique entraîne plusieurs défis. Le premier défi est de composer avec une population plus vulnérable : la société doit s'organiser pour garantir une cohabitation entre les générations. Les États doivent penser des moyens sanitaires et sociaux (solutions pour se déplacer, bénéficier d'aides à domicile pour les actes de la vie quotidienne et de soins adaptés, etc.). L'autre défi consiste à trouver un équilibre économique : le taux de natalité est trop bas pour assurer le renouvellement de la population active, ce qui conduit à un déséquilibre important pour le financement des retraites. Enfin, ces difficultés vont conduire à une hausse des inégalités déjà présentes : les « nouveaux retraités » faiblement qualifiés et ayant exercé des emplois faiblement rémunérés voient leurs revenus chuter massivement lors de leur départ en retraite.

Sujet 3

Alzheimer est une maladie neurodégénérative qui nécessite de nombreux actes quotidiens pour garantir le bien-être. Il est important d'organiser l'espace pour que la personne s'y sente bien : qu'elle puisse trouver facilement ses repères pour se déplacer (coller des indications colorées sur les portes), qu'elle ne risque pas de chuter (retirer les tapis et de favoriser les zones de passage large).

Il est important que la personne reste libre de ses mouvements et sorties (l'équiper d'un bracelet comportant son nom et son adresse, lui permettre d'être accompagnée dans ses déplacements). Il faut aussi adapter sa communication : parler lentement et calmement, faire des phrases simples. Enfin, il faut la faire participer à des activités variées et stimulantes pour son autonomie et sa mémoire. La journée doit être rythmée : visites, promenades, préparation des repas (activités jardinage, activités artistiques et culturelles).

Sujet 4

La gérontotechnologie est l'ensemble de la technologie pouvant apporter un soutien aux soins gérontologiques (capteur d'ouverture de porte, ordinateurs programmés, aides techniques pour le confort). Ces outils sont susceptibles de redonner de l'indépendance à certaines personnes âgées. Mais les professionnels de santé rappellent la nécessité de tester et de faire valider ces équipements. Les soignants soulèvent les risques liés à un mauvais usage des appareils, notamment sur le plan éthique. Le cas des GPS permettant de surveiller les personnes ayant la maladie d'Alzheimer illustre bien leur crainte. Si une machine peut répondre à certains besoins des personnes, elles ne peuvent en aucun cas remplacer l'être humain. Il ne faudrait pas que cette technologie ne renforce encore davantage leur isolement…

24 Notions fondamentales en sciences humaines et sociales

1 Les notions issues de la psychologie

1.1 Les domaines de la psychologie

La psychologie étudie les phénomènes de l'esprit et les comportements. Elle se divise en plusieurs domaines, dont les principaux sont :

- la **psychologie cognitive** étudie la mémoire, le langage, le raisonnement, les capacités de perception et d'attention de l'être humain ;
- la **psychologie clinique** étudie le comportement singulier de l'individu dans les situations qu'il traverse au cours de son existence ;
- la **psychologie sociale** étudie les effets de l'environnement sur les comportements individuels et collectifs (relations en société, le développement des groupes, etc.).

1.2 Notions fondamentales de la psychologie cognitive

- Le traitement de l'information désigne les processus par lesquels l'information sensorielle (stimuli) est transformée, traitée et utilisée par l'être humain.
- La perception désigne les mécanismes par lesquels l'individu prend connaissance de son environnement. Cette perception se construit grâce au traitement de l'information.
- Les représentations sont des connaissances stockées dans la mémoire, et qui sont mobilisées par les individus pour appréhender l'environnement et les situations.
- L'attention est la capacité mentale à se concentrer sur un objet.
- La mémoire est l'ensemble des mécanismes permettant de stocker et récupérer des informations et des expériences passées.

1.3 Notions fondamentales de la psychologie clinique

- La **pulsion** est un état d'excitation qui oriente l'organisme vers un objet.
- Les **mécanismes** de défense sont inconsciemment mis en place par le Moi, pour lutter contre l'angoisse et les exigences des pulsions.
- L'**identification** est le processus par lequel une personne se transforme en assimilant un attribut d'une autre personne. Ces processus permettent la construction identitaire.
- Le **conscient** est la capacité à identifier les propres limites de son corps, ses sensations, ses perceptions, et de les différencier de ceux des autres.
- L'**inconscient** contient le pôle pulsionnel et les éléments refoulés par la personne.

1.4 Notions issues de la psychologie sociale

L'Homme est un être social. L'homme est **interdépendant** : il ne peut vivre isolé d'un groupe, et ajuste son comportement en fonction de l'environnement et des personnes qui l'entourent. Il façonne son identité grâce à des **processus de socialisation**, qui lui permettent d'apprendre les normes et les valeurs du groupe dans lequel il évolue. Les **liens sociaux** sont rendus possibles par la communication. En partageant les mêmes valeurs et le même langage, l'individu va éprouver un **sentiment d'appartenance** au groupe.

2 Les notions issues de la sociologie et de l'anthropologie

La sociologie et l'anthropologie culturelle sont complémentaires : La sociologie étudie les faits sociaux humains ; l'anthropologie étudie les spécificités culturelles.

2.1 Le regard sociologique

- La **dynamique des groupes** désigne le fonctionnement d'un groupe, dans lequel chacun s'adapte pour préserver l'équilibre collectif. Un groupe se construit ses propres **normes**. Le **groupe d'appartenance** est le groupe dans lequel vit l'individu.
- La **classe sociale** définit la place que tient l'individu dans le système de production. Les membres d'une même classe sociale partagent souvent des valeurs et des normes, contribuant à renforcer leur **sentiment d'appartenance**.
- Le **rôle social** est la manière dont les individus incarnent leur rôle en fonction des attendus du groupe et de la société (incarner son rôle de père de famille, de dirigeant d'une entreprise, etc.). Chaque individu joue plusieurs rôles.
- Le **conflit social** est l'affrontement entre des groupes antagonistes au sein de la société (les grèves, par exemple). Ces rapports de force structurent le monde social.
- L'**agent de socialisation** est l'ensemble des institutions qui exercent une influence intégrative sur l'individu (la Famille, l'École, le Travail, etc.).
- Le **changement social désigne les** transformations durables des Institutions, du fonctionnement de l'organisation sociale, des normes, valeurs et modes de vie.

Ainsi, la sociologie s'attache à comprendre la manière dont se structurent les différents groupes sociaux. Elle analyse la manière dont les institutions façonnent les comportements individuels et collectifs, les groupes, les jeux de pouvoir, et l'évolution de la société.

Partie 4

2.2 Le regard anthropologique

- La **culture** est l'ensemble des manières d'agir et de penser, (normes, croyances), dans une société ou un groupe, à une époque donnée. Elle permet de fixer l'identité, constitue un repère. Elle évolue lentement, principalement au contact d'autres cultures.
- L'anthropologie considère que la **nature** de l'Homme est de se construire une culture. Ainsi, nature et culture se confondent : la culture ne peut pas être « contre nature ».
- L'**interculturalité** regroupe l'ensemble des relations entre des cultures différentes, (rencontres, confrontations). Impliquant des échanges réciproques, elle est fondée sur le dialogue, le respect mutuel et le souci de préserver l'identité culturelle de chacun.
- Le **relativisme culturel** est le fait de considérer que chaque culture est un ensemble cohérent qui ne peut être compris à partir des éclairages d'une autre culture.
- L'**ethnocentrisme** est sorte de mépris des normes, codes et valeurs de l'autre. Cette pensée entraîne des préjugés et des incompréhensions de la culture de l'autre.

Entraînement

Sujet 1

Pourquoi dit-on de l'Homme qu'il est un animal social ?

Sujet 2

Peut-on dire que la croyance est un besoin chez l'Homme ?

Sujet 3

Qu'est-ce que le phénomène adulescent ?

Sujet 4

Donnez une définition des concepts suivants dans un paragraphe explicatif : Norme, déviance sociale, stigmatisation.

Corrigés

Sujet 1

L'Homme est une espèce à part entière. En cela, il est un animal. Mais, ce qui le différencie des autres animaux, c'est le fait qu'il vive en société. Il possède le langage, ce qui lui permet de communiquer des idées, des ressentis, etc. Cette communication est la condition pour qu'il y ait société. Ainsi, les Hommes peuvent communiquer et définir ensemble un but commun.

L'Homme met en place des conditions pour que la vie en société puisse se faire : il définit des notions morales comme la justice, l'égalité, le droit. Il établit des concepts moraux et politiques.

Autre élément qui fait de l'homme un animal social : il est incapable de vivre seul. Il a besoin d'appartenir à un groupe social, d'avoir des liens d'amitié, des loisirs. Il cherche dans ses relations sociales des personnes qui lui ressemblent. Il accorde également une grande importance à son statut social : le métier qu'il exerce lui donne une identité sociale, c'est-à-dire qu'il est identifié comme remplissant une fonction dans la société.

Sujet 2

La religion existe dans toutes les cultures : c'est un ensemble de sentiments, de dogmes et de croyances rattachant les hommes à une ou plusieurs divinités. De nombreux philosophes et sociologues mettent en lumière le fait que la croyance est un besoin chez l'homme : ce dernier cherche en permanence à donner un sens à sa vie, son existence. La religion structure également les comportements humains : tout système de croyance implique le respect d'un ensemble de règles, de valeurs et de pratiques, ce qui structure le vivre ensemble et constitue la loi. La religion rattache également les individus à une identité culturelle. La croyance fait l'objet d'une transmission intergénérationnelle et est donc un outil de socialisation fort.

Sujet 3

Tous les adultes ont besoin d'échappatoires pour oublier quelques instants le poids de leurs responsabilités. Ce phénomène de rejet des responsabilités, de retour vers « les joies de l'enfance » est le phénomène « adulescent ». Le marketing s'est largement engouffré dans ce nouveau marché : commercialisation intensive des produits dérivés d'anciens dessins animés, concerts des stars des années 1990, etc. Les profils des adulescents sont variés : certains vivent dans un véritable culte du jeunisme, adoptant des comportements inadaptés à leur âge (par exemple, une tenue vestimentaire), d'autres refusent tout bonnement de sortir de l'enfance. Cette seconde catégorie d'adulescents est actuellement âgée de 20 à 35 ans : ces « Tanguy », étant entrés dans l'âge adulte avec la crise, connaissent le chômage, la société de consommation, la technologie et s'attachent à faire perdurer leur mode de vie adolescent (études à rallonge, domiciliation chez les parents, etc.).

Sujet 4

La société fonctionne sur la base de normes et de valeurs, permettant le vivre ensemble. Les normes sont des règles et des conduites qui doivent être respectées par les individus. Lorsque ces normes sont transgressées, l'individu est dit déviant : il se situe en dehors de la norme sociale. Un ensemble de sanctions permettent à l'individu d'intérioriser dès le plus jeune âge ces normes sociales (par exemple, le bavardage en classe). L'État contribue à l'instauration des normes sociales en imposant sa Loi. La déviance est un apprentissage.

La société peut définir comme déviants des comportements qui ne l'étaient pas auparavant. Cet étiquetage est lié aux évolutions de la société. Par exemple, l'homosexualité n'est plus considérée comme une déviance, ce qui a permis une véritable évolution législative (le Pacs, puis, le mariage homosexuel). Ce processus d'étiquetage est la stigmatisation : la société identifie un groupe qui fait l'objet d'une réprobation.

ENTRETIEN

Partie **5**

1 Connaître le déroulement de l'épreuve

Au moment de l'inscription au concours, les candidats relevant de la formation professionnelle continue adressent au centre de formation un dossier contenant :

- Une fiche d'inscription ;
- La copie d'une pièce d'identité en cours de validité ;
- Le(s) diplôme(s) détenu(s) ;
- La(es) attestation(s) employeur(s) relative(s) aux emplois occupés et aux formations continues suivies ;
- Un curriculum vitæ ;
- Une lettre de motivation.

Il est recommandé d'accorder une importance toute particulière à la complétude du dossier. Tout dossier incomplet sera refusé.

Essayez d'être exhaustif, de fournir tous les documents utiles.

Prenez le temps de rédiger un curriculum vitae et une lettre de motivation qui mettent en exergue l'adéquation de votre profil aux attendus du centre de formation et de la profession.

L'épreuve orale porte en grande partie sur l'expérience professionnelle en s'appuyant sur les éléments transmis par les candidats.

1 Les deux phases de l'épreuve orale

Présentation
2 - 3 minutes

Discussion
17 - 18 minutes

Réussir l'oral d'admission ne s'improvise pas. **Les candidats doivent maîtriser leur présentation et répondre de façon pertinente aux questions posées par les membres du jury**.

1.1 La présentation

Il faut saisir cette première opportunité pour mettre en avant sa candidature en donnant quelques informations qui peuvent faire la différence avec d'autres

candidats. L'objectif est de susciter l'intérêt des examinateurs qui pourront choisir de revenir sur les éléments de présentation ayant retenu leur attention lors de la phase consacrée à la discussion avec le candidat.

Pour vous aider, nous vous proposons ci-après un « canevas » type pour une présentation lors de l'épreuve orale. Elle ne doit pas excéder 2 voire 3 minutes.

Étapes	Exemples de contenu
Saluez le jury	Si vous n'avez pas eu l'opportunité de le faire au moment de votre entrée dans la salle d'examen, saluez vos interlocuteurs : « *Bonjour mesdames ou messieurs...* » en fonction de la composition du jury.
Présentez-vous	« *Je m'appelle ......* (Prénom, Nom). *J'ai ...... ans* (Age). *J'habite ....* (Ville). »
Précisez votre situation	« *Je suis actuellement ...... (profession) au sein de ......*». J'exerce cette profession depuis ...... *ans auprès de ......(citez le ou les employeurs). Je suis titulaire d'un diplôme de ...... obtenu en ...... (précisez l'année).*
Exprimez brièvement vos motivations et votre projet professionnel	« *J'ai choisi de devenir infirmier(ère) afin ......* ». « *En effet, j'ai le projet ......* ».
Présentez vos centres d'intérêt	« *Je suis passionné(e) de ......* » /« *J'ai participé à un projet ......* » / « *Je suis investi(e) dans une association/activité ......* ». « J'ai effectué un stage ...... » (Précisez et cherchez à vous distinguer positivement)
Annoncez la fin de votre présentation	« J'ai terminé ma présentation. Je vous prêt(e) à répondre à vos questions. »

> **! Attention**
> La présentation doit être préparée tout d'abord à l'écrit.
> Le candidat doit éviter les formules trop communes du type « Je veux devenir infirmier(ère) depuis que je suis tout(e) petit(e) », qui auront tendance à agacer le jury. Elles traduisent une réflexion trop superficielle. L'argumentation doit être plus développée, plus construite pour retenir l'attention des examinateurs.

La présentation est maîtrisée (pas d'hésitations) **sans être pour autant récitée**. Pour cela, le candidat devra s'entraîner seul ou devant des membres de son entourage jusqu'à ce qu'il soit en mesure de tenir un discours qui semble spontané et naturel.

Après un travail de préparation sérieux, le candidat sera à l'aise pour décliner sa présentation, prenant soin de marquer, à l'aide de la ponctuation et de l'intonation, les éléments susceptibles de retenir l'attention des examinateurs.

1.2 La discussion avec le jury

Après la présentation personnelle, débute la phase de discussion avec le jury.

Les examinateurs abordent la motivation, les connaissances professionnelles, le projet professionnel ainsi que les aptitudes du candidat à exercer la profession d'infirmier(ère). Des questions plus personnelles peuvent également être posées.

Pour cela, ils reviennent sur les éléments fournis dans le dossier d'inscription et ceux évoqués lors la présentation personnelle pour demander des éclaircissements ou des précisions. Ils posent également des questions complémentaires et préparées à l'avance. Ces dernières peuvent être assez semblables d'un candidat à un autre.

Les enjeux pour le candidat sont multiples :

- démontrer qu'il possède les qualités et compétences requises et attendues par le jury ;
- faire la preuve de sa connaissance du métier et de ses conditions d'exercice ;
- défendre son projet professionnel ;
- afficher ses motivations ;
- convaincre en développant des réponses pertinentes et structurées :
- parler de soi afin de livrer un peu de sa personnalité au jury.

Pendant la durée de l'épreuve, le jury attend du candidat, un positionnement et une attitude professionnels. Il doit avoir le sentiment d'échanger avec un futur collaborateur. **Pour réussir, jouez le jeu**. Respectez le cadre hiérarchique. Adoptez un niveau de langage approprié (pas celui d'une conversation entre amis) et privilégiez le vocabulaire technique.

Les remarques des examinateurs doivent être bien accueillies, sans étonnement ni agressivité. Le candidat doit accepter la contradiction tout en sachant défendre ses idées.

2 La composition du jury

Le jury de l'épreuve orale est généralement composé de 3 personnes :

- un infirmier cadre de santé exerçant dans un IFSI ;
- un infirmier cadre de santé exerçant en secteur de soins ;
- une personne extérieure à l'établissement formateur qualifiée en pédagogie et/ou psychologie.

3 Les points de vigilance

Soyez attentif aux éléments suivants :

Fait gagner des points

- Un dossier d'inscription fourni et qualitatif
- Une vision réaliste du métier
- Un projet professionnel réfléchi
- Un parcours cohérent
- La maîtrise des aptitudes/compétences professionnelles requises
- Une motivation démontrée
- Une bonne culture générale
- L'ouverture d'esprit
- Un discours structuré
- Des réponses argumentées
- Une attitude agréable et posée
- Une présentation soignée
- Le respect du jury
- Le recours à un vocabulaire professionnel
- Une bonne gestion du stress et du temps

Fait perdre des points

- Un dossier d'inscription partiel
- Une perception superficielle/floue du métier et de son environnement
- Un projet professionnel peu construit
- Une argumentation superficielle
- Un manque de préparation de l'épreuve
- Des compétences insuffisantes
- Un raisonnement décousu
- Des idées stéréotypées
- Trop d'émotivité
- Le fait de couper la parole
- Un vocabulaire familier
- Un manque de maîtrise de langue française
- Une présentation négligée
- Des signes d'agressivité/stress
- Des critiques
- Le fait d'arriver en retard

2 Rédiger son CV et sa lettre de motivation

Le curriculum vitae (CV) et la lettre de motivation sont les deux pièces maîtresses de votre dossier d'inscription.

La première permet d'avoir une vue d'ensemble de votre profil, une sorte de « carte de visite professionnelle et détaillée » : qui vous êtes, ce que vous avez appris, ce que vous savez faire, etc. Il facilite la compréhension de votre parcours, et c'est encore plus vrai en cas de reconversion professionnelle. Il reste après le temps des épreuves et les examinateurs peuvent être amenés à le réexaminer au moment du choix et du classement final des candidats.

La seconde, comme sa dénomination l'indique, doit faire état de votre souhait de devenir « Infirmier(ère) » en démontrant votre intérêt pour cette profession, votre connaissance du métier, vos aptitudes à l'exercer d'une part et en situant votre démarche dans un projet professionnel plus global, d'autre part.

Compte tenu des enjeux, vous devez prendre tout le temps nécessaire pour préparer soigneusement votre CV et votre lettre de motivation. Ils sont complémentaires et le résultat, l'un comme l'autre, d'un travail de réflexion et de construction méthodique.

1 Le CV

Le CV que vous allez joindre à votre dossier d'inscription, n'a pas vocation à contenir toutes les informations qui vous concernent, mais seulement celles qui sont susceptibles d'intéresser le jury.

1.1 Les rubriques du CV

Le CV doit permettre de repérer le profil du candidat en quelques coups d'œil.

Il est succinct, sur une page A4 maximum.

Il est recommandé d'opter pour une construction semblable à celle demandée aux candidats postulant via Parcoursup.

Il débute par l'état civil et les coordonnées du candidat (Prénom, Nom, âge, numéro de téléphone, adresse postale et courriel, situation familiale) suivies des rubriques suivantes :

- **Votre formation** : Votre parcours de formation (détailler le nom et la ville des établissements fréquentés, les options prises, les diplômes obtenus avec les éventuelles mentions et spécificités, les formations suivies, etc.). Classez-les diplômes/formations des plus récents au plus anciens. Vous pouvez ajouter dans cette partie le ou les permis détenu(s) ;
- **Vos compétences** : Il s'agit de savoir-faire et de savoir-être utiles dans l'exercice infirmier : maîtrise d'actes techniques (prise de constantes, soins de nursing, etc.), connaissance de certains logiciels (Word, Excel, etc.), expérience d'encadrement (dans un cadre professionnel ou sportif, par exemple) ou aptitudes diverses (organisation, réactivité, écoute, etc.) ;

- **Vos expériences professionnelles** : inévitablement toutes celles qui justifient votre inscription au concours dans le cadre de la formation continue ainsi que celles que vous avez pu réaliser et qui comptent pour valoriser votre candidature ;
- **Les langues étrangères** : Il faut préciser les deux langues étudiées lors votre parcours de formation et votre niveau de maîtrise pour chacune ainsi que éventuellement les séjours linguistiques réalisés ;
- **Vos activités personnelles / centres d'intérêt** : cette rubrique contient des informations qui permettront au jury de mieux vous connaître. L'objectif est d'y faire figurer des éléments qui attireront leur attention (loisirs, activités associatives, etc.). Précisez éventuellement depuis combien de temps vous pratiquez ces activités, dans quel cadre et à quel niveau pour le sport.

Zoom sur les compétences

C'est une des rubriques clés du CV. Elle permet au jury d'identifier les principales aptitudes acquises au cours des formations, des expériences professionnelles ou des activités personnelles des candidats, qui sont utiles pour exercer la profession d'infirmier(ère).

! Attention Un arrêté du 6 janvier 2019 du ministère des Solidarités et de la Santé est venu préciser les « attendus pour la réussite dans la formation conduisant au diplôme d'État d'infirmier ». Ce texte liste les critères nationaux retenus en termes de compétences et d'aptitudes, auxquels devront répondre les futurs étudiants pour être admis dans la formation en soins infirmiers via Parcoursup, à partir de la rentrée 2019. « Des critères qui peuvent être vérifiés dans un cadre scolaire, universitaire, professionnel, associatif ou autre », précise l'arrêté.

Cinq attendus nationaux sont ainsi définis déclinés en plusieurs critères :

1. Intérêt pour les questions sanitaires et sociales :

- connaissances dans le domaine sanitaire, médico-social et social ;
- connaissance du métier ;
- sens de l'intérêt général.

2. Qualités humaines et capacités relationnelles :

- aptitude à faire preuve d'attention à l'autre, d'écoute et d'ouverture aux autres ;
- aptitude à collaborer et travailler en équipe ;
- aptitude à échanger/communiquer avec autrui ;
- pratique des outils numériques ;
- capacité à se documenter et à communiquer dans une langue étrangère.

Partie 5

> **Attention**
>
> **3. Compétences en matière d'expression orale et écrite** :
>
> - maîtrise du français et du langage écrit et oral.
>
> **4. Aptitudes à la démarche scientifique et maîtrise des bases de l'arithmétique** :
>
> - aptitude à rechercher, sélectionner, organiser et restituer de l'information scientifique ;
> - aptitude à produire un raisonnement logique ;
> - maîtrise des bases de l'arithmétique.
>
> **5. Compétences organisationnelles et savoir-être** :
>
> - rigueur, méthode, assiduité ;
> - capacité à s'organiser, à prioriser les tâches, autonomie dans le travail, créativité.

Il est sûr que les exigences seront proches de ces dernières pour la sélection des candidats issus de la formation professionnelle, avec sans doute des attendus renforcés en matière de compétences professionnelles sachant que la plupart des candidats seront issus du secteur médico-social.

Vous devez donc, pendant la phase préparatoire du concours, réaliser un inventaire de vos compétences acquises au cours de votre parcours de formation, vos expériences et vos activités professionnelles d'une part et réfléchir à la manière de mettre en avant celles qui correspondent aux attendus et celles qui seront déterminantes pour vous différencier positivement des autres candidats d'autre part.

Des exercices de la partie 3 du présent chapitre, vont vous aider pour réaliser ce travail.

1.2 La forme du CV

Un exemple vous est proposé à la page suivante.

Exemple

PHOTO

Cédric MARTIN
24 ans - Célibataire
6 Rue de la liberté
86000 POITIERS
☎ 06.07.08.09.10
c.martin86@gmail.com

Titulaire du Permis B.

AIDE SOIGNANT CANDIDAT AU CONCOURS INFIRMIER

COMPÉTENCES DÉTENUES AUTRES QUE CELLES DU DEAS :

- **Intervention dans les situations d'urgence**
- **Maîtrise des outils bureautiques**
- **Endurance et précision**
- **Gestion du stress**
- **Travail en équipe**
- **Habileté manuelle**

FORMATIONS :

Année	Diplômes/Formations suivies
2018	Le toucher relationnel dans le soin – 3Formations - Poitiers
2016	Diplôme d'État d'Aide-Soignant – CFA Sanitaire – Niort.
2016	Premiers Secours en Équipe Niveau 1 – Croix Rouge Française
2015	Titre professionnel « Assistant de Vie aux Familles » (ADVF) – Maison de la Formation - Poitiers
2015	Prévention et Secours Civiques de Niveau 1 - Croix Rouge Française
2014	Baccalauréat Sciences et Technologies de la Santé et du Social (ST2S). Mention AB. Lycée Aliénor d'Aquitaine. Poitiers

PARCOURS PROFESSIONNEL :

Période	Expérience/stage/activité
Depuis 2015	Résidence Les Violettes – Poitiers Aide-soignant sous CDI depuis le 15 juillet 2016 Apprenti aide-soignant (sept. 2015 – Juin 2016) Apprenti Auxiliaire de Vie (sept. 2014 – Août 2015)
Depuis 2015	Bénévole – Croix Rouge Française
Étés 2013 et 2014	Cueillette des melons

CENTRES D'INTÉRÊT :

Pratique du tir à l'arc depuis l'âge de 15 ans
Course à pied
Construction de maquettes
Lecteur de romans policiers

LANGUE :

Anglais lu et écrit, niveau académique

Le titre est important, c'est une accroche qui peut vous permettre de vous différencier d'autres candidats. Il doit être concis, précis et pertinent.

Il va sans dire que toutes les informations indiquées dans les différentes rubriques du document doivent être exactes et vérifiables.

Les qualités attendues d'un CV pour le concours infirmier sont la sobriété et la visibilité.

La sobriété

Le CV est réalisé à l'encre noire sur du papier blanc. Évitez les fonds et les encadrés de différentes couleurs ainsi que les effets de style.

Choisissez une police de caractères très commune du type *Times new roman, Calibri* ou bien encore *Verdana*. Vous pouvez mettre en avant certains éléments en les mettant en gras ou en les soulignant.

Concernant votre photographie, soyez vigilant(e). L'image doit être nette et bien cadrée, centrée sur votre visage. Les lunettes de soleil sont à proscrire.

Pour les candidats femmes, le maquillage doit rester sobre. Les bijoux doivent être discrets.

La tenue doit être correcte. Les tatouages éventuels sont dissimulés.

Vous devez également être attentifs aux fautes d'orthographe qui dévalorisent votre candidature. Relisez le contenu de votre CV ou faites-le relire par des tiers.

Enfin, évitez les adresses e-mail trop fantaisistes du type « princesse86@orange.fr » ou « captain.fou@gmail.com ». Elles peuvent faire sourire les examinateurs mais surtout déprécier votre candidature.

La visibilité

Le CV ne contient que des informations pertinentes, utiles et celles qui peuvent faire la différence avec les autres candidats. Ne cherchez pas à mettre trop de texte, à vouloir remplir à tout prix votre CV.

Il tient sur une page A4, maximum 2 pages si vous avez beaucoup d'expériences.

Choisissez une mise en page aérée et équilibrée. Bien entendu, le CV manuscrit est à proscrire.

2 La lettre de motivation

2.1 Fonction de la lettre de motivation

Votre lettre de motivation doit faire état de votre souhait de devenir « infirmier(ère) » en démontrant votre intérêt pour cette profession, votre connaissance du métier, vos aptitudes à l'exercer d'une part et en situant votre démarche dans un projet professionnel plus global, d'autre part.

Votre courrier doit être personnalisé, livré un peu de vous-même tout en n'oubliant pas l'objectif visé : **convaincre le jury de la convergence entre votre profil et celui recherché**.

Ne faites pas l'erreur de recopier un modèle qui dénaturerait votre candidature et aurait pour effet de noyer votre dossier parmi tous les autres.

La lettre de motivation vient en complément du curriculum vitae. Évitez les redites entre ces deux documents. Exprimez les seules informations susceptibles d'intéresser les recruteurs. Argumentez votre propos en apportant preuves et exemples.

Accordez de l'importance à la forme autant qu'au fond. Faites des phrases simples, claires et surtout sans faute d'orthographe. La lettre ne doit pas dépasser une page, être bien structurée et aérée.

2.2 Le plan de la lettre de motivation

De façon générale, on admet qu'une lettre de motivation s'organise autour de trois parties principales :

1. Un **en-tête** indiquant l'identité et les coordonnées du candidat, la dénomination et l'adresse du centre de formation destinataire du courrier, le lieu et la date de rédaction, l'objet de la lettre.

> **Exemple**
>
> Cédric MARTIN
> 24 ans – Célibataire
> 6, rue de la Liberté
> 86000 POITIERS
> 06.07.08.09.10
> c.martin86@gmail.com
>
> Madame la Directrice
> Institut de Formation en Soins Infirmiers
> 80, avenue Georges Pompidou CS 61205
> 24019 Périgueux cedex
>
> Poitiers, le 1er septembre 2019
>
> Objet : demande d'admission en IFSI

2. Le **corps de la lettre** contenant une formule d'appel suivi de plusieurs paragraphes : présentation de la candidature et de ses atouts, du projet professionnel, des motivations, etc. Il se termine par une formule finale.

> **Exemple**
>
> Madame la Directrice,
>
> Actuellement aide-soignant au sein d'un Établissement d'Hébergement pour Personnes Âgées Dépendantes et après trois années d'expérience, je souhaite poursuivre mon parcours dans le domaine de la santé en devenant infirmier. Je suis particulièrement intéressé par votre centre de formation intégré au Campus Périgord.

J'ai découvert les métiers du soin lors de mon stage d'observation de 3e que j'ai réalisé dans une maison de santé pluridisciplinaire. Ce secteur d'activité m'attirait et j'ai naturellement opté pour le baccalauréat ST2S. Par la suite, j'ai cherché à entrer dans la vie active dans le domaine de l'aide à la personne. Devant ma détermination, une directrice d'EHPAD m'a fait confiance et m'a proposé un contrat d'apprentissage assorti des formations Titre ADVF puis DPES en cursus partiel.

Je m'épanouis pleinement dans mon quotidien d'aide-soignant depuis trois ans mais j'ai tout de même le souhait d'évoluer dans le soin, d'acquérir de nouvelles connaissances et compétences. J'ai mûrement réfléchi et travaillé mon projet professionnel. Je suis prêt maintenant à m'engager dans une formation en soins infirmiers.

Je travaille quotidiennement avec des infirmiers ce qui me permet d'appréhender leurs missions, leurs responsabilités et les spécificités de leur pratique. Pour compléter ma connaissance du métier, j'ai réalisé fin 2018 un stage d'observation de deux jours auprès d'un infirmier libéral.

Mon expérience professionnelle, mon engagement au sein de la Croix Rouge Française en qualité d'équipier secouriste bénévole lors de manifestations sportives ou culturelles, ma forte capacité de travail, mes valeurs, mes qualités personnelles, la cohérence de mon parcours, ma bonne hygiène de vie, etc., sont autant d'atouts qui servent mon projet. J'ai beaucoup appris ces dernières années au contact de professionnels et aussi grâce à des stages de formation continue, notamment sur le thème de la relation aidant-aidé.

3. La **fin de la lettre** contenant une conclusion, une formule de politesse et une signature.

Exemple

Je vous remercie de l'attention portée à ma candidature. J'espère vous avoir convaincu de ma détermination à intégrer votre institut de formation.

Je vous prie de recevoir, Madame la Directrice, mes respectueuses salutations.

Signature

Se préparer pour l'épreuve orale

3

Réussir l'épreuve orale du concours infirmier destinée aux candidats relevant de la formation professionnelle continue, nécessite un travail de préparation qui sous-tendra aussi bien la rédaction du CV que celle de la lettre de motivation ainsi que les réponses données aux questions du jury lors de l'entretien.

Pendant la phase préparatoire du concours, vous devez mener une analyse personnelle et critique de votre parcours de formation ainsi que de vos expériences professionnelles antérieures afin d'identifier les connaissances et les compétences acquises. Ce sont des informations qui intéressent le jury et qu'il faut pouvoir mettre en avant.

Vous chercherez également à développer votre connaissance du métier d'infirmier(ère) et de son environnement.

Rédigez également quelques lignes sur votre projet professionnel et vos motivations.

Réalisez un travail d'introspection sur vous-même : vos qualités, vos défauts, vos centres d'intérêt, vos valeurs, etc.

Relisez régulièrement votre travail afin d'avoir en mémoire les éléments de réponse nécessaires aux questions du jury, le jour J.

Le contenu et les exercices de ce chapitre vont vous permettre d'identifier les atouts de votre candidature, ceux qui pourront faire la différence avec les autres candidats.

1 Vos connaissances et compétences

Pour déterminer vos compétences acquises, nous allons vous proposer d'analyser ci-après, à partir de différents outils, les apports de vos formations, de vos expériences professionnelles et personnelles.

Nous allons également vous proposer de comparer votre profil aux attendus de la profession.

1.1 Votre parcours de formation

Le candidat au concours infirmier devra mener une analyse personnelle et critique de son parcours de formation afin d'identifier les connaissances et les compétences acquises. Ce sont des informations qui intéressent le jury et qu'il faudrait pouvoir mettre en avant.

Le tableau suivant montre comment lister et analyser tous ses diplômes (obtenus ou non) ainsi que toutes ses formations suivies dans le cadre d'activités scolaires, universitaires, salariées, bénévoles ou autres.

Année	Intitulé diplôme/ Formation	Connaissances acquises (ce que je sais)	Compétences développées (ce que j'ai appris à faire)
2015	PSC1	Les dispositifs de protection et d'alerte. Les signes de danger pour l'homme.	Analyser une situation avec une ou plusieurs victimes. Effectuer des gestes de secours d'urgence. Prévenir les secours.

Réalisez ce tableau. Cherchez à faire un travail le plus complet possible, en n'oubliant aucune formation réalisée quelle que soit sa durée.

Au final, vous disposerez d'un inventaire de vos connaissances et compétences acquises par la formation.

1.2 Vos expériences professionnelles et personnelles

Si vous avez une ou plusieurs expériences dans le domaine médico-social, vous pourrez mettre en avant votre connaissance du secteur et les aptitudes développées, lesquelles seraient transférables à la pratique infirmière.

C'est le cas si vous avez exercé en qualité d'aide-soignant, d'auxiliaire de vie sociale, d'auxiliaire de puériculture, d'aide à domicile, d'agent de service hospitalier, etc.

Il en est de même si vous avez été bénévole au sein d'une association ou si vous avez participé à un projet intervenant dans le secteur sanitaire ou social.

Le tableau suivant montre comment lister et analyser l'ensemble de vos expériences.

Période	Fonction/Mission	Tâches réalisées
2015-2019	Secouriste bénévole au sein de la Croix-Rouge	Assurer le secours aux victimes lors de manifestations sportives, culturelles… Travailler avec d'autres bénévoles au sein de postes de secours. Participer à des actions de prévention auprès du grand public.

Les choses seront nécessairement plus compliquées si votre parcours professionnel est éloigné des métiers du soin. Vous pouvez tout de même réaliser ce même travail sur vos différents emplois et activités afin d'identifier des compétences acquises et transposables.

1.3 Les connaissances et compétences attendues

En partant de la liste des compétences nécessaires pour être admis dans un institut de formation en soins infirmiers telle qu'elle a été établie dans l'arrêté du 9 janvier 2019, réfléchissez et déterminez pour chacune d'entre elles, si vous la possédez et donnez quelques exemples de situation dans lesquelles vous les avez mises en œuvre.

Pour vous aider, renseignez le tableau ci-dessous :

Connaissances - Compétences		Explicitez l'origine de la connaissance, illustrez la compétence acquise en évoquant une situation dans laquelle elle a été mise en œuvre.
Intérêt pour les questions sanitaires et sociales	Connaissances dans le domaine sanitaire, médico-social et social.	
	Connaissance du métier	
	Sens de l'intérêt général	Exemple : *j'ai participé, à plusieurs reprises, à des actions caritatives : l'organisation d'une randonnée en faveur de la lutte contre la sclérose en plaque, la participation à un défi sportif dans le cadre du Téléthon, etc.*
Qualités humaines et capacités relationnelles	Aptitude à faire preuve d'attention à l'autre, d'écoute et d'ouverture aux autres	
	Aptitude à collaborer et travailler en équipe	Exemple : *J'ai l'expérience du travail d'équipe notamment au sein de l'EHPAD dans lequel j'exerce en qualité d'aide-soignant. Nous sommes solidaires, nous nous nous entraidons et nous faisons face ensemble aux difficultés lorsqu'elles se présentent. Nous nous respectons les uns les autres, en tant que professionnels et en tant que personnes.*
	Aptitudes à échanger, à communiquer avec autrui	
	Pratique des outils numériques	
	Capacité à se documenter et à communiquer dans une langue étrangère.	

Compétences en matière d'expression orale et écrite	Maîtrise du français et du langage écrit et oral	
Aptitudes à la démarche scientifique et maîtrise des bases de l'arithmétique	Aptitude à rechercher, sélectionner, organiser et restituer de l'information scientifique	
	Aptitude à produire un raisonnement logique	
	Maîtrise des bases de l'arithmétique	Exemple : *Je pratique des dilutions, je réalise le suivi des courbes de température, etc.*
Compétences organisationnelles et savoir-être	Méthode	Exemple : *Je prends connaissance des transmissions avant de débuter mon travail afin de ne pas passer à côté d'une information importante.*
	Rigueur	
	Assiduité	
	Capacité à s'organiser	
	Capacité à prioriser les tâches	
	Autonomie dans le travail	
	Créativité	

Prenez le temps de remplir ce tableau. Toutes les cases devront être renseignées.

Lors de l'oral d'admission, le jury vous interrogera plus ou moins directement sur certaines de ces connaissances et compétences. Les situations prises en exemple vous serviront à illustrer vos propos.

2 Vos motivations

Vous serez aussi évalué(e) sur vos motivations à vouloir exercer le métier d'infirmier(ère).

Pour convaincre, il ne suffit pas de dire que l'on souhaite devenir infirmier(ère). Le jury attend une explication argumentée, précisant l'origine de votre projet professionnel, les étapes de la réflexion engagée et les moyens mis en œuvre pour conforter votre choix de réorientation professionnelle.

2.1 Montrer son intérêt

Il existe plusieurs leviers pour montrer son intérêt et sa détermination :

- la curiosité pour le métier et son environnement, par des recherches, des lectures, des rencontres avec des professionnels… ;
- la connaissance de la profession, à travers des réponses pertinentes aux questions posées, l'utilisation d'un vocabulaire professionnel… ;
- une préparation sérieuse au concours qui transparaît aisément lors des échanges avec le jury ;
- une posture dynamique, afin de mettre la parole et l'attitude en cohérence ;
- la capacité à se projeter en tant que futur professionnel ;
- l'aisance à parler de soi, à faire le lien entre qui l'on est et ce que l'on veut faire.

Lors de votre préparation à l'oral d'admission, vous devez prendre le temps de réfléchir à vos motivations. Vous pouvez rechercher une sécurité professionnelle en espérant devenir infirmier, mais ce n'est pas vraiment l'argument qui « va faire mouche » auprès du jury. Il faut donc formuler d'autres sources d'intérêt correspondant aux spécificités du métier.

2.2 L'origine de votre projet professionnel

Se déterminer sur une profession est le résultat d'un long processus de réflexion vis-à-vis duquel vous pouvez avoir des difficultés à prendre du recul. En outre, vous devrez expliquer ce qui vous conduit à vouloir abandonner votre profession actuelle et à envisager une reconversion professionnelle.

Le jury va chercher à identifier vos motivations et le cheminement qui vous a amené à opter pour le métier d'infirmier.

Pour vous préparer, posez-vous les bonnes questions.

« Comment avez-vous connu le métier d'infirmier ? »

Vous devez indiquer la source de votre orientation professionnelle, le moment ou le support qui a permis de découvrir, pour la première fois, la profession envisagée. Fouillez dans votre mémoire. Cela peut être à l'occasion d'une conversation avec une tierce personne, d'un stage réalisé dans le cadre de vos études, d'une expérience personnelle, d'une lecture, etc.

Répondez à cette première question par écrit et vous aurez ainsi identifié l'origine de votre choix professionnel.

Poursuivez votre questionnement afin d'approfondir votre réflexion.

« Pour quelles raisons cette profession a-t-elle attiré votre attention ? »

Avec cette seconde question, vous devez déterminer quels aspects du métier ont pu faire écho chez vous tout en ayant une connaissance sans doute partielle de la profession d'infirmier. On pense tout naturellement à la relation d'aide, à la technicité des pratiques, au travail en équipe, à la diversité des lieux d'exercice, aux possibilités d'évolution, etc. Écrivez votre propre réponse qui viendra compléter celle de la question précédente.

2.3 La confirmation de votre projet professionnel

Vous devez être capable de parler du cheminement qui vous a permis d'aboutir à un projet professionnel finalisé.

Répondez à la question suivante.

« Quelles actions avez-vous menées pour confirmer votre orientation professionnelle : lectures, rencontres avec des professionnels, stages... ? »

Nous vous invitons à rédiger votre réponse en cherchant à la développer le plus possible.

S'expliquer sur ses motivations n'est en aucun cas justifier ses choix, c'est exposer son cheminement et partager avec le jury sa réflexion. Présentez les éléments qui confirmeront que votre orientation professionnelle est mûrement réfléchie. Il peut s'agir de réflexions personnelles, comme un ressenti lors d'un stage, ou d'une expérience professionnelle, d'un événement extérieur, telle qu'une appréciation positive et encourageante d'un encadrant, etc.

2.4 La capacité à se projeter en tant que futur professionnel

Quand un candidat, et notamment celui dont la situation actuelle est éloignée de la pratique infirmière, exprime ses motivations, il est important qu'il puisse se projeter de façon réaliste dans ses futurs exercice et environnement professionnels.

Les membres du jury doivent voir en lui un futur collègue ou collaborateur.

Voici quelques questions pour vous aider à réfléchir sur votre devenir professionnel.

« Quels sont vos objectifs professionnels ? »

Votre réponse doit être cohérente au regard de vos motivations. Vous devez vous projeter en tant que soignant accompli et épanoui dans son travail. Vous pouvez évoquer vos souhaits en matière de lieux d'exercice mais sans être trop précis. En effet, les instituts de formation recherchent des candidats qui, une fois diplômés, postuleront sur des offres d'emploi disponibles ou susceptibles de l'être notamment au sein de la fonction publique hospitalière.

« Comment voyez-vous votre devenir professionnel à 5 ou 10 ans ? »

Répondez avec simplicité et montrez que vous pourriez vous épanouir pleinement dans ce métier. Si vous laissez entendre que la profession d'infirmier n'est qu'une étape dans votre parcours professionnel ou que vous avez des projets qui vous conduiront peut-être à interrompre rapidement votre carrière (maternité avec congé parental, formation, etc.), votre candidature aura peu de chances d'être retenue. Ne pas répondre ou dire que vous ne savez pas, serait également rédhibitoire.

En travaillant sur l'ensemble de ces questions, vous serez prêt(e) à y répondre si elles vous sont posées par le jury. Mais surtout, vous approfondissez votre réflexion sur votre projet professionnel. Vous serez plus à l'aise car tout votre parcours vous semblera plus clair et cohérent pour vous-même et vos interlocuteurs. Enfin, vous aurez beaucoup moins de difficultés pour le présenter lors de l'épreuve orale.

3 Vos qualités

Vous allez être amené(e) lors de l'épreuve orale à parler de vous, à mettre en avant spontanément vos qualités ou à répondre si on vous interroge sur le sujet.

Il est important que vos qualités soient compatibles avec celles attendues de la part d'un(e) infirmier(ère).

En partant de la liste des qualités les plus recherchées chez les candidats par les membres du jury, réfléchissez et déterminez pour chacune d'entre elles, si vous la possédez et donnez quelques exemples de situation dans lesquelles vous les avez mises en œuvre.

Pour vous aider, renseignez le tableau ci-dessous :

Qualités	Possédez-vous cette qualité ? OUI ou NON	Exemples de situations dans lesquelles vous l'avez mise en œuvre dans le passé
Adaptabilité	OUI	Je n'ai rencontré aucune difficulté à m'adapter lors de mes différents stages et CDD ainsi qu'à m'intégrer dans les équipes.
Autonomie		
Bienveillance		
Bonne condition physique		
Discrétion		
Habileté manuelle		
Maîtrise de soi/ Sang froid	OUI	Dans mon activité de secouriste volontaire, je suis confronté à des situations dans lesquelles je dois faire preuve de sang-froid.
Patience		
Polyvalence		
Sens de l'organisation		
Sens des Responsabilités	OUI	Aînée de 4 enfants, je devais régulièrement aider mes frères et sœur à faire leurs devoirs.

Qualités	Possédez-vous cette qualité ? OUI ou NON	Exemples de situations dans lesquelles vous l'avez mise en œuvre dans le passé
Réactivité		
Tolérance/ neutralité		
Respect		

Une fois ce travail réalisé, donnez la même grille à plusieurs personnes de votre entourage (membre de votre famille, amis, collègues de travail…) qui évalueront à leur tour vos qualités personnelles.

Ainsi, vous comparerez leurs avis à votre propre appréciation et vous enrichirez votre tableau.

Pour compléter votre profil, nous vous encourageons à identifier également vos principaux défauts. Pour éviter de vous mettre en posture difficile le jour du concours, vous ne retiendrez que ceux qui restent compatibles avec l'exercice de la profession infirmière.

Exemples

- Réponse 1 : « Je suis têtue. »
- Réponse 2 : « On me reproche souvent d'être un peu lente. Je suis ambitieuse. »
- Réponse 3 : « Je suis très curieuse, j'aime apprendre de nouvelles choses. Je suis hyperactive. Je n'aime pas rester à ne rien faire. »

La première réponse est régulièrement entendue par les examinateurs. C'est ce que l'on appelle un défaut « bateau ». Il ne permet pas au candidat de sortir du lot. Préférez le mot « obstiné » à « têtu », trop familier.

La deuxième réponse met en avant deux défauts qui sont rédhibitoires pour le jury. Le métier nécessite d'être réactif et l'ambition n'est pas à valoriser pour ce concours.

La troisième réponse est plus adaptée. La curiosité montre une ouverture d'esprit. L'hyperactivité est associée au dynamisme et à l'implication dans le travail.

! Attention Ne répondez pas que vous n'avez pas de défauts. Le pire serait de dire que vous n'en savez rien.

Dans les deux cas, les examinateurs jugeront que vous n'êtes pas capable de prendre du recul sur votre propre personnalité voire que vous n'êtes pas sincère.

Cette attitude risque d'agacer le jury qui ne retiendra pas votre candidature.

4 Votre personnalité

Lors de l'épreuve orale, le jury aborde souvent des questions d'ordre plus personnel. Les examinateurs cherchent à découvrir la personnalité du candidat et à s'assurer qu'elle est compatible avec l'exercice de la profession d'infirmier.

Pour parler de soi, il est nécessaire de prendre le temps de se connaître. À ce stade, vous avez clarifié votre projet professionnel, identifié les connaissances et les compétences acquises ainsi que vos qualités personnelles, mais ces premières réflexions ne sont pas tout à fait suffisantes.

Pour réaliser si votre orientation professionnelle correspond à vos aspirations personnelles, le jury peut vous interroger entre autres sur vos centres d'intérêt et vos valeurs.

4.1 Vos centres d'intérêt

Vos loisirs sont révélateurs de votre personnalité.

Si vous n'avez rien à répondre à la question de vos centres d'intérêt, les examinateurs s'interrogeront sur votre ouverture vers les autres, sur votre curiosité intellectuelle, sur votre dynamisme… autant d'aspects négatifs qui vous feront perdre des points précieux.

Répondre que vous aimez le cinéma, la musique, la lecture… n'est pas accrocheur. Il faut être plus précis pour espérer attirer l'attention du jury. Cherchez à vous distinguer.

S'investir dans une ou plusieurs activités permet aussi de montrer certaines de vos compétences et qualités.

Bien entendu, il n'y a pas de bonnes ou de mauvaises réponses. Pour autant, certains loisirs valoriseront votre candidature alors que d'autres peuvent poser question aux examinateurs.

Exemples

- La cuisine est une activité qui demande un sens de l'organisation, le respect de consignes écrites (recette) et une certaine générosité quand on prépare des plats pour faire plaisir à des tiers.
- La pêche est un loisir solitaire et donne une image d'une personne individualiste. C'est aussi une activité qui nécessite beaucoup de calme et de patience.

4.2 Vos valeurs

Aborder vos valeurs avec le jury permet d'identifier de façon indirecte des vecteurs de votre motivation. En effet, vos attentes par rapport au travail sont liées à vos propres valeurs. Il est préférable que ces dernières soient en lien avec les spécificités du métier d'infirmier.

Pour identifier vos valeurs, essayez de déterminer les raisons qui sous-tendent votre satisfaction au travail.

Évitez de parler de votre souhait de trouver un emploi stable ou de vouloir faire carrière. En effet, ces deux arguments seraient beaucoup trop autocentrés sur votre propre personne. De la même façon, dire que vous n'aimez pas que l'on vous donne des ordres, risque de vous mettre en posture difficile.

Pour vous aider, dans le tableau ci-après vous est proposé une liste de valeurs au travail compatibles avec l'exercice des fonctions d'infirmier sur lesquelles vous pouvez ou non vous positionner et les illustrer.

Valeurs de travail	Cette valeur est-elle importante pour vous ? OUI ou NON	Exemples de situations dans lesquelles cette valeur s'est exprimée ?
Altruisme/utilité sociale	OUI	*« J'aime me servir utile. C'est le cas par exemple quand je suis présent sur un poste de secours lors de manifestations. Je sais que si une personne présente a un malaise ou un accident, je serai en mesure de contribuer à sa prise en charge et à son rétablissement dans la limite de mes compétences. »*
Communication		
Organisation du travail		
Polyvalence		
Réalisation de soi		
Respect		
Responsabilité		
Tolérance		
Travail en équipe	OUI	*« Je n'aime pas travailler seul. C'est stimulant de travailler avec d'autres professionnels, comme c'est le cas actuellement au sein de l'EHPAD dans lequel je suis employé. On apprend beaucoup au contact des autres ».*

Vous pouvez bien entendu mettre en avant d'autres valeurs qui vous tiennent à cœur (l'équité, la tolérance, le respect…) même si elles sont plus généralistes.

Enfin, prenez le temps de préparer vos réponses à des questions d'ordre personnel fréquemment posées lors de l'oral d'admission (exemples : quel est votre meilleur souvenir ? Quel est votre plat préféré ? Fumez-vous ?).

L'important est moins le fond que la forme. Le jury s'intéresse à la façon dont vous allez gérer des questions plus ou moins déstabilisantes. Restez calme et répondez avec simplicité. Si vous montrez de l'agressivité, vos chances d'être retenu(e) sont quasi-nulles.

Répondre aux principales questions du jury

4

Lors de l'entretien, le jury aborde votre motivation, vos connaissances professionnelles, votre projet professionnel ainsi que vos aptitudes à exercer la profession d'infirmier(ère). Des questions plus personnelles peuvent également être posées. Sachez rester calme et concentré(e).

Vous ne devez pas, lors de votre préparation, sous-estimer la phase de questions-réponses de l'épreuve orale.

Listez toutes les questions possibles et répondez-y par écrit. Pour vous aider, servez-vous des éléments mis en exergue à l'aide des exercices des pages précédentes. Les principales questions du jury sont analysées ci-après. De nombreux conseils sont également proposés qui vous aideront à formuler des réponses appropriées.

Ne vous commentez pas de réponses superficielles. Approfondissez votre argumentation jusqu'à être en mesure de proposer une réponse aboutie et structurée pour chacune des questions préparées à l'avance.

En effet, le candidat ne peut pas se contenter de répondre par « oui » ou par « non » à une question posée, c'est-à-dire de façon expéditive. Il doit proposer spontanément une réponse argumentée et éventuellement illustrée à l'aide d'un exemple. Pour chaque réponse, il est nécessaire d'associer sa justification (Pourquoi ?).

1 La motivation

1.1 « Pourquoi voulez-vous changer de métier ? »

Pistes de réponse

Cette question est déterminante pour le jury qui cherche à comprendre pourquoi vous envisager une reconversion professionnelle. Vous devez expliquer les raisons de ce choix, en tirant les enseignements de vos expériences antérieures. Mettez en lumière votre réflexion, votre recul, votre volonté, votre adaptabilité, parfois même votre audace. Rassurez le jury en mettant en avant les compétences acquises transférables dans la pratique infirmière. Faites preuve de transparence et d'honnêteté.

Pièges à éviter

Ne pas justifier votre démarche de reconversion. Évoquer des souhaits de changement pour de « mauvaises » raisons (fuir un secteur d'activité, trouver la sécurité de l'emploi, etc.). Suggérer une certaine instabilité professionnelle.

1.2 « Pourquoi voulez-vous devenir infirmier(ère) ? »

Pistes de réponse

Vous devez expliquer, de façon assez précise, les atouts que vous trouvez à la profession choisie : une pratique associant soins et relationnel, le grand choix de lieux d'exercice, les possibilités d'évolution, le travail en équipe, les relations humaines, la polyvalence, la technicité, etc.

Pièges à éviter

Donner une réponse évasive ou trop généraliste qui pourrait convenir pour d'autres professions. Les réponses du type « J'ai toujours rêvé d'être infirmier » ou « J'ai toujours eu envie d'aider les autres » sont inappropriées. Évitez également de laisser entendre que vous choisissez cette voie pour la sécurité de l'emploi ou pour vivre une vie professionnelle trépidante à l'image de ce que montrent certaines séries télévisées américaines à la mode !

1.3 « Pourquoi faudrait-il retenir votre candidature ? »

Pistes de réponse

Vous devez donner ou rappeler les points forts de votre candidature : la cohérence de votre parcours, vos qualités, vos aptitudes, vos valeurs… Vous devez faire preuve d'esprit de synthèse. Énumérez les atouts de votre candidature sans oublier de les illustrer à l'aide d'exemples précis.

Pièges à éviter

Ne pas répondre en laissant penser que vous n'avez pas suffisamment travaillé vos motivations. Être trop arrogant.

2 Les connaissances professionnelles

2.1 « Comment imaginez-vous le quotidien d'un(e) infirmier(ère) ? »

Pistes de réponse

La question permet d'apprécier si vous avez une vision réaliste du métier et de sonder si votre réorientation professionnelle est mûrement réfléchie. Vous pouvez vous référer aux définitions ou décrire avec vos propres mots la profession d'infirmier(ère) en vous appuyant sur ses missions, les lieux d'exercice, les publics concernés, les relations avec les autres professionnels de santé… Pensez à illustrer votre présentation afin de la rendre plus vivante. Soyez concret(e).

Pièges à éviter

Rester évasif(ve) ou donner une réponse trop générale qui pourrait concerner d'autres métiers du secteur sanitaire.

2.2 « Que représente pour vous le travail d'équipe ? »

Pistes de réponse

L'infirmier travaille au sein d'une équipe pluridisciplinaire dont les professionnels agissent de façon complémentaire et coordonnée permettant la prise en charge globale du patient. Une équipe communique, s'entraide et ses membres sont solidaires entre eux. Le travail d'équipe est efficace si chacun respecte les compétences et limites professionnelles des autres. Vous devez démontrer que vous êtes apte à travailler au sein d'une équipe. Étayez votre réponse à l'aide d'exemples précis et parlants, puisés dans vos expériences antérieures qui montreront vos aptitudes à intégrer un groupe et à fonctionner au sein d'une équipe.

Pièges à éviter

Laisser entendre que vous êtes d'un tempérament solitaire. Parlez d'expériences collectives qui ont abouti à des échecs. Critiquer un encadrant qui, selon vous, n'aurait pas été un bon manager.

2.3 « Votre dossier d'inscription fait mention d'une formation dans le domaine des transmissions ciblées. Que pouvez-vous nous en dire ? »

Pistes de réponse

Le jury s'appuie sur le contenu d'une attestation de formation continue présente dans le dossier du candidat ou sur une information figurant dans son CV pour chercher à en savoir plus sur des connaissances/compétences acquises. Il convient de rappeler ce que sont les transmissions ciblées, soit des éléments importants concernant la prise en charge d'un patient formalisés de façon synthétique. Vous pouvez illustrer vos propos d'exemples. N'oubliez pas de mettre l'accent sur l'utilité de ces écrits : la traçabilité des soins et des difficultés de santé des patients.

Pièges à éviter

N'avoir rien à dire, laissant penser que les connaissances/compétences mises en avant dans le dossier d'inscription, ne sont pas maîtrisées. Le jury peut douter de la véracité des éléments communiqués dans votre dossier.

2.4 « Votre curriculum vitae fait état d'un stage au sein d'un EHPAD. Que pouvez-vous nous en dire ? »

Pistes de réponse

Là encore, le jury décide de revenir sur une expérience antérieure du candidat et recherche à savoir s'il est en mesure de mettre en avant des aptitudes utiles pour le métier d'infirmier(ière) en rendant compte de ses observations et de ses contributions. Rappelez où vous avez effectué votre stage (service/établissement, public accueilli, etc.) et décrivez brièvement les activités observées et réalisées. Vous pouvez, si vous le souhaitez, développer un aspect du stage qui met en exergue positivement votre candidature. N'oubliez pas de proposer une conclusion dans laquelle vous livrerez vos impressions.

Pièges à éviter

Évitez les détails qui n'apportent rien. Critiquer un fonctionnement ou un encadrant.

2.5 « Qu'est-ce qu'une pandémie ? »

Pistes de réponse

C'est une manière de surprendre le candidat et de sonder sa culture sanitaire. Le jury attend une définition. N'oubliez pas de donner des exemples. Une pandémie est une épidémie qui s'étend sur une large zone géographique. On peut citer la grippe ou la Covid-19.

Pièges à éviter

Il est nécessaire de dépasser rapidement l'effet de surprise pour répondre à la question posée. Si vous ne connaissez pas la réponse, n'attendez pas. Dites-le avec simplicité et engagez-vous à combler votre lacune.

3 Le projet professionnel

3.1 « Quel est votre projet professionnel ? »

Pistes de réponse

Vous pouvez parler de vos préférences pour un secteur d'activité particulier (la psychiatrie, la pédiatrie, etc.) tout en nuançant vos propos. Expliquez que la formation et les stages cliniques pourraient vous faire découvrir de nouvelles perspectives d'exercice professionnel au cours de vos études. Vous pouvez évoquer également votre souhait de pouvoir faire une spécialisation ou une formation complémentaire dans l'avenir.

Pièges à éviter

Le projet professionnel doit être cohérent avec vos motivations et votre personnalité. Il doit aussi être réaliste. Annoncer que vous envisagez, une fois le diplôme en poche, d'obtenir un poste d'infirmière coordinatrice dans le secteur privé, vous mettra sans nul doute en situation difficile. En effet : comment envisager de coordonner des soins sans une expérience soignante de terrain ? Dans tous les cas, vos réponses devront être argumentées.

3.2 « Pourquoi avez-vous choisi notre école ? »

Pistes de réponse

Vous devez proposer une réponse montrant que vous êtes renseigné(e) sur le centre de formation dans lequel vous candidatez. Parlez du projet pédagogique, de l'université partenaire, des possibilités de stage dans des services ou des établissements spécifiques, des bons résultats de l'école, etc. Vous pouvez également évoquer la ville dans laquelle se situe l'ISFI et ses atouts.

Pièges à éviter

Ne pas répondre ou proposer une argumentation trop générale. Mettre en avant uniquement la proximité de son lieu de résidence, le coût de la scolarité pour justifier son choix d'école, desservira votre candidature.

3.3 Que savez-vous du parcours de formation qui vous attend au sein de l'IFSI ?

Pistes de réponse

Vous devez démontrer que vous connaissez les spécificités du cursus infirmier. En vous basant sur le contenu du préambule du présent ouvrage, vous présenterez l'organisation des études, l'alternance entre les enseignements théoriques et les stages cliniques, le programme des trois années d'études, les modalités d'évaluation, etc. Si vous êtes titulaire d'un diplôme vous ouvrant droit à une dispense partielle de formation, comme c'est le cas des aides-soignants et des auxiliaires de puériculture, pensez à le préciser.

Pièges à éviter

Ne pas répondre à cette question serait rédhibitoire. Vos chances d'être retenu(e) seraient minces. On ne peut imaginer s'engager dans un cursus de trois ans sans connaître le contenu des études.

4 Les questions personnelles

4.1 « Quels sont vos loisirs ? »

Pistes de réponse

Présentez vos centres d'intérêt de façon à vous différencier positivement des autres candidats. Choisissez de parler d'activités qui montrent des qualités nécessaires pour exercer le métier d'infirmier. Par exemple, réaliser des travaux manuels (bricolage, poterie…) reflète une dextérité manuelle, pratiquer une activité sportive montre des qualités d'endurance et une bonne condition physique, être bénévole dans une association caritative dévoile votre bienveillance à l'égard des personnes en difficulté…

Pièges à éviter

N'avoir rien à dire. Parlez d'activités que vous ne pratiquez plus depuis plusieurs années. Donnez des réponses trop banales (la télévision, les sorties entre amis, etc.).

4.2 « Quelle est votre réaction face à la mort ? »

Pistes de réponse

Répondez avec honnêteté. Vous pouvez exprimer une sensibilité ou une crainte à voir des personnes souffrir ou mourir mais vous devez rassurer le jury sur votre capacité à assumer vos fonctions en toutes circonstances. Si vous avez déjà été confronté(e) à des situations difficiles, vous pouvez partager votre expérience avec le jury dans la mesure où vous saurez maîtriser vos émotions. Vous pouvez aussi préciser que la formation et les stages pourront vous permettre de développer des aptitudes à gérer au mieux la souffrance et la mort des patients.

Pièges à éviter

Montrer trop de sensibilité ou à l'inverse éluder totalement la question.

4.3 « Donnez trois de vos qualités »

Pistes de réponse

Le jury sonde la personnalité du candidat. En vous aidant de la présentation du métier dans le préambule du présent ouvrage, mettez en avant les qualités que vous possédez et qui indispensables dans la pratique infirmière : curiosité, écoute, habileté manuelle, maîtrise de soi, sens du travail d'équipe, etc. Illustrez votre propos.

Pièges à éviter

Ne pas répondre ou donner des réponses banales laisseront entendre que vous ne vous connaissez pas ou mettront en doute votre capacité à prendre du recul sur vous et votre manière d'être. Cette question doit impérativement être travaillée lors de votre préparation au concours.

4.4 « Quelles valeurs sont importantes à vos yeux ? »

Pistes de réponse

La profession infirmière s'appuie sur des valeurs déontologiques (droits, dignité, libre choix, etc.) et professionnelles (empathie, bienveillance, tolérance, etc.) qui donnent du sens au soin et conditionnent le travail d'équipe. Le jury attend que vous puissiez évoquer vos propres valeurs et celles de la profession. Sur les premières, prenez le temps pendant votre période de préparation au concours de vous poser les questions suivantes : qu'est-ce qui est important dans votre vie ? Au contraire, qu'est-ce que vous ne supportez pas ? Illustrez vos propos de situations professionnelles ou personnelles qui viendront démontrer les valeurs que vous souhaitez mettre en avant.

Pièges à éviter

Les valeurs affichées doivent être compatibles avec l'exercice infirmier. Parler d'individualisme, d'intolérance, de recherche de la sécurité ou de la notoriété, etc., serait inapproprié. Mais il faut tout de même envisager que certaines de ses convictions puissent être bousculées par certains actes professionnels : l'interruption volontaire de grossesse, la mise à disposition de seringues pour les toxicomanes, etc.

5 Les autres questions

5.1 « Quel est le fait d'actualité des dernières 48 heures qui a retenu votre attention et pourquoi ? »

Pistes de réponse

La question d'actualité est récurrente. Elle permet de sonder votre curiosité, votre ouverture d'esprit, votre compréhension des questions sanitaires et sociales et des évènements nationaux ou internationaux, Il est recommandé de suivre régulièrement l'actualité. Choisissez un sujet avec lequel vous êtes à l'aise, que vous pourrez développer et sur lequel vous pourrez donner votre avis. Proposez une réponse argumentée et structurée.

Pièges à éviter

Évitez les sujets trop risqués : la politique, la religion, la procréation assistée pour toutes les femmes, etc. Votre position peut heurter les opinions d'un membre du jury et vous attirer son ressentiment. Votre objectif n'est pas d'imposer vos convictions, mais de démontrer votre intelligence sociale et votre vivacité intellectuelle. Ne dites pas que rien n'a retenu votre attention.

5.2 « Avez-vous quelque chose à ajouter ? »

Pistes de réponse

C'est souvent la dernière question lors de l'échange avec le jury. C'est la dernière occasion de présenter les atouts de votre candidature que vous n'avez pas encore évoqués. Le jury évalue votre capacité à saisir l'opportunité qui vous est donnée de vous mettre en avant. A minima, vous pouvez indiquer que vous disposez de toutes les informations dont vous avez besoin et remercier le jury de sa disponibilité et son écoute.

Pièges à éviter

Dire non, c'est décevoir le jury qui attend que vous lui proposiez une conclusion à l'entretien. Si vous souhaitez poser une question au jury, ne cherchez pas à vous renseigner sur la formation, l'école, votre entretien ou les autres candidats. Cela desservirait votre candidature.

5 Se montrer sous son meilleur jour

À l'oral, les connaissances, les aptitudes et la réflexion qui servent votre projet professionnel ne sont pas les seuls éléments pris en compte. Le jury apprend aussi beaucoup de vous à partir de vos attitudes, vos comportements et de la façon dont vous vous exprimez.

Il y a ce que les recruteurs entendent et ce qu'ils voient.

En outre, le jury enchaîne les entretiens et dispose de peu de temps pour juger un candidat. Vous devez donc mettre tout en œuvre pour vous différencier, subtilement et positivement, des autres postulants, y compris en soignant la forme de votre intervention.

La présentation physique et l'attitude du candidat lors de l'épreuve orale sont primordiales. Rappelez-vous que la première impression du jury, dès votre entrée dans la salle d'examen, est déterminante.

De plus, votre tenue vestimentaire, votre façon de vous exprimer, votre gestuelle, etc., reflètent certains traits de votre personnalité.

1 Votre présentation

Votre apparence (tenue vestimentaire, bijoux, maquillage, coiffure, etc.) doit être soignée, sans pour autant vous donner l'impression d'être déguisé(e).

Évitez :

- les vêtements sales, froissés et sombres ;
- les vêtements trop larges, qui notamment cacheraient en partie vos mains ;
- les tenues trop suggestives : jupe très courte, grand décolleté, vêtements transparents, etc. ;
- la référence à des marques trop visible ;
- un sac mal organisé dont le contenu déborde ;
- un porte-documents maculé de taches, de dessins, d'écritures ;
- une convocation ou une pièce d'identité déchirée, souillée ;
- une profusion de bijoux, des bracelets ou des bagues qui vont faire du bruit pendant votre prestation ;
- des chaussures sales ;
- les tatouages ou piercing ;
- un maquillage excessif.

Attention, certaines odeurs prononcées (tabac, parfum, etc.) peuvent gêner le jury.

2 Votre attitude générale

Votre motivation sera visible par votre sourire, votre dynamisme et votre respect de l'autre.

Sourire donne une image positive de soi et indique à son interlocuteur que l'on prend plaisir à le rencontrer et à échanger avec lui. Essayez de conserver ce sourire tout au long de l'épreuve.

Être « visuellement » dynamique, permet d'attirer l'attention du jury sur vous. Au contraire, se mettre en retrait sur sa chaise, être statique, manquer de répondant face aux questions posées, etc., peuvent être interprétés comme des signes de faible motivation. Le jury pourrait aussi mettre en doute votre capacité à faire face au rythme de travail de l'infirmier au quotidien.

Entrez dans la salle d'examen avec un pas vif, saluez le jury avec enthousiasme, donnez une poignée de main ferme si vous êtes amené(e) à serrer la main des membres du jury, installez-vous confortablement et de manière à pouvoir accentuer vos propos avec des gestes de tête, de mains,

Développer une relation d'écoute et de respect avec le jury vous permettra d'être ouvert et réceptif aux échanges avec les examinateurs. Soyez attentif aux consignes données, aux tons et expressions de vos interlocuteurs afin d'adapter votre discours en conséquence. Si, par exemple, vous percevez une incompréhension d'un des examinateurs, vous pourrez ainsi reformuler spontanément votre propos.

Faites reformuler une question si nécessaire avant de répondre si vous n'êtes pas certain(e) d'en avoir compris le sens.

Écoutez le jury. Attendez qu'il ait fini de poser sa question, avant de commencer à répondre. Ne cherchez pas à aller trop vite. Si vous commencez une phrase en même temps qu'un des examinateurs vous pose une question, excusez-vous et proposez de lui laisser la parole.

Votre téléphone portable doit être éteint pendant toute la durée de l'épreuve. S'il sonne pendant l'oral, cela sera considéré comme un manque de savoir-vivre. Les examinateurs ne vous le pardonneront pas.

Soyez poli. Dites « bonjour », « au revoir » et pensez à remercier le jury à la fin de votre prestation.

3 Votre posture

Prenez le temps de retirer votre veste, écharpe, etc., afin de ne pas être « coincé(e) » dans vos vêtements ou de ne pas avoir trop chaud pendant l'entretien.

Assis face au jury, tenez-vous droit, légèrement penché(e) en avant et les avant-bras posés sur la table.

Attention, penché ne veut pas dire « avachi ». Avancez votre chaise de façon à ne pas être installé au bord de l'assise. Ne baissez pas les épaules.

Évitez de croiser vos bras sous peine de donner l'impression d'être dans une position de défense, replié sur vous-même. Les mains doivent être visibles, posées sur la table, et libres de s'exprimer pour donner du dynamisme à vos propos.

Regardez chacun de vos interlocuteurs à tour de rôle tout au long de l'oral, y compris quand vous répondez à une question d'un d'entre eux. Vous pourrez ainsi capter leurs réactions et adapter si nécessaire votre discours. Vous maintiendrez ainsi leur attention centrée sur votre prestation. Rappelez-vous que c'est ensemble qu'ils décideront de la note qui vous sera attribuée pour votre oral.

4 Votre gestuelle

Certains gestes sont positifs, d'autres négatifs. Ils améliorent ou restreignent votre capacité de communication.

Les gestes devraient servir à accompagner les idées, à donner de la conviction au discours, à refléter une attitude d'ouverture, d'écoute, etc. Ce sont des mouvements spontanés de mains, de doigts, de la tête, de sourcils ou de posture.

Malheureusement, certains gestes manifestent votre stress ou vos émotions :

- évitez tout geste de contact (se gratter l'oreille, le cou…), froncer les sourcils, tout « jeu » avec un crayon ou tout autre objet. Ne « gesticulez » pas sur votre chaise. Ne balancez pas nerveusement vos jambes. Ces gestes parasites sont des signes de nervosité qui traduisent votre difficulté à maîtriser votre trac ;
- se frotter les mains, lissez une mèche de cheveux, etc., montre un besoin de se rassurer ;
- se gratter la main ou le bras peut signifier de l'impatience ou d'exaspération ;
- le croisement des jambes et surtout des bras, la mèche de cheveux devant les yeux, sont à proscrire : ils traduisent un refus du dialogue ou une envie de repli sur soi ;
- enfin, le regard fuyant reflète un manque de confiance en soi.

Si vous êtes timide ou émotif, multipliez avant l'épreuve, les occasions de prise de parole en public et les simulations d'entretien avec différentes personnes de votre entourage. Soyez convaincu(e) de vos atouts pour réussir et prenez du recul par rapport aux attentes du jury. Leur objectif n'est pas de vous mettre en difficulté mais bien de savoir si vous avez le profil recherché pour devenir infirmier(ère).

Si vous n'avez pas idée de l'image que vous donnez à vos interlocuteurs, demandez à vos amis ou des membres de votre famille de vous filmer. Visionnez ensemble l'enregistrement et échanger sur vos impressions respectives. Cette technique vous fera progresser.

Sujets d'entraînement

Partie 6

1 Sujet

Mathématiques

I. Les 4 opérations numériques de base (2 points)

Effectuez les calculs suivants

1. 12 h 54 min 38 s + 9 h 21 min 44 s = ?

2. 12 340,05 – 6 299,11 = ?

3. 22,01 × 104,3 = ?

4. 452,4 ÷ 37,7 = ?

II. Les conversions (2 points)

Convertissez les données suivantes dans l'unité de mesure indiquée

1. 2 500 L en m^3

2. 234,45 dam^2 en hm^2

3. 1 234 567 µg en cg

4. 1 h 13 min 21 s en s

III. les règles de proportionnalité (3 points)

1. Il faut 8 manœuvres pour décharger un bateau en 9 heures. Combien faudrait-il de personnes pour faire le même travail en 7 heures ?

2. Dans un flacon de 500 ml de glucose à 30 %, combien y-a-t-il de grammes de glucose ?

IV. Résolution d'un problème (3 points)

Il faut 5 biberons par jour de 90 ml composés de 5 doses de 5 g de poudre de lait par biberon. 1 litre d'eau minérale coûte 0,84 euro et une boîte de lait de 500 g coûte 14,50 euros.

Questions

1. Combien coûte par jour et par semaine l'alimentation d'un nouveau-né ?

2. Combien de boîtes de lait faut-il par mois (30 jours) ?

3. Combien de bouteilles d'eau de 1,5 litre faut-il par mois (30 jours) ?

Français

EXTRAIT DE L'ARTICLE
« LES DÉRIVES DU TÉLÉTRAVAIL »

Le temps de travail à distance, apparemment optimisé, s'avère en réalité souvent plus long : bon nombre de gens, chez eux, ont tendance à se connecter plus longtemps. Pour 47 % des salariés, le télétravail engendre une charge de travail globale plus importante, selon l'étude de Malakoff Médéric Humanis. Les cadres pratiquant le télétravail deux jours ou plus par semaine travaillent en moyenne 30 minutes de plus que les non-télétravailleurs, et souvent le soir, a estimé la Direction de l'animation de la recherche, des études et des statistiques (Dares).

Les dérives du télétravail, *Les Échos*

Présentation, orthographe, construction des phrases et respect des conjugaisons : 2,5 points.

1. Quel phénomène met en lumière l'extrait du document ? (3,5 points)

2. Présentez des mesures permettant d'améliorer la qualité de vie au travail ? (4 points)

CORRIGÉS

Mathématiques

I. Les 4 opérations numériques de base (2 points)

1. 12 h 54 min 38 s + 9 h 21 min 44 s = **22 h 16 min 22 s**

2. 12 340,05 - 6 299,11 = **6 040,94**

3. 22,01 × 104,3 = **2 295,643**

4. 452,4 ÷ 37,7 = **12**

$$\begin{array}{r} 1\,2\,3\ {}^{1}4\ {}^{1}0,\ {}^{1}0\,5 \\ -\ \ 6\,2_{1}9_{1}\,9_{1},\ 1\,1 \\ \hline \mathbf{6\ 0\ 4\ 0,\ 9\ 4} \end{array} \qquad \begin{array}{r} 1\ 0\ 4,3 \\ \times\,2\ 2,\ 0\ 1 \\ \hline 1\ 0\ 4\ 3 \\ 0\ 0\ 0\ 0 \\ 2\,0\,8\ 6\ 0\ 0 \\ +2\,0\,8\ 6\ 0\ 0\ 0 \\ \hline \mathbf{2\,2\,9\,5,6\ 4\ 3} \end{array} \qquad \begin{array}{r|l} 4\,5\,2\,4 & 3\,7\,7 \\ \cline{2-2} -3\,7\,7\ \ & \mathbf{1\,2} \\ \cline{1-1} 7\,5\,4 & \\ -7\,5\,4 & \\ \cline{1-1} 0 & \end{array}$$

II. les conversions (2 pointts)

1. 2 500 L en m^3 : **2,5 m^3**

m^3			dm^3			cm^3			mm^3		
		kL	**hL**	**daL**	**L**	**dL**	**cL**	**mL**			
		2	5	0	0						
		2,	**5**								

2. 234,45 dam^2 en hm^2 : **2,3445 hm^2**

hm^2		dam^2		m^2	
	2	3	4,	4	5
	2,	3	4	4	5

3. 1 234 567 µg en cg : **123,4567 cg**

kg	hg	dag	g	dg	cg	mg			µg
			1	2	3	4	5	6	7
			1	**2**	**3,**	**4**	**5**	**6**	**7**

4. 1 h 13 min 21 s en s : **4 401 s**

III. les règles de proportionnalité (3 points)

1. Attention : proportionnalité inverse ! On passe de 9 heures à 7 heures donc $9 \times x = 7 \rightarrow x = 7/9$

On divise 8 manœuvres par ce coefficient : $\frac{8}{7/9} = 8 \times \frac{9}{7} = 72 \div 7 \approx 10$ personnes

2. En utilisant la règle de trois : 30 % signifie 30 g dans 100 ml

30 g	→	100 ml	$b = \frac{30 \times 500}{100} = 150$ g
b	→	**500 ml**	

IV. Résolution d'un problème (3 points)

1. Le biberon contient 90 ml (90 g) de produit composé de lait en poudre et d'eau :

- **dans un biberon** : $5 \times 5 = 25$ g de poudre de lait et $90 - 25 = 65$ g d'eau (65 ml) ;
- **coût d'un biberon** : poudre + eau = $(25 \times 14,50)/500 + (65 \times 0,84)/1\,000 = 0,78$ euros ;
- **coût pour un jour** (5 biberons) : $0,78 \times 5 = 3,90$ euros ;
- **coût pour une semaine** (7 jours) : $3,90 \times 7 = 27,30$ euros.

2. 5 biberons par jour avec, pour chacun, $5 \times 5 = 25$ g de poudre de lait. Cela fait $5 \times 25 = 125$ g de poudre de lait par jour. Dans un mois de 30 jours, il faudra $125 \times 30 = 3\,750$ g. Sachant qu'une boîte de lait contient 500g : $3\,750/500 = 7,5$. Il faut 8 boîtes de lait.

3. 65 ml × 5 = 325 ml. 325 × 30 jours = 9 750 ml. 9 750/1 500 = 6,5. Il faut 7 bouteilles d'eau.

Français

Question 1 (3,5 points)

Le document aborde le thème du travail à distance (ou télétravail). Cela consiste à permettre aux salariés de travailler depuis chez eux, en utilisant les outils informatiques facilitant la transmission et l'accès aux documents de travail, disponibles sur des plateformes d'entreprise.

Si cette modalité de travail semble favorable aux salariés, notamment parce qu'elle permet de limiter les temps de transport et d'augmenter la liberté d'organisation de la personne, elle entraîne en réalité une augmentation du nombre d'heures passées à travailler.

Question 2 (4 points)

La qualité de vie au travail est une dimension importante car elle peut altérer la santé des travailleurs de manière grave et durable. Plusieurs mesures permettent de l'améliorer au sein des entreprises.

Tout d'abord, il est important de garantir une bonne ambiance de travail et que tous les professionnels aient accès au matériel nécessaire pour travailler (équipements, informatique). Les formes de reconnaissance au travail sont également un élément important : cette reconnaissance permet aux salariés de se sentir reconnus, valorisés, et appartenir à un ensemble plus grand. La cohérence de la rémunération avec le niveau d'étude, la complexité des tâches et les responsabilités sont des éléments très importants.

La flexibilité est également à favoriser pour que les professionnels puissent organiser leur travail. Le télétravail est intéressant pour que les salariés limitent le temps passé dans les transports et puissent se consacrer à certaines tâches nécessitant un climat calme (réalisation d'écrits par exemple). Cela facilite aussi la conciliation entre vie personnelle et vie professionnelle.

La qualité de la communication est également incontournable pour préserver le climat et la santé des professionnels : chacun doit avoir accès aux informations, pouvoir participer aux réunions, etc. Les professionnels doivent avoir la possibilité d'accéder aux données nécessaires pour réaliser leur travail.

La qualité de vie au travail associe humanisation des relations, valorisation des performances des salariés et climat serein pour s'organiser. Les modes de management sont le levier principal garantissant la qualité de vie et la santé physique et psychique des professionnels.

2 Sujet

Mathématiques

Question 1 (6 points)

Calculez les opérations suivantes en les posant (votre réponse comprend la pose de chaque opération et le résultat)

1. 56,89 + 103,2
2. 43 – 0,18
3. 67,56 × 1,05
4. 560 ÷ 25

Question 2 (3 points)

Quatre IDE effectuent 128 actes en 8 heures. Combien faut-il de temps pour que 12 IDE effectuent 40 actes ?

Question 3 (1 point)

Convertissez 1 678,56 ml en cm^3. Le tableau de conversion est attendu.

Français

Extrait de l'article
« Qu'est-ce que la maltraitance faite aux enfants ? »

Ce syndrome du bébé secoué désigne un traumatisme crânien qui survient lorsque l'on secoue violemment un bébé ou un jeune enfant. Il concerne la plupart du temps des nourrissons qui ont moins de 1 an, et souvent moins de 6 mois. Chaque année, plusieurs centaines d'enfants en sont victimes. À noter que ce chiffre ne représente que les cas diagnostiqués et déclarés.
Lorsqu'un bébé est secoué, des lésions cérébrales, oculaires et de la moelle épinière peuvent survenir même si la tête de l'enfant ne reçoit aucun choc. En effet, sous l'effet des secousses, la tête du bébé se balance rapidement d'avant en arrière et son cerveau heurte les parois de son crâne.

« Qu'est-ce que la maltraitance faite aux enfants ? »,
ministère des Solidarités et de la Santé (solidarites-sante.gouv.fr)

Présentation, orthographe, construction des phrases et respect des conjugaisons : 2,5 points.

1. Présentez le phénomène décrit dans l'extrait. (3,5 points)

2. En tant que soignant, quels conseils donneriez-vous aux parents et professionnels de la petite enfance pour prévenir les risques liés à la secousse d'un bébé ? (4 points)

Corrigés

Mathématiques

Question 1 (6 points)

1. 56,89 + 103,2 = **160,09**

2. 43 – 0,18 = **42,82**

3. 67,56 × 1,05 = **70,938**

4. 560 ÷ 25 = **22,4**

```
   1 0 3 , 2        4 3 , ¹0 ¹0         6³7², 5³6        5 6 0 | 2 5
 +   5 6 , 8 9    -  0₁, 1₁ 8         ×      1 , 0 5     - 5 0   |------
 -------------    -----------       ---------------        ---  | 2 2 , 4
   1 6 0 , 0 9      4 2 , 8 2          3 3 7 8 0           6 0
                                       0 0 0 0 0         - 5 0
                                   + 6 7 5 6 0 0           ---
                                   ---------------         1 0 0
                                     7 0 , 9 3 8 0       - 1 0 0
                                                           -----
                                                               0
```

Question 2 (3 points)

On va calculer en deux étapes.

Première étape : simple proportionnalité

4 IDE → 128 actes → 8 heures

40 actes → x

$x = 40 \times 8/128 = 2{,}5$ heures. 4 IDE font 40 actes en 2,5 heures.

Deuxième étape : en combien de temps sont effectué ces 40 actes par 12 IDE ?

Proportionnalité inverse (on augmente le nombre d'IDE. On passe de 4 à 12)

4 IDE → 40 actes → 2,5 heures (5/2 heures)

12 IDE → 40 actes → x

Trois fois plus de personnes, donc en trois fois moins de temps : (5/2)/3 = 5/6 heures.

5/6 × 60 = 5 × 10 = 50 minutes.

Il faut 50 minutes pour que 12 IDE effectuent 40 actes.

Question 3 (1 point)

1 678,56 ml = 1 678,56 cm³.

dam³			m³			dm³			cm³			mm³		
					kL	hL	daL	L	dL	cL	mL			µL
								1	6	7	8,	5	6	

Français

Question 1 (3,5 points)

Le syndrome du bébé secoué est un traumatisme lié à une importante maltraitance du nourrisson : la secousse intense de l'enfant.

Les secousses entraînent de graves lésions cervicales et cérébrales et peuvent conduire à la mort de l'enfant. Cette maltraitance survient principalement en cas d'épuisement et de perte de contrôle de la personne qui s'occupe de l'enfant, face aux pleurs incessants. Les nourrissons de moins d'un an sont les plus concernés et les séquelles sont plus graves si l'enfant a moins de 6 mois.

Les conséquences peuvent être très graves pour l'enfant : retard de développement, troubles moteurs, troubles du comportement, paralysie, convulsions, déficit visuel.

Question 2 (4 points)

Les soignants sont des acteurs centraux de prévention du syndrome du bébé secoué auprès des parents et des professionnels de la petite enfance.

Plusieurs mesures peuvent limiter les risques. Je valoriserai tout d'abord le fait d'en parler, car beaucoup de parents et de professionnels sont peu sensibilisés à l'existence du phénomène. L'information permet de connaitre et comprendre les risques, et de repérer lorsque les pleurs deviennent insoutenables.

Ensuite, je proposerai des ateliers permettant de connaître des méthodes pour calmer un bébé. J'y aborderai la nécessité de garder son calme, car l'enfant absorbe le stress et les émotions. Également, j'expliquerai comment agir sur l'environnement pour le rendre plus apaisant : tamiser la lumière, mettre une musique douce…

Je dédramatiserai également les pleurs des adultes face à l'enfant : il est important que les parents et professionnels identifient que c'est normal de se sentir par moment déconcerté, épuisé, et dépassé par la situation. L'adulte qui n'en peut plus doit privilégier le fait de déposer l'enfant dans son lit, et de le laisser pleurer, plutôt que de tenter en vain de le calmer, au point de ne plus pouvoir supporter les pleurs et de basculer dans la maltraitance physique.

Sujet 3

Mathématiques

I. Effectuez ces opérations (2 points)

1. 10 h 37 min 43 s + 22 min 15 s = ?
2. 45 min 18 s + 1 h 27 min 38 s = ?
3. 5 h 50 min 15 s – 2 h 52 min 33 s = ?
4. 8 h 47 min 35 s – 2 h 55 min 43 s = ?

II. Cas concret (8 points)

Faites apparaître le raisonnement et le détail des calculs

La ration alimentaire d'un adulte ayant une activité moyenne est de 2 700 Kcal (Kilocalories) par jour. La répartition calorique sera la suivante :

- lipides : 30 % de l'apport calorique total ;
- protides : 10 % de l'apport calorique tota l;
- glucides : 60 % de l'apport calorique total.

Question

Sachant que :

- 1 gramme de protéines apporte 4 Kcal ;
- 1 gramme de glucides apporte 4 Kcal ;
- 1 gramme de lipides apporte 9 Kcal.

Calculez la quantité en grammes par jour de lipides, protides et glucides que doit apporter l'alimentation quotidienne.

Français

Le 2 juin, c'est la journée Mondiale des troubles des comportements alimentaires.
Présentation, orthographe, construction des phrases et respect des conjugaisons : 2 points.

1. Qu'est-ce qu'un trouble du comportement alimentaire ? Quelles en sont les conséquences ? (3 points)
2. Présentez et expliquez les causes sociales et psychologiques de l'anorexie mentale. (5 points)

Corrigés

Mathématiques

I. Effectuez ces opérations (2 points)

1. 10 h 37 min 43 s + 22 min 15 s = **10 h 59 min 58 s**
2. 45 min 18 s + 1 h 27 min 38 s = **2 h 12 min 56 s**
3. 5 h 50 min 15 s – 2 h 52 min 33 s = **2 h 57 min 42 s**
4. 8 h 47 min 35 s – 2 h 55 min 43 s = **5 h 51 min 52 s**

II. Cas concret (8 points)

Il faut d'abord calculer les parts des nutriments en Kcal :

- protéines : 10 × 2 700/100 = 270 Kcal ;
- glucides : 60 × 2 700/100 = 1 620 Kcal ;
- lipides : 2 700 – 270 – 1620 = 810 Kcal.

Parts des nutriments en g :

- protéines : 270/4 = 67,5 g ;
- glucides : 1 620/4 = 405 g ;
- lipides : 810/9 = 90 g.

Français

Question 1 (3 points)

Les troubles du comportement alimentaire sont des comportements anormaux liés à l'alimentation. Ces troubles peuvent être passagers ou durables.

L'anorexie mentale consiste en un refus, une impossibilité de s'alimenter. La boulimie consiste au contraire en une perte de contrôle face à l'alimentation : la personne ne peut plus arrêter de s'alimenter. La personne ne souhaite pas grossir et a tendance à se faire vomir.

L'hyperphagie et l'hypophagie sont des troubles moindres, mais tout de même préoccupants. Le premier consiste à manger en continu, sans faim véritable, ou à manger trop vite. La personne présente souvent un surpoids ou une obésité. Contrairement à la boulimie, la personne ne se fait pas vomir. Le second consiste en une « sous-alimentation », mais pas en un refus total de s'alimenter, lié à une vision déformée du corps par la personne.

Question 2 (5 points)

L'anorexie mentale est une perte de poids intentionnelle, liée à une vision déformée du corps : la personne se voit « grosse » et ne supporte pas son corps, principalement au niveau des cuisses. Elle met en place des stratégies pour ne pas s'alimenter car la prise de poids provoque une peur intense et incontrôlable.

Les causes de la maladie sont multiples. La pression sociale exercée sur les femmes à travers un culte de la minceur joue un rôle important dans la survenue de représentations fantasmées du corps humain. Certaines catégories sociales sont davantage touchées, notamment les mannequins, sportifs, danseurs. En effet, les personnes exerçant ces métiers ou ayant pour cœur de préoccupations ces éléments accordent une importance prépondérante au corps et à l'apparence.

Les causes psychologiques sont le deuxième grand facteur expliquant la survenue de la maladie. En effet, les personnes vivant un deuil, une dépression, un harcèlement ou étant exposées à des violences ont davantage tendance à sombrer dans l'anorexie. Les études en psychologie ont aussi démontré que les modes d'éducation au sein de la famille peuvent mener à cette maladie.

La difficulté liée à la compréhension des troubles des comportements alimentaires est qu'ils sont souvent liés à une multitude de dimensions : sociales, familiales, psychologiques, génétiques, identitaires, éducatives, etc.

4 Sujet

Mathématiques

I. Posez et effectuez ces opérations (2 points)

1. 442 ÷ 17 = ?

2. 67 + 507 – 137 – 441 + 25 = ?

3. 34,07 ÷ 1,05 = ? (arrondir au centième près)

4. 99,087 + 345,657 – 34,856 – 208,004 = ?

II. Cas concret (8 points)

Faites apparaître le raisonnement et le détail des calculs

Après son traitement par chimiothérapie, vous apprenez que Mme V. a perdu 10 % de son poids. Elle pèse aujourd'hui 57 kg.

Questions

1. Quel était le poids de Mme V. avant son traitement ?

2. Vous devez nettoyer la chambre de Mme V. ; on vous confie un flacon de désinfectant rempli aux ¾, il contient actuellement 36 cL. Quelle est la contenance du flacon ? Résultat exprimé en cL.

Français

EXTRAIT DE L'ARTICLE « AVEC LE COVID-19, UN DEFERLEMENT DES TROUBLES PSYCHIQUES CHEZ LES JEUNES »

L'épidémie de Covid, les confinements, le premier surtout, ont ajouté une vague aux demandes déferlant sur la psychiatrie infanto-juvénile. En effet, à ces occasions, ont surgi de nouvelles problématiques et des situations connues ou pas de nos services se sont aggravées ou ont décompensé.

« Avec le Covid-19, un déferlement des troubles psychiques chez les jeunes », *Libération* (liberation.fr)

Présentation, orthographe, construction des phrases et respect des conjugaisons : 2 points.

1. Expliquez les notions suivantes : « Bonne santé mentale » ; « troubles psychiques ». (3 points)

2. Comment expliquez-vous la hausse des difficultés psychologiques des adolescents au cours de l'épidémie de Covid-19 ? (5 points)

Corrigés

Mathématiques

I. Posez et effectuez ces opérations (2 points)

1. 442 ÷ 17 = **26**

2. 67 + 507 – 137 – 441 + 25 = **21**

3. 34,07 ÷ 1,05 = **32,45** (arrondir au centième près)

4. 99,087 + 345,657 – 34,856 – 208,004 = **201,884**

```
 442|17    3407    |105        50^1 7   441    599   34^1 5,6^1 5^1 7   20^1 8,00^1 4
-34 |26   -315     |32,447        67  +137   -578  +  99,087          +  34,856
 102        257    |           +  25    578     21    444,744            242,860
-102       -210    |             599
   0|        470   |                                  444,1 7 1 44
            -420   |                                 -24 2 1,8 1 60
              500  |                                  201,884
             -420  |
               800 |
              -735 |
                65 |
```

II. Cas concret (8 points)

1. Attention, les 57 kg représentent le poids originel moins 10 % donc 90 % du poids originel ! On cherche les 100 %

57 kg	→	90 %
a	→	100 %

$$a = \frac{57 \times 100}{90} = \frac{570}{9} \approx 63{,}3 \text{ kg}$$

Le poids de Mme V., avant son traitement par chimiothérapie, était de 63,3 kg.

2. On peut représenter le flacon rempli aux 3/4 ainsi :

<table>
<tr><td>1/4</td><td rowspan="2">4/4 = 1</td></tr>
<tr><td>3/4</td></tr>
</table>

En fraction, la contenance du flacon est 1/4 + 3/4 = 4/4 = 1

3/4	→	36 cL
1	→	a

$$a = \frac{36 \times 1}{3/4} = \frac{36}{3/4} = 36 \times \frac{4}{3} = 48 \text{ cl}$$

La contenance du flacon est de 48 cL.

Français

Question 1 (3 points)

La « bonne santé mentale » est liée à la santé globale de l'individu. Il est nécessaire de se sentir en équilibre sur le plan physique, psychique et social. Ainsi, pour se sentir en « bonne santé mentale » il est important de se sentir en équilibre dans ses relations sociales, son emploi et aussi son corps (absence de maladie, de douleur, image positive de soi, etc.).

Les « troubles psychiques » désignent les difficultés psychologiques éprouvées par un individu. Certains troubles sont relativement légers et génèrent un malaise peu profond et/ou peu durable ; d'autres troubles sont d'une grande gravité et ont un effet global profond et durable sur la santé de l'individu. Nous pouvons citer en exemple plusieurs troubles psychiques : le stress, l'angoisse chronique, l'anorexie mentale, la schizophrénie, la bipolarité, etc.

Question 2 (5 points)

Au cours de l'épidémie de la Covid-19, les adolescents ont été particulièrement victimes de difficultés psychologiques. Cette augmentation des troubles psychiques s'est manifestée par une prise d'assaut des services de psychiatrie infanto-juvénile. Cette hausse s'explique par plusieurs facteurs

Le stress et les peurs liées à la maladie ont engendré une réorganisation de la vie sociale : les personnes ont dû intégrer la prudence et les gestes barrières dans leur quotidien. Les médias et la diffusion régulière d'une information sur l'épidémie et la situation des services de réanimation a contribué à maintenir un état d'alerte permanent, y compris chez les plus jeunes. À ce sentiment de peur a pu se mêler la culpabilité de transmettre la maladie, notamment aux personnes vulnérables.

Les confinements ont aussi provoqué une rupture des liens sociaux des jeunes et un enfermement physique oppressant. La perte des loisirs, des liens avec les autres adolescents, mais aussi avec d'autres adultes que les parents, ont conduit de nombreux jeunes à une forme de « déprime », voire, dans les cas les plus graves, à des dépressions. L'enfermement a provoqué une augmentation du stress et de l'angoisse.

Enfin, les adolescents ont dû poursuivre leur scolarité en étant coupés de l'environnement scolaire habituel. Les difficultés de concentration, la perte du rythme, la nécessité de se responsabiliser, etc. ont conduit certains jeunes à décrocher (perte d'intérêt pour la scolarité, sentiment de perte de repères, difficultés de compréhension, etc.). Ces décrochages provoquent une perte d'estime de soi et contribuent au maintien du jeune dans une humeur dépressive, renfermée et dans l'angoisse.

Sujet 5

Mathématiques

I. Posez et effectuez ces opérations (2 points)

1. $15{,}034\ \text{dm}^3 - 10\,097\ \text{cm}^3 =$ dL

2. $45\ \text{dm}^3 + 0{,}45\ \text{m}^3 + 13{,}7\ \text{mL} =$ cm^3

3. 8 % de 120

4. $305{,}34 \times 125{,}56 =$

II. Cas concret (8 points)

Faites apparaître le raisonnement et le détail des calculs

Dans une maternité, il y a 18 bébés qui doivent être changés 6 fois par jour. Chaque maman dispose d'un flacon de lait de toilette pour 5 jours (durée moyenne de présence à la maternité). Les couches sont conditionnées en carton de 120 changes et le lait est conditionné en carton de 12 flacons.

Question

Calculez, pour 30 jours de soins, le nombre de cartons de couches et de lait de toilette, sachant qu'une marge de sécurité de 20 % est appliquée et qu'il y a déjà dans le service 3 cartons de couches et 55 couches, ainsi que 2 cartons entiers et 5 flacons de lait de toilette.

Français

Extrait de l'article « Bioethique et PMA pour toutes : l'Assemblee nationale adopte le projet de loi pour la troisième fois »

Des couples de femmes pourront « s'inscrire dans des parcours PMA dès la rentrée », a promis le ministre de la Santé Olivier Véran, alors que les associations LGBT et de familles monoparentales ont régulièrement protesté contre le retard pris par la loi, probablement la seule grande réforme de société du quinquennat. Lancé à l'automne 2019, son examen a été heurté par la crise du Covid et freiné par les divergences entre sénateurs et députés.

« Bioéthique et PMA pour toutes : l'Assemblée nationale adopte le projet de loi pour la troisième fois », lefigaro.fr)

Présentation, orthographe, construction des phrases et respect des conjugaisons : 2 points.

1. Définissez la PMA. (3 points)
2. Quels sont les arguments des adeptes et des opposants à l'ouverture de la PMA pour toutes les femmes ?

Corrigés

Mathématiques

I. Posez et effectuez ces opérations (2 points)

1. 15,034 dm^3 – 10 097 cm^3 = **49,37 dL**

dam^3			m^3			dm^3			cm^3			mm^3		
					kL	hL	daL	L	dL	cL	mL			
							1	5,	0	3	4			
						-	1	0	0	9	7			
								4	**9,**	**3**	**7**			

2. 45 dm^3 + 0,45 m^3 + 13,7 mL = **495 013,7 cm^3**

dam^3			m^3			dm^3			cm^3			mm^3		
					kL	hL	daL	L	dL	cL	mL			
							4	5						
					0,	4	5							
				+						1	3,	7		
						4	**9**	**5**	**0**	**0**	**3,**	**7**		

3. 8 % de 120 : 120 × 8/100 = **9,6**
4. 305,34 × 125,56 = **38 338,4904**

```
           3 0 5 , 3 4
         × 1 2 5 , 5 6
         -------------
         1²8²3 2 0 4
       1₁5 2 6 7 0 0
     1₁5 2 6 7 0 0 0
     6 1 0 6 8 0 0 0
  +3 0 5 3 4 0 0 0 0
  ------------------
   3 8 3 3 8 , 4 9 0 4
```

II. Cas concret (8 points)

Conseil

Comptabilisez le besoin en nombre de changes et flacons, enlevez le stock puis rajoutez 20 %.

- 18 bébés changés 6 fois/jour ;
- 1 maman = 1 flacon pour 5 jours ;
- 1 carton = 120 changes ;
- 1 carton lait = 12 flacons.

Nombre de changes pour 30 jours : 18 × 6 × 30 = 3 240 changes.

Nombre de flacons pour 30 jours : 18 bébés donc 18 mamans → 1 flacon pour 5 jours → 30/5 = 6 flacons pour 30 jours. Donc 18 × 6 = **108 flacons**

3 240/120 = 27 cartons de changes ; 108/12 = **9 cartons de flacons**.

Stock : 3 cartons de changes + 55 changes qui représentent 3 × 120 + 55 = 415 changes

→ il faut commander 3 240 – 415 = **2 825 changes** ;

2 cartons de flacons + 5 flacons qui représentent 2 × 12 + 5 = 29 flacons.

→ il faut commander 108 – 29 = **79 flacons**.

Rajout 20 % : 2 825 × 1,2 = 3 390 → 3 390/120 = 28,25 **= 29 cartons de changes**.

79 × 1,2 = 94,8 = 95 flacons → 95/12 = 7,9 = **8 cartons de flacons.**

Français

Question 1 (3 points)

La procréation médicalement assistée (PMA) désigne l'ensemble des pratiques médicales facilitant la procréation. L'intervention médicale va permettre la rencontre des gamètes mâles et femelles. Il existe plusieurs méthodes de PMA : l'insémination artificielle (récupération des spermatozoïdes du donneur pour les insérer dans l'utérus de la future mère) et la fécondation *in vitro* (récupération des gamètes mâles et femelles dans une éprouvette, puis implantation dans l'utérus).

Question 2 (5 points)

L'ouverture de la PMA aux femmes seules est une promesse du quinquennat d'Emmanuel Macron. Pour autant, cette mesure divise profondément les Français.

Les défenseurs de la mesure expliquent que les couples de femmes sont actuellement victimes de discriminations car elles n'ont pas accès à la procréation. Leur désir d'enfant les conduit parfois à se tourner vers des pratiques illégales, non encadrées et risquées sur le plan médical. Ainsi, l'ouverture de la PMA à toutes les femmes garantirait leur sécurité sanitaire. Cela mettrait également fin à la difficulté de reconnaissance de la parentalité de la compagne de la femme qui accouche. Enfin, ils défendent le fait qu'un couple homosexuel est en mesure d'offrir un cadre d'éducation équilibré à l'enfant car de nombreuses études psychologiques le démontrent.

Les opposants à la mesure défendent l'idée que la PMA a pour vocation de venir en aide aux couples ne parvenant pas à avoir un enfant, principalement pour des raisons médicales. Ainsi, cette mesure vise à aider les personnes « infertiles », et non pas à aider des personnes fertiles à procréer. Ainsi, l'appel à la science serait une utilisation de la technique pour satisfaire un désir d'enfant. Également, ils craignent une ouverture et des dérives des techniques de procréation, notamment l'autorisation de la gestation pour autrui qui peut conduire à une commercialisation du corps humain. Enfin, ils défendent l'idée que l'enfant est en droit de connaître ses parents car cette méconnaissance pourrait provoquer des difficultés psychologiques et de construction identitaire. Cette difficulté serait liée à l'absence d'un père.

82921 (I) OSB 80° P267 BPA-API

Dépôt légal : août 2021

Imprimerie Jouve-Print, Mayenne

N° 2965850Y

Imprimé en France